과체중은
당신 탓이
아닙니다

호르몬 균형을 되찾는
밸런스 다이어트

과체중! 당신 탓이 아닙니다
호르몬 균형을 되찾는 밸런스 다이어트

초판 발행 2022년 10월 31일

지은이 손숙미
펴낸이 류원식
펴낸곳 교문사

편집팀장 김경수 | **책임진행** 권혜지 | **디자인** 신나리 | **본문편집** 우은영

주소 10881, 경기도 파주시 문발로 116
대표전화 031-955-6111 | **팩스** 031-955-0955
홈페이지 www.gyomoon.com | **이메일** genie@gyomoon.com
등록번호 1968.10.28. 제406-2006-000035호

ISBN 978-89-363-2432-2(03510)
정가 18,000원

손숙미 지음

과체중! 당신 탓이 아닙니다

호르몬 균형을 되찾는 밸런스 다이어트

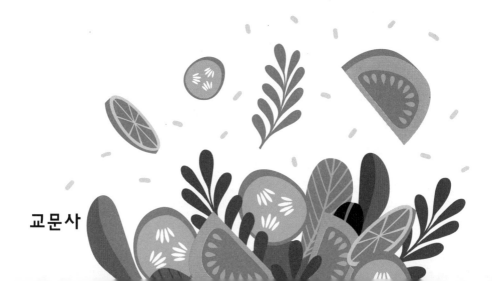

교문사

주변을 둘러보면 밥이나 떡을 많이 먹고, 간식으로 빵이나 과자 등을 먹는 고탄수화물식을 하는 사람들이 많다. 특별히 식사량이 많은 것도 아닌데 식후뿐 아니라 종일 피곤해하고, 활동량이 적으며 복부비만에 시달리게 된다.

고탄수화물식을 한다고 해서 모든 사람이 비만 혹은 복부비만이 되는 것은 아니다. 그렇지만 유전적으로 비만 성향이 있는 사람이, 어릴 때부터 식구들 따라 고탄수화물식을 하고, 만성 스트레스 등의 환경인자를 만나면 어떻게 될까? 십중팔구 인슐린 저항이 심해지면서 호르몬 균형이 깨지게 된다. 체중이 계속 불어나고 다이어트를 해도 잘 빠지지 않는다. 억울하기 짝이 없다. 그런데도 주변에서는 자기관리를 잘 하지 않는 사람으로 쳐다보고 본인도 자책감에 시달리게 된다. 엄밀하게 말해 과체중은 본인 탓이 아닌데도 말이다.

이 책은 단순히 체중을 줄이기 위한 다이어트 지침서가 아니다. 인슐린 저항의 개선으로 몸의 호르몬 환경을 정상적으로 바꾸는 데 도움을 주는 책이다. 호르몬 환경이 개선되면 탄수화물 식품에 대한 탐닉이 없어져, 체중 감량과 활기찬 생활이 종합선물 세트처럼 뒤따라오게 된다.

이 책은 그동안 겪었던 저의 경험과 학교에서 다이어트 프로그램을 실시하면서 느낀 점을 바탕으로 쓴 것이다. 과거에 제가 경험했던 것처럼 과체중과 식곤증에 시달리며 종일 피곤하고 식욕 조절이 잘 안 되는분들이 있다면, 이 책을 통해 꼭 도움을 받았으면 좋겠다. 또 나아가서 당뇨 전 단계로 혈당 조절이 필요한 분들에게도 이 책이 도움이 되었으면 좋겠다.

이 책이 나오기까지 음식의 혈당지수 계산에 큰 도움을 준 이현주 임상영양사와 이기성 일러스트 작가에게 감사를 전한다. 마지막으로 교문사의 류원식 대표님, 편집부 여러분에게 감사의 말씀을 드린다.

2022년 10월
저자 손숙미

떡을 유난히 좋아했던 섬소녀

어릴 적 거제도 시골 우리 집에는 간식거리가 제대로 없었다. 어쩌다 하굣길에 학교 앞 문방구에서 엄마가 주신 돈 5원으로 사 먹던 커다란 눈깔사탕이 유일한 간식이었다. 그 눈깔사탕의 투명하면서도 영롱했던 분홍색과 사탕 위로 툭툭 불거져 있던 큼직한 설탕 덩어리가 지금도 생각이 난다. 난 입안에서 사탕이 없어지는 것이 너무 아까워, 사탕을 씹어 먹지 않고 조금씩 빨아서 먹었다. 그런 날은 입안 가득히 퍼지는 달콤함에 취해 하굣길 내내 행복했다.

그런데 이런 사탕은 맛은 있었지만 허기진 배를 채우기에는 역부족이었다. 외할머니는 설, 추석이나 제삿날에는 꼭 집에서 떡을 만드셨다. 큰 가마솥을 걸어서 고두밥을 지은 다음, 절구를 깨끗이 씻어 거기에 부으셨다. 그러면 장정들이 와서 그 고두밥을 큰 방망이처럼 생긴 떡메로 쩧었다. 할머니는 손을 소금물에 담가 가면서, 번개처럼 내리치는 떡메 사이로 용케 밥을 이리저리 돌렸다. 이윽고 밥 알갱이는 자취도 없이 사라지고 찐득한 반죽으로 변했다. 그리곤 익숙한 솜씨로 반죽을 큼직하게 자르고 콩고물을 가득 묻혀 인절미를 만드셨다.

난 그 옆에 앉아 잔심부름하면서, 할머니가 조금씩 떼서 콩가루에 묻혀주는 떡을 받아먹곤 했다. 그게 얼마나 맛이 좋았던지 계속 먹어도 질리지 않았다.

"우리 숙미가 알고 보니 떡보네" 하실 정도였다.

그런 날이 일 년에 몇 번밖에 없어, 난 성인이 된 뒤에도 항상 떡에 대한 그리움이 있었다. 떡집 앞을 그냥 지나지 못하고 사서 먹곤 했다. 여름이 지나고 몸이 허한 느낌이 들면, 시루떡을 한 말 정도 해서 냉동실에 넣어놓고 틈나는 대로 먹어 허기를 달랬다. 행사장이나 잔칫집에 갔을 때도 쟁반 가득히 놓여있는 떡에 자꾸만 손이 갔다. 떡을 앞에 두고도 안 먹는 사람들이 이상할 정도였다.

내가 만나본 사람 중에 얼굴이 좀 넓적하고 몸이 퉁퉁하면서 살집이 있는 사람들, 특히 남성보다는 여성들이 떡을 좋아하는 사람들이 많았다. 턱이 뾰쪽하면서 마른 사람 중에 떡을 좋아하는 사람은 드물었다. 어느 날 거울을 보니 내 모습이 떡을 좋아하는 전형적인 모습으로 변해 있었다. 그때만 해도 떡을 좋아한다는 사실이 과도한 탄수화물 집착으로 이어진다는 것을 잘 모른 채 살았던 것 같다.

욕지도에 시집갈 뻔했던 사연

어릴 때 시골에서 먹었던 또 하나의 간식은 고구마였다. 그 시절 고구마는 물렁하고 부드러운 물고구마가 많았다. 나보다 나이가 3살 많았던 외삼촌은 고구마를 캐러 밭에 갈 때 초등생인 나를 꼭 데리고 갔다. 우리는 음악책에 나오는 동요나 당시 유행가를 구성지게 부르면서 고구마를 캤다. 땅속 고구마 하나를 잡아당기면 줄기에 고구마가 줄줄이 붙어서 올라오는 것이 그렇게 신날 수가 없었다. 고구마를 다 캐서 마대에 담을 때는 마음이 한결 뿌듯했다. 삼촌과 함께 칼로 생고구마를 깎아 베어 먹을 때는 꿀맛이 따로 없었다.

하루는 어른들이 농사일을 가면서 고구마를 한 바구니 가득 삶아 두고 갔는데, 일을 갔다 오니 고구마가 모두 사라지고 없어 깜짝 놀랐다고 한다. 처음엔 집에 도둑이 들었나 의심도 했지만, 그때 유일하게 집을 지킨 사람이 나밖에 없었다. 난 양심에 찔려

"제가 다 먹었는데예" 하고 이실직고를 했다.

초등학교에 갓 입학한 아이가 혼자서 삶은 고구마 한 광주리를 다 먹었다는 걸 알고, 식구들이 어이가 없어 모두 입을 벌렸다. 그때부터 식구들은 나를 맛 좋은 고구마가 많이 나는 '욕지도'에 시집보내야 하겠다는 말을 자주 했다. 나중에 커서 욕지도를 찾아보니 통영 옆에 있는 작은 섬이었다.

겨울 긴 밤에는 짚단 속에 파묻어 놓은 고구마를 살짝 빼내, 불이 벌겋게 타오르는 아궁이에 넣어 군고구마로 만들어 먹었다. 잿더미 속에서 거무스름하게 탄 군고구마를 찾아내어 껍질을 벗기면 노란 속살이 드러났다. 약간은 쫀득하면서 한층 더 달콤해진 군고구마를 먹을 땐, 어린 시절 사탕을 먹을 때만큼이나 황홀했다.

요즘 고구마가 건강식품으로 떠오르면서, 속이 노란 고구마를 마트에서 구워서 팔고 있다. 겨울엔 김이 모락모락 오르는 고구마를 그냥 지나칠 수 없어 한때 자주 사서 먹었다. 속이 노란 고구마는 옛날보다 항산화제인 베타카로틴이 더 많아졌다. 그렇지만 군고구마는 수분이 날아가면서 단맛이 농축되고 육질은 부드러워져서 소화 흡수 속도가 급속도로 높아지게 된다. 혈당을 높이는 속도를 나타내는 혈당지수가 거의 사탕 수준으로 바뀐다. 이러고도 군고구마를 건강식품이라고 할 수 있을까?

어릴 때부터 나는 탄수화물이 많고 혈당을 빨리, 또 많이 올리는 식품을 선호했던 것 같다. 이러한 식습관이 나의 지독했던 식후 저혈당증과 관련 있다는 것도 모른채… ….

크리스마스 파티에서 쓰러지다

30대 초반 미국에서 공부하던 시절, 가장 큰 명절인 크리스마스 휴가를 맞이하게 되었다. 학교에는 크리스마스 휴가 때 집에 못 가는 외국인 학생들을 위해 미국인 가정에서 지낼 수 있는 홈스테이 프로그램이 있었다. 크리스마스 휴가 동안 혼자 기숙사에 남아 있을 생각을 하니 끔찍했고, 캠퍼스를 일단 떠나고 싶었다. 펜실베니아 주 '에프라타'라고 불리는 조그만 시골 가정에 매칭이 되었다. 겁도 없이 밤 버스를 타고 필라델피아에 도착하니 시골 사람처럼 순박하게 보이는 호스트 패밀리가 나를 마중 나와 있었다.

크리스마스 휴가 시즌이 시작되자 동네 여기저기서 작은 친척 모임이 있었다. 내가 머물던 집 주인은 모임에 갈 때마다 나를 데리고 가서, '멀리 코리아에서 온 학생'이라고 소개를 했다. 한번은 친척들이 약 50명이 모이는 큰 모임에 나를 데리고 갔다.

사람들은 큰집의 지하실에 탁자와 의자를 마련해서 상을 차렸고 성대한 크리스마스 파티가 시작되었다. 애피타이저부터 나오기 시작하여 로스트비프가 주요리로 나왔다. 그리고는 끝없이 후식이 나왔다. 나는 마치 한동안 굶주려 있던 사람처럼 쿠키, 젤리, 케이크, 아이스크림 등을 닥치는 대로 먹었다. 식사 중간 중간에 설탕을 넣은 홍차를 홀짝거리며 마셨다.

그런데 식후 한 시간 정도가 지나자 온몸이 나른해지면서 힘이 쫙 빠지더니, 사방이 안개가 낀 것처럼 뿌옇게 변했다. 사람들이 걸어 다니는 것이 아니라 안개 속을 둥실둥실 떠다니는 것이었다. 마치 술을 어마어마하게 마신 사람처럼 정신이 몽롱해지고 다리가 후들거려서 서 있기도 힘들었다. 호스트 패밀리에게 어지러워 눕고 싶다고 했더니 나를 외딴방의 소파에 눕게 했다. 얼굴이 창백해 보인다고 하면서

"Are you ok?"라고 자꾸 물었다.

"아니 모처럼 맞은 크리스마스 휴가에 이 무슨 꼴이람."

이렇게 생각이 들면서도, 지난 학기말 시험에 너무 진을 빼서 몸이 약해졌나보다 생각했다.

난 소파에 픽 쓰러졌다. 두 시간 이상을 비몽사몽 누워있다 보니, 주변 물건들이 다시 또렷하게 보이고 정신이 맑아졌다. 어색한 웃음을 띠면서 파티장으로 들어갔더니 사람들이 나를 반갑게 맞아주면서

"이제는 얼굴이 좋아 보인다"고 했다. 그 크리스마스 파티 사건은 나에게 평생 잊을 수 없을 것만 같은 큰 사건이었지만, 시간이 지나면서 조금씩 나의 머릿속에서 잊혀져 갔다.

30년 만에 알아낸 식후 반응성 저혈당증

30년가량을 대학에서 영양학을 가르쳤지만, 막상 내 식생활에 대해서는 무관심했다. 고기 종류를 싫어하고 생선과 생채소 쌈을 좋아했기에 나름대로 건강에 좋은 식생활을 하고 있다고 자부했다. 신경쓴 부분이 있다면 6가지 식품군을 골고루 먹는 것이었다. 복부비만이 살짝 있었지만, 옷으로 가리고 다녀 겉으로 보기에 아주 뚱뚱하지도 않았으니 이만하면 됐다고 생각했다.

그렇지만 나에겐 괴로운 증상이 하나 있었다. 밥을 먹고 난 후(특히 점심), 약 1시간이 되면 심장이 빨리 뛰면서 숨이 차고, 시야가 아지랑이가 낀 것처럼 흐려지는 증상이었다. 힘이 빠지고 피곤해져서 아무것도 하기가 싫었다. 비빔밥을 먹고 난 뒤에는 이러한 증상이 더 심했다. 점심 후에는 무엇을 해도 집중이 잘되지 않아 오후 수업에는 몽롱한 채로 강의를 하곤 했다. 학생들에게는 표시를 내지 않으려고 애써 노력했지만, 어떨 때는 조금씩 어지럽기도 했고 다리가 후들거릴 때도 있었다. 그러다 식후 3시간쯤 지나면 정신이 맑아지면서 제정신으로 돌아왔다.

난 이렇게 식후 몇 시간을 최악의 상태로 몇십 년을 보내면서도, 그 이유를 잘 몰랐다. 주변 의사들한테 물어봐도

"식후에 왜 맥박이 심하게 뛰지?" 하면서 고개를 갸우뚱했다.

평소에는 운동해도 잘 올라가지 않던 맥박이 식후에는 1분에 100번 이상씩 뛰었다. 심장이 팔랑거리는 느낌이 들었고 맥박도 부정맥이 있는 것처럼 매우 불규칙했다. 어떤 날은 이런 증상이 더 심해져서 심장이 한번 뛰기 시작하면, 나도 모르게 운동하는 사람처럼 숨을 헐떡거렸다.

어느 날 '식후 반응성 저혈당증'에 대한 강의를 하고 있었다.

"탄수화물 과잉 섭취나 과식으로 식후 혈당이 급격히 증가하면, 인슐린이 과다 분비되면서 혈당이 빨리 떨어지게 되어 나타나는 증상인데요. 식후 1~3시간 사이에 잘 발생합니다. 피곤하고 힘이 빠지면서 심장이 뛰는 심계항진이 일어날 수도 있어요."

그때 무엇인가 내 머리를 '탁'치고 지나갔다.

"아니 이거 내 증상이잖아!"

맙소사! 그때까진 가르치는 것 따로 내 몸 따로였다. 나의 경우 심장이 뛰면서 시야가 뿌옇게 되는 증상은 식후 1시간 정도에 나타났기에, 막연히 그 증상이 고혈당 증세와 관련이 있을 것으로 생각했다. 식후 1시간에는 보통 최고 혈당에 도달하기 때문에 저혈당 증세가 나타날 이유가 없다고 생각했다. 그런데 왜 내 증상이 저혈당 증세와 똑같지?

처음으로 내 식생활을 분석해보았다. 탄수화물로 에너지의 74%나 섭취하는 고탄수화물 식사를 하고 있었다. 고기 종류를 싫어하고 채소를 좋아하는 식습관 탓인지 단백질 섭취량은 더없이 초라했다. 체중은 과체중 정도였지만, 체성분 분석을 해보니 체지방 비율이 40%에 육박하는 비만이었고 특히 복부비만이 심했다. 혈압도 경증 고혈압 정도로 높아져 있었다.

　그때부터 내 식사와 호르몬과의 관계를 찬찬히 들여다보았다. 탄수화물 중독수준인 고탄수화물 식사로 인해 체지방이 높아지면서 복부비만이 심했고, 이 때문에 인슐린 저항이 높아졌던 것 같다.

　고탄수화물 식사를 해도 췌장에서 충분히 잘 감당하는 사람도 많다. 그렇지만 인슐린 저항이 있는 사람이 탄수화물 섭취(특히 당 섭취)가 높으면, 췌장이 지나치게 많은 인슐린을 내보내는 게 문제였다. 이렇게 되면 식후에 올랐던 혈당이 급하게 떨어지면서 몸이 피곤해지고 힘이 빠지는 저혈당 증상이 나타나게 된다.

　이러한 과정을 알고 나니, 그동안 식후에 느꼈던 괴로운 증상들의 퍼즐이 풀렸다. 미국에서 크리스마스 때 달콤한 후식을 주는 대로 먹다가, 쓰러지다시피 했던 기억도 났다.

　인슐린 저항을 줄이고 호르몬 환경을 바꾸기 위해, 식사를 저탄수화물 고단백식으로 바꾸자 내겐 많은 변화가 찾아왔다. 지독했던 식곤증과 만성피곤증이 거의 사라졌다. 체중과 체지방 비율이 줄어들면서 혈압도 떨어졌다. 길을 가다가 갑자기 너무 허기져서 아무 가게나 들어가 허겁지겁 뭘 사 먹는 일도 없어졌다. 혈당이 조절되면서 덩달아 마음도 조금씩 편안해졌다.

차례

CHAPTER 1

과체중은
호르몬 불균형의 결과

CHAPTER 2

과체중!
당신 탓이 아닙니다

호르몬 균형을 되찾는 밸런스 다이어트

CHAPTER 4

밸런스 다이어트
실천 편

과체중은
호르몬 불균형의 결과

난 억울한 비만

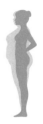

주변을 보면 종일 침대에서 뒹굴다시피 하면서 지내고, 온갖 패스트 푸드를 입에 달고 지내는데도 날씬한 몸을 유지하는 얄미운 사람이 있다. 반면에 항상 다이어트 중이고, 올바른 식품을 먹으려고 노력하고(특히 기름지지 않은 것), 나름대로 운동도 열심히 하는데도 뚱뚱한 억울한 사람들이 있다.

왜 이렇게 사람마다 차이가 심한 것일까? 실제로 비만인들의 열량 섭취량은 일반인과 비교했을 때 그다지 차이가 나지 않는 경우가 많다. 오히려 뚱뚱한 사람들이 더 적게 먹고 있다는 보고서도 꽤 있다. 이는 체중이 많이 나가는 사람들이 실제로 다이어트 중에 있거나, 섭취한 식품의 양을 일부러 낮게 보고하기 때문일 수도 있다. 그렇지만, 비만한 사람 중에 폭식으로 에너지를 과잉 섭취하는 사람은 10~20%밖에 안 된다고 한다.[1]

"필요한 열량보다 더 많이 먹었으니까, 여분의 열량이 지방으로 쌓여서 비만이 된 것 아닌가요?"라고 반문할 수도 있다.

그렇지만 실제로 우리 몸은 이렇게 단순하지 않다. 오히려 체중 혹은 체지방은 대사 불균형, 만성 냉증, 장내 박테리아 환경 등과 같은 여러 가지 요인에 의해 좌우된다. 이와 같은 요인들과 밀접하게 연결이 되어있는 것이 바로 호르몬 불균형이다.

우리 몸의 심장박동이나 체온과 호흡이 자동조절 되듯이, 지방 저장량과 체중도 호르몬들에 의해 정교하게 조절된다. 우리가 언제 배고플지, 배부를지 말해주는 것도 호르몬이다. 지방을 얼마나 저장할지 아니면 지방분해를 해서 얼마나 살을 뺄지, 정해주는 것도 호르몬이다.

비만은 엄밀히 말해 에너지(열량)의 문제가 아니며 의지의 문제도 아니다. 과체중인 사람은 일반인과 호르몬 체계가 다르다. 호르몬 간의 균형이 깨어져 있다.

필자도 한때는 뚱뚱한 사람을 '먹는 것을 조절하지 못하고 자기조절 능력이 부족하면서 의지가 약한 사람'으로 생각했다. 그렇지만 경험을 하면 할수록, 공부하면 할수록 이러한 생각이 잘못되었다는 것을 알게 되었다.

인생의 어떤 과정에 피치 못할 상황으로 인해 호르몬 균형이 깨지는 경험을 하게 되고, 이후에는 호르몬이 깨진 몸을 안고 스스로 계속 체중과 사투를 벌이며 살게 되는 것이다.

호르몬 간에 균형이 깨지면 우리 몸은 어떻게 될까? 어떤 사람은 포만감을 느끼지 못해 계속되는 배고픔에 시달리게 된다. 또 다른 사람은 조금만 섭취해도 지방으로 바꾸어 차곡차곡 잘 쌓는 몸이 되어, 결국 비만이 된다. 우리 몸은 호르몬의 포로이며, 비만은 이러한 호르몬 불균형이 빚어내는 여러 증상 중의 하나인 것이다. 비만에 관계된 으뜸 호르몬이 인슐린이다.

제왕적
호르몬 인슐린

우리가 밥이나 국수, 빵, 떡 등 정제된 복합탄수화물 식품이나 과자, 케이크, 과일 주스와 같이 당이 많은 식품을 먹으면 어떻게 될까? 장내에서 대부분 포도당으로 소화 흡수되어 혈액으로 들어가 혈당을 높이게 된다.

세포들은 혈액에 있는 혈당을 받아들여 에너지로 쓰고 싶어 목을 놓고 기다리고 있다. 그런데 이 포도당은 덩치만 컸지(분자량 180), 혼자서는 세포 안으로 들어가기가 매우 힘들다. 마치 옆에서 누가 도와주지 않으면 아무것도 할 줄 모르는 큰 아기 같다.

그때 '짠'하고 나타나는 것이 바로 인슐린이다. 인슐린은 행동이 재빠르다. 우리가 식사를 시작한 지 5~10분 만에 벌써 췌장에서 분비된다. 췌장은 혈당을 마치 센서처럼 감지하여 인슐린을 내보낸다.

인슐린은 손에 황금열쇠를 가지고 있어서 세포에 있는 자물쇠에 맞추어 '찰칵'하고 문을 열어주게 된다. 그제야 혈액의 포도당은 비로소 세포 안으로 들어가게 되고 혈당은 떨어진다.

이렇듯 인슐린은 세포가 포도당을 받아드릴 수 있도록 문지기 역할을 한다. 또 인슐린은 들어온 포도당을 에너지로 이용하고, 남는 것은 지방으로 저장하도록 도와주는 저장 호르몬 역할을 한다. 이렇듯 인슐린의 중요한 기능 중의 하나가 몸에 지방을 축적하는 작용이라는 것이 알려지면서 인슐린은 '비만 호르몬'이란 오명을 얻었다.

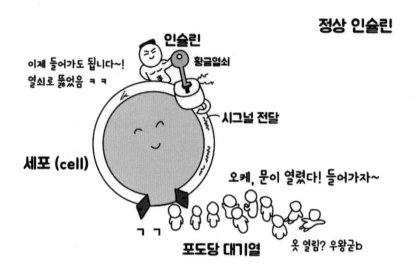

식후 1~2시간 정도 지나면 정점에 올라갔던 혈당이 차츰 떨어지면서 인슐린 분비가 줄어든다.

이때 기지개를 켜는 것이 분해 호르몬(에피네프린, 노르에피네프린, 글루카곤, 코르티솔)들이다. 이 분해 호르몬들 덕분에 우리는 공복 기간에 몸에 저장되어있는 글리코겐이나 체지방을 주로 분해해서 쓰게 된다.

그런데 우리 몸의 분해 호르몬들은 4가지(작용이 약한 다른 호르몬 제외)로 종류가 이렇게 많은데, 왜 저장 호르몬은 인슐린 한 가지밖에 없을까(성호르몬은 제외)?

오래전 인류가 살았던 수렵시대는 동물이나 물고기, 곤충 등을 잡아먹고 살던 시대라 탄수화물 섭취량은 별로 많지 않았다. 그러니 탄수화물 과잉 섭취로 혈당이 치솟을 일도 별로 없었고, 쓰고 남은 탄수화물을 저장할 일도 별로 없었을 것이다. 그러다 보니 인슐린 하나만으로 충분하지 않았을까?

수렵시대에는 오히려 먹이를 구하지 못하고 헛고생을 한 날이 더 많았을 것이다. 어떤 날은 맹수와 죽을힘을 다해 싸웠으나 허탕을 치고, 종일 굶으면서 사냥해야 했을 것이다. 그러니 그때를 대비해 몸에 저장해두었던 에너지를 분해해서 쓰기 위해서, 우리 몸은 분해 호르몬을 많이 발달시키지 않았을까?

그런데 이런 분해 호르몬도 혈당이 떨어져 인슐린이 웬만큼 줄어들어야 본격적인 작용을 한다. 인슐린이 버티고 있으면 분해 호르몬이 4가지나 되지만 작용을 잘못한다. 슬금슬금 인슐린의 눈치를 보며 납작 엎드린다. 따라서 식후 거의 2시간 동안 인슐린이 많이 분비되는 시기에는 지방분해가 잘 일어나지 않게 된다. 그런데 식후 2시간이 채 되기도 전에 또 간식을 먹으면 어떻게 되겠는가? 우리 몸은 인슐린이 계속 높은 채로 있게 되어 분해 호르몬들이 활동할 틈을 주지 않게 된다. 인슐린은 이렇듯 분해 호르몬들을 1 : 4로 상대할 정도로 막강한 힘을 자랑한다. 제왕 같은 호르몬이다.

공복 호르몬 그렐린과
포만 호르몬 렙틴

지방 대사에 관여하는 다른 호르몬으로는 그렐린과 렙틴이 있다. 그렐린은 위벽의 세포에서 분비되는 것으로 공복감을 자극하는 호르몬이다. 배가 고플 때, 배에서 꼬르륵 소리가 나는 것도 그렐린의 작용이다. 밥을 먹은 후에는 그렐린의 작용이 차단되면서 우리는 더 이상 공복감을 느끼지 않는다.

렙틴은 지방세포에서 생성되는 호르몬이다. 뇌의 뇌하수체에 작용하여 포만감을 느끼게 하는 포만 호르몬으로 작용한다. 또 식욕을 줄이고 에너지 소비도 늘려준다. 따라서 정상적인 체중을 유지하기 위해서는 렙틴의 작용이 매우 중요하다.

렙틴이라는 호르몬의 존재는 특이한 쥐 실험을 통해서 밝혀졌다. 한 배에서 나온 정상 체중의 쥐 몇 마리가 특이하게도 주변에 대한 호기심도 없고 잘 움직이지도 않았다. 그저 먹이통 주변에 앉아서 종일 먹기만 했다. 결과적으로 얼마 지나지 않아 그 쥐들은 엄청나게 뚱뚱해졌다. 정상 체중을 유지했던 쥐에 비해 체중이 약 3배, 체지방률이 약 5배 더 높았다. 하지만 당시에는 그 이유를 잘 몰랐다. 그 쥐들이 특별히 게으르게 태어난 것인지 아니면 너무 우둔해서 먹고 움직여야 한다는 사실을 몰랐던 것인지...

1994년 마침내 록펠러 대학의 분자유전학 연구소의 제프리 프리드먼 그룹이 그 원인을 밝혀냈다.[2] 바로 쥐의 뇌에 신호를 보내

"먹는 걸 멈추고 이제는 활동해야 해야 한다"고 알려주는 렙틴이라는 호르몬이 결핍되었다는 것이었다(렙틴은 '가느다란' 뜻을 가진 그리스어 렙토스에서 온 말)

렙틴이 결핍되면 뇌는

"이제 됐어. 이제 연료는 충전되었으니 그만 먹어라"하는 사인을 받지 못해, 굶주리고 있는 것으로 생각하여 계속 먹게 된다는 것이다.

실제로 렙틴을 그 뚱뚱한 쥐들에게 주입하자, 그들은 먹이통 주변에서 벗어나 스스로 쳇바퀴 안으로 들어가 뛰기 시작했다. 결과적으로 날씬해졌다.

이와 같은 연구 결과가 발표되자 비만한 사람들과 제약업계는 흥분하며, 이제는 렙틴이라는 약만 있으면 비만 문제에서 벗어날 것으로 생각했다.

그렇지만 비만인에게 렙틴을 주사해서 체중을 빼는 데는 완벽하게 실패했다. 왜 그럴까? 사람의 경우에는 쥐처럼 유전적으로 렙틴이 결핍되어 비만이 되는 경우는 많지 않았고, 오히려 비만한 사람들의 혈중 렙틴은 일반 사람들보다 더 높게 나타났다. 렙틴이 모자라지도 않은데 왜 비만이 되었을까? 바로 렙틴 저항성이었다. 렙틴이 있어도 작동을 잘못하니 몸은 포만감을 느끼기가 힘든 것이다.

렙틴 저항성은 왜 생기는 것일까? 그것은 바로 과다 분비된 인슐

린 때문이다. 고탄수화물 식사로 인해 인슐린이 과다하게 분비되면, 렙틴도 과다하게 분비된다. 너무 많은 렙틴이 있으면 렙틴 신호가 차단되면서 렙틴의 작용을 떨어뜨린다. 렙틴이 작용을 잘하지 못하면 배불리 먹었는데도 우리 뇌는 계속 굶주렸다고 생각한다. 뭔가를 먹으라는 뇌의 지시에 따라 소파에 앉은 채 계속 먹게 된다.

렙틴도 인슐린에 의해서 영향을 받게 되니 결국 인슐린은 제왕 같은 호르몬이다. 혈당의 과다 상승으로 인슐린 스파이크를 일으키는 잘못된 식단의 선택으로 인해, 렙틴의 작용인 포만감을 못 느끼게 되어 계속 허기짐에 시달리는 것이다.

인슐린 저항이 피곤과
식곤증을 부른다

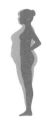

인슐린의 원래 역할은 혈당이 세포 안으로 들어가서 쓰이도록 황금
열쇠로 세포 문을 열어주는 것이다. 그런데 인슐린은 성질이 까다로
워 조금만 비위에 거슬려도 일을 잘하지 않는다. 만약 세포의 저항
으로 아무리 열쇠를 돌려도 문이 잘 열리지 않는다면 어떻게 될까?
짜증이 난 인슐린은 황금열쇠를 집어 던지고

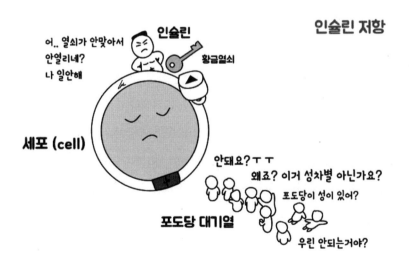

"나 일 못 하겠어"하고 태업을 하게 될 것이다.

소위 인슐린 약발이 떨어지는 것이다. 이처럼 인슐린의 작용이 떨어지는 것이 인슐린 저항성이다. 즉, 우리 몸의 세포(특히 간, 근육, 지방세포)들이 인슐린 작용에 둔감해지는 것이다. 인슐린이 제대로 일을 하지 못하는 인슐린 저항이 발생하면 혈당이 잘 떨어지지 않는다.

혈당이 잘 떨어지지 않으면 어떻게 될까? 췌장은 인슐린이 부족하다고 생각하여 더 많은 인슐린을 내보낸다. 그런데 췌장은 아주 정밀한 기계가 아니라서, 더 필요한 만큼 꼭 맞추어서 인슐린을 내보내지는 않는다. 인슐린 저항이 있는 사람의 경우 인슐린을 지나치게 많이 내보내는 것이 문제이다.

만약 인슐린 저항이 있는 사람들이 탄수화물을 과잉 섭취하면 혈당은 급격하게 높아진다. 인슐린 약발이 잘 안 먹히니 췌장은 있는 힘을 다해 인슐린을 더 많이 분비한다. 이렇게 되면 혈당이 또 가파르게 떨어지면서 오히려 저혈당 증세를 나타낸다. 일종의 식후 반응성 저혈당증이다. 그런데 이때 혈당을 측정해보면 실제로 낮지 않은 경우도 있다. 이때는 과식이나 고탄수화물식이 장에서 높은 삼투압을 나타내면서 장내로 물을 끌어들여 혈액량이 부족해지면서 일어나는 식후 저혈압일 수도 있다. 그렇지만 혈당이 정점에 도달했다가 가파르게 떨어지는 도중에도 예민한 사람들은 교감신경계가 항진이 되면서 현기증, 피로감, 가슴 두근거림 등의 저혈당 증세를 느끼게 된다.

식후 반응성 저혈당은 인슐린 저항의 초기에 잘 나타난다. 특히

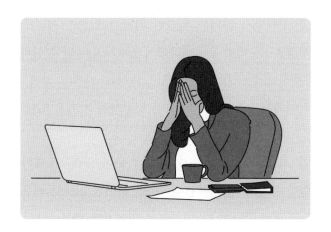

점심을 먹고 1~2시간쯤 되면 피곤해지고 눈앞이 뿌옇게 흐려지면서 졸리고 힘이 빠진다.

소위 말하는 식곤증이다. 식곤증이 유난히 심한 사람은 이미 인슐린 저항이 상당히 진행된 경우가 많다.

식후 졸린 증상은 밥이나 우동, 파스타, 빵 등을 과식한 후에 더 심하게 일어난다. 또 오랜 공복 후에 갑자기 고탄수화물 식사를 해도 몸이 예민하게 반응하면서 과량의 인슐린 분비로 식후 저혈당 증세를 나타내기 쉽다.

학교 내에 월남 국수 파는 집이 새로 생겼다고 해서 학생들과 같이 가서 점심으로 국수를 먹었다. 값이 저렴해서 그런지 고기는 거의 없고, 채소도 숙주 같은 것만 소량 들어있을 뿐 국수 면발만 잔뜩 들어있었다. 국물에서는 소스를 풀어 만든 맛이 났다. 국수를 먹고 난 뒤 우리는 나른해지면서 극심한 피로감에 시달려, 그 후로 다시는 그 집에 가지 않았다.

당뇨로 진단받지 않아도 인슐린 저항이 있으면 이렇게 식곤증을 느끼게 된다. 실제로 우리나라에서 2007~2009년에 실시된 국민건강영양조사에 따르면 '대사증후군 증상을 가지고 있지 않은 정상 성인들에게서도 26.7%가 인슐린 저항성을 가지고 있다'고 나타났다.[3]

인슐린 저항이 있으면, 식사 시간이 늦어지거나 공복이 오래되어도 저혈당 증세가 나타난다. 과다하게 분비된 인슐린 때문에 식후 3~4시간 후에는 혈당이 더 가파르게 떨어지기 때문이다. 고탄수화물 식사를 하고 난 뒤에는 이러한 현상이 더 심하게 나타난다. 이때는 실제로 혈당이 60~70mg/dl 이하로 떨어지면서, 손이 떨리고 허기가 지며 어지러운 증상 등 저혈당 증상이 나타나기 쉽다.

따라서 인슐린 저항이 심한 사람들은 식사 시간이 조금이라도 늦어지면 짜증을 낸다. 배가 고픈 걸 참지 못하고 허기가 져서 죽을 것 같은 느낌이 들어 길을 가다 아무거나 사 먹게 된다.

혈당은 뇌의 활동에 꼭 필요하다. 뇌는 평상시에는 지방산을 에너지원으로 쓰지 못하고 오직 포도당만을 쓴다. 그래서 혈당이 잘 공급되지 못하면 제일 크게 타격을 입는 곳이 뇌의 작용이다. 머릿속이 혼탁해지면서 집중이 잘되지 않고 기억력이 나빠진다. 학생들은 성적이 나빠지고 성인들은 근무 능력이 저하되기 쉽다. 아이가 지나치게 피곤해하고 집중을 잘 못 하면서 예민할 때는 탄수화물, 그중에서도 과자나 청량음료, 사탕 등을 너무 많이 섭취하고 있지는 않은 지 살펴보아야 한다.

인슐린 저항이 계속 더 심해지면 식사 후뿐 아니라 식간에도 피곤해진다. 인슐린 저항이 오래되면, 많은 양의 인슐린을 분비해야 하는 췌장이 쉽게 피곤해지기 때문이다. 이렇게 되면 지친 췌장은 나중에는 필요한 만큼 충분한 양의 인슐린을 분비하지 못하게 된다. 세포는 인슐린의 도움을 잘 못 받으니 혈당을 에너지로 잘 쓰지 못하여, 힘이 빠지고 에너지 고갈에 시달리게 된다.

이처럼 식후 일정한 시간에 피곤하거나, 혹은 종일 피곤하면서 나른하고 집중이 잘되지 않는다면 인슐린 저항이 상당히 진행된 것일 수도 있다.

호르몬 균형이 깨지면
종일 배고픔과 식탐에 시달린다

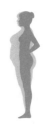

A 씨는 40대 전업주부이다. 젊었을 때부터 떡이나 면, 고구마 종류를 좋아하고 간식으로는 초콜릿이나 쿠키 등 단 것을 좋아했다. 요즘 따라 종일 힘이 없고 피곤하다. 아침에 아이를 학교에 보내고 떡과 과일로 요기를 했다. 잔뜩 어질러진 방들을 청소하고 빨래까지 끝내고 나니 벌써 점심때가 되었다. 밥과 밑반찬으로 점심을 양껏 먹었는데도, 한 시간쯤 지나니 또 배가 고프면서 힘이 없어지고 피곤하다. 냉장고에서 초콜릿 바를 하나 꺼내 먹는다. 순간적으로 힘이 나고 살 것 같다. 그러나 잠시 후에 또 노곤해진다. 몸은 잘 붓고 자꾸 체중이 늘어난다. A 씨는 왜 이러한 증상을 느끼게 될까?

전형적인 인슐린 저항 증세이다.

아침에 건강식품으로 알려진 떡과 과일로 식사를 했다면 우리 몸에서 어떤 일이 벌어질까? 떡은 곡류를 쪄서 꽉꽉 다져 만들기 때문에 부피당 탄수화물 양이 많다. 또 쌀을 빻아서 쌀가루를 쓰다 보니 부드럽고 흡수 속도가 빨라 혈당을 빨리 그리고 많이 올리게 된다.

과일은 어떤가? 몸에 좋은 섬유소와 항산화 물질을 많이 가지고 있지만, 포도당, 과당 같은 단순 당이 많다. 과일 역시 고당식품이다. 따라서 떡을 먹은 후에 과일을 먹게 되면, 엎친 데 덮친 격이 된다. 혈당이 치솟게 되고 췌장은 화들짝 놀라 인슐린을 많이 분비하게 된다.

떡과 커피믹스, 베이글 빵과 오렌지 주스 등 혈당 스파이크를 일으키는 식단 조합은 무수히 많다. 혈당은 보통 식후 1시간에 최대치에 도달하는데 이때 과하게 분비된 인슐린이 혈당을 빨리 떨어뜨리면 혈당이 아직 최저점에 도달하지 않았는데도 저혈당 증세를 느끼게 된다. 이때는 공복감과 함께 혈당을 채워 줄 달콤한 것을 찾는, 식탐이 일어나게 된다. 먹은 지 1~2시간 남짓 지났을 뿐인데 벌써 배가 고파지는 것이다.

단것을 먹으면 혈당이 다시 오르면서, 일시적으로 마음이 편안해지고 살 것 같은 느낌이 든다. 하지만 이는 또 인슐린 과잉 분비를 가져와 다시 저혈당 증세를 일으키면서 배가 고파져 또 다른 간식을 찾게 된다. 반복되는 혈당 스파이크로 인해 종일 군것질을 하게 되는 것이다.

이처럼 고탄수화물 식사(특히 아침 식사)를 하게 되면 단 것에 대한 식탐을 가져와 더욱더 많은 탄수화물과 당을 섭취하게 된다. 즉, 탄수화물이 탄수화물을 부르는 것이다. 마트에서 팔고 있는 떡과 빵이 먹음직스럽게 보이고 자꾸 눈에 들어온다. 과잉 섭취된 탄수화물은 간에서 중성지방으로 바뀌어 지방간을 만들기도 한다. 또 혈액으로 나가 혈액의 중성지방을 높이고 지방세포에 쌓이게 된다.

호르몬 불균형으로
조금만 먹어도 살이 찐다

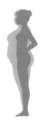

왜 어떤 사람은 조금만 먹어도 살이 찌고, 살을 빼기 위해서는 사투를 벌여야 할까? 앞에서 이야기한 것처럼 인슐린 저항이 있으면 췌장은 점점 더 많은 인슐린을 생산하게 되어, 시간이 지날수록 세포들은 인슐린에 더욱더 둔감해진다. 너무 많은 인슐린이 밀려들어오면, 세포들은 위기의식을 느껴 더 빗장을 걸기 때문이다.

"저 안에 이미 많은 지방이 저장되어있어요. 그런데 또 와서 저장하겠다고요? 안돼요."하면서 지방세포들은 자물쇠를 걸어 잠그고 인슐린에 저항하는 물질을 뿜어대기도 한다.

인슐린 저항이 점점 더 심해지면, 이제는 탄수화물을 조금만 더 먹어도 췌장은 더욱더 많은 인슐린을 내보낸다. 그런데 이렇게 과다 분비된 인슐린은 탄수화물을 먹지 않는 공복 상태나 식간에도 혈액에 상당량 남아있게 된다. 공복 상태의 인슐린을 기저 인슐린이라고 하는데, 인슐린 저항이 있는 사람은 이 기저 인슐린 수치가 상당히 높게 유지된다. 만약에 건강검진에서 아침 공복 시 혈당이 정상이라고 할지라도 인슐린 수치가 높게 나오면 인슐린 저항이 상당히 진행되었다고 본다.

만약 공복 상태에서도 기저 인슐린이 높고, 식후에는 인슐린이 더더욱 높아진다면 우리 몸에서는 어떤 현상이 일어날까?

공복 시에도 인슐린이 바닥으로 떨어지지 않으니, 분해 호르몬이 기를 펴지 못한다. 따라서 저장된 지방을 분해해서 꺼내쓰기가 어렵다. 본인은 안 먹고 있어도 몸은 공복 상태가 아니다. 이렇게 되면 굶거나 적게 먹어도 살이 잘 안 빠진다. 몸은 거의 항상 저장 모드로 있기 때문이다. 저장 호르몬인 인슐린이 항상 대기하고 있으면서 온몸에 비만의 씨앗을 뿌리고 다닌다. 조금만 먹어도 지방으로 바꾸어 재빨리 저장한다.

"전 조금만 먹어도 살이 쪄요."

"전 굶어도 살이 잘 안 빠져요."

과체중인 사람들이 잘 하는 이런 말들은 거짓말이 아니다. 자기를 많이 먹는 사람으로 흉볼까 봐 미리 변명하는 것도 아니다. 그냥 팩트이다. 인슐린 저항이 있으면 남자는 복부에, 여성은 엉덩이에 특히 지방을 잘 쌓는다.

결론적으로 과다 분비된 인슐린을 낮추지 않으면 무엇을 먹든 운동을 열심히 하든 쉽게 살이 찌고, 한번 찐 살은 잘 빠지지 않는다. 비만은 엄밀히 말해 열량 섭취나 의지의 문제가 아니라 호르몬 불균형 때문이다. 그러니 다이어트 시에 가장 중요한 건 인슐린이 적은 양으로도 잘 작동할 수 있도록 인슐린의 기를 살려주고 잘 활동하도록 도와주는 것이 중요하다.

인슐린 저항의 전조 증세

- 피곤 : 어떤 사람은 식후에 피곤하고, 어떤 사람은 종일 피곤함.
- 머릿속 혼탁 : 집중이 잘되지 않고 기억력이 나빠짐, 학교 성적이 나빠지고 학습부진.
- 저혈당 증세 : (식후 혹은 오랜 공복 후) 육체적, 정신적으로 피곤, 때로는 손이 떨리고 감정이 예민해짐. 먹으면 이러한 증상이 없어짐.
- 아랫배가 불룩해 짐 : 탄수화물 먹었을 때 가스 발생.
- 졸림 : 밥이나 국수, 우동, 파스타, 빵, 감자 등을 과식한 후에 심하게 졸림.
- 단 것이나 탄수화물이 많은 식품에 대한 욕구가 간절하게 일어남.
- 최근 몇 년 사이에 체중이 갑자기 늘어, 현재 비만임.
- 복부에 지방이 늘어남.
- 좋은 콜레스테롤인 HDL-콜레스테롤이 떨어짐.
- 쉽게 살이 찌는 편임.
- 다이어트를 열심히 하는데도 살이 잘 안 빠짐.
- 기분이 자주 바뀌고 우울함.
- 월경전증후군이 심함(여성).
- 다낭성 난소 증후군이 있음(여성).

위 사항 중에 복부지방 증가, HDL-콜레스테롤 감소는 결과일 수도 있고 원인일 수도 있다.

호르몬 불균형이 되면
우울해진다

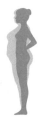

인슐린 저항성이 있는 사람은 기분이 자주 변하고 우울감이 높다. 우울감을 달래려고 설탕이 잔뜩 든 초콜릿이나 도넛, 빵들을 먹는다. 혈당이 올라가면서 세로토닌과 도파민 분비가 늘어나게 되어 일시적으로 편안하고 행복감을 느끼게 된다. 그러나 인슐린 저항으로 인해 인슐린이 과량 분비되면, 갑자기 혈당이 떨어지면서 기분이 가라앉고 우울해지면서 짜증이 나게 된다.

이러한 저혈당 증세가 일어난다는 것은 몸에 고혈당이 있었다는 증거이다. 혈당이 롤러코스터처럼 치솟았다가 다시 내리꽂히는 것이다. 인슐린 저항이 있으면 혈당이 이처럼 종일 롤러코스터를 타게 되면서, 기분이 자주 바뀌어 변덕스럽고 성질 나쁘다는 소리를 자주 듣게 된다. 사실은 몸의 혈당이 출렁거릴 뿐인데…. 특히 여성은 우울한 감정을 많이 느끼게 되는데, 이는 인슐린 저항과 관련 있는 월경전증후군 때문일 수도 있다.

월경전증후군은 생리 전 1~2주 전에 주로 생기는 증상으로, 뇌의 신경 전달물질 이상이나 호르몬 불균형으로 인해 오게 된다. 두통이 오고 신경과민이 되며 피곤해지고, 단것에 대한 끊임없는 갈구가 일어난다. 또 다리 부종 등으로 체중 증가를 겪게 되고 심하면 우울증이 오기도 한다.

그런데 월경전증후군의 일부 증상이 인슐린 저항과 관련이 되어 있다니 놀랍지 않은가? 인슐린이 성호르몬과도 관련이 있다니, 인슐린은 온몸을 돌며 안 끼는 데 없이 간섭하는 것 같다.

여성은 배란이 끝나고 황체기(월경 전)에 들어서면, 인슐린 기능이 떨어지면서 인슐린 저항이 더 심해진다. 인슐린 저항으로 인해 포도당이 잘 쓰이질 못하니 우리 몸은 단 것에 대한 갈망을 일으킨다. 생리 전에 빵이나 쿠키, 초콜릿 등을 잔뜩 쌓아놓고 먹는 여성들이 많다.

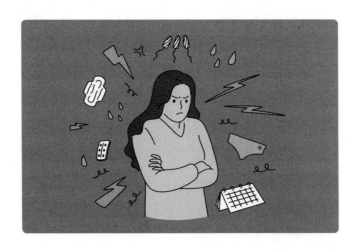

그런데 이러한 행동은 인슐린 저항을 더 심화시켜 더 많은 인슐린 분비로 이어지는 악순환을 겪게 된다. 따라서 생리 1~2주 전에는

과량 분비된 인슐린 때문에 조금만 먹어도 살이 찌고, 식후 반응성 저혈당이 더 자주 나타나게 된다. 저혈당 증세인 피곤, 두통, 불안, 단것에 대한 갈망 등이 일어나게 되는데, 이러한 저혈당 증세는 생리 전 증후군(특히 C 타입)의 증상과 상당히 비슷하다.

생리 전에 인슐린이 많이 분비되면, 성호르몬 특히 남성호르몬인 안드로겐의 작용이 증가하게 된다. 남성호르몬이 증가하면 난소에서 분비되는 여성호르몬은 줄어들게 된다. 여성호르몬인 에스트로겐이 줄어들면 중추신경이 제대로 자극되지 않아 우울증이 오게 된다. 또 교감신경 자극 호르몬을 떨어뜨려 각성작용이 줄어들면서 피곤해지고 우울해진다.

한편 인슐린 저항으로 인해 인슐린이 과잉 분비되면 물과 나트륨의 배설을 떨어뜨려 부종을 가져오게 된다. 어떤 여성은 월경전증후군으로 부종이 너무 심해서, 체중이 평상시보다 2~3kg 이상 증가하게 된다.

이처럼 인슐린은 당 대사뿐 아니라, 생리 전 여성의 성호르몬의 불균형을 통한 우울증까지도 일으킬 수 있다.

여성은 생리 전 1~2주간이 체중과 사투를 벌이는 기간이다. 이 기간에 다이어트를 시작했다가 엄청난 실망이 찾아오게 된다. 몸이 생리와 전쟁을 하고 있는데 거기에 다이어트까지 하면 잘되지도 않거니와 실패할 확률이 높다.

성인당뇨는
인슐린 저항의 끝판왕

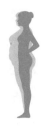

B 씨는 30대 직장인이다. 아침에 직장 근처에서 도넛에 커피믹스를 마시거나 베이글 빵에 오렌지 주스 1잔 등으로 식사한다. 중간에 단 음료나 쿠키, 과자 등을 먹고 점심은 우동이나 월남 국수로 때운다. 저녁으로 술을 곁들인 삼겹살을 양껏 먹고 된장찌개와 밥으로 마무리한다.

　B 씨의 췌장은 종일 어떤 모습을 하고 있을까? 고탄수화물식을 하는 B 씨의 췌장은 식사나 간식에 맞추어 인슐린을 내보내 정상 혈당을 유지한다. 그런데 이러한 생활이 계속된다면 어떻게 될까? 췌장이 반복해서 많은 인슐린을 분비하다 보면, 팔다리의 근육세포들은 인슐린에 대한 반응이 둔해진다. 인슐린 약발이 떨어지는 인슐린 저항이 생긴다.

　인슐린 저항의 초기에는 식후 저혈당증으로 인해 피곤하고 졸리는 증상이 나타나지만, 충분히 식단 조절을 통해서 인슐린 저항을 줄일 수도 있고 정상으로 되돌릴 수 있다. 그러나 초기 단계에서는 반응이 모호하여 본인이 알아차리기 힘들다. 그저 직장 일이 피곤하다고 생각한다. 과량으로 섭취한 탄수화물이 복부에 지방으로 축적되어 복부비만이 오고, 운동량까지 줄어들면 인슐린 저항은 더욱 심해진다.

인슐린 저항이 심해지면 췌장은 더욱더 많은 인슐린을 분비하게 되어, 결국에는 지치게 된다. 나이가 들면서 췌장 기능이 더 떨어지면 인슐린 분비량이 혈당을 떨어뜨리기에 역부족인 시점이 오게 된다. 이때는 혈당이 잘 떨어지지 않아, 정상 혈당보다 높은 상태로 나타나는 당뇨병 전단계(공복 혈당 100~125mg/dL, 식후 2시간 혈당 140~199mg/dL)가 된다.

나이가 들면 근육량이 적어져 포도당 소비는 줄어들고, 체지방(특히 복부지방)은 늘어난다. 근육감소로 인해 활동량이나 운동량도 줄어들어, 포도당 대사기능이 떨어지니 인슐린 저항은 더 심해진다. 지치고 쇠진한 췌장은 뒷감당을 제대로 하지 못해, 혈당은 더욱 높아져 성인당뇨(제2형 당뇨)가 된다(공복혈당 126mg/dL 이상, 식후 2시간 혈당 200mg/dL 이상).

성인당뇨는 인슐린 저항의 끝판왕인 셈이다. 실제로 성인당뇨의 경우, 인슐린이 모자라는 것이 아니라 정상인보다 더 많은 인슐린이 있는 경우가 많다. 단지 인슐린 저항 때문에 약발이 떨어져 기능을 잘못할 뿐이다.

인슐린 저항이 심해지면 고혈당으로 산화스트레스와 염증반응을 증가시켜, 피떡을 만들어 혈관이 잘 막히는 동맥경화를 가져오게 된다. 동맥경화로 인해 혈관의 탄력이 떨어지고 내부 구경이 좁아지면 혈관의 내부 압력, 즉 혈압이 높아진다. 이처럼 인슐린 저항이 뿌리가 되어 당뇨와 고혈압이 함께 온다.

혈당이 높은 채로 있으면, 쓸데없이 많아진 포도당이 세포조직의 단백질과 결합하여 최종 당화산물(Advanced Glycation End products : AGEs)을 만들어 낸다. AGEs가 뇌세포에 축적되면 치매가 되기 쉽고, 피부에 축적되면 피부가 노화되면서 노안이 된다. 당뇨 환자 중에 나이에 비해 늙어 보이는 사람이 많은 것도 높은 이 때문이다.

과체중!
당신 탓이 아닙니다

과체중의
반은 조상 탓?

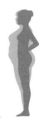

다른 사람들에 비해 배가 자주 고프고 살 빼는 일이 유난히 어렵다면, 이미 인슐린 저항이 높아져 호르몬 균형이 깨졌다고 보아야 한다. 이는 유전자 이상 때문에 일어나는 현상일 수도 있다. 이러한 사실을 입증하는 것이 비만 관련 유전자들이고 그중에서도 가장 돋보이는 것이 FTO 유전자이다.

FTO 유전자는 지방을 저장하는 유전자로 원래 인간의 생존을 위해 생겨난 것이다. 구석기 시대의 인간은 사냥감을 구하지 못하는 날에도 살아남기 위해서는 남는 열량이 생길 때마다 지방으로 저장하는 능력이 필요했다. 그것을 담당하는 것이 FTO 유전자이다.

그런데 이 FTO 유전자에 변이가 있는 사람들은 탄수화물을 지방으로 바꾸는 속도가 지나치게 빠르다. 그러니 포만감을 느끼기가 힘들고 식욕 증가로 인해 정상인보다 비만이 되기 쉽다. 실제로 FTO 유전자에 변이가 있으면 비만이 될 확률이 약 30% 더 높아진다.[4]

그밖에도 야식을 통해 폭식하게 만드는 MC4R 유전자 변이, 스트레스나 우울감에 대한 보상작용으로 폭식을 나타내는 BDNF 유전자 변이가 있다. 이러한 유전자 변이가 있는 사람들은 자신의 의지와 상관없이 스트레스에 유난히 취약하여 조금만 스트레스를 받아도 폭식하게 된다. 이처럼 비만은 부모(엄밀히 말하면 조상)로부터 물려받는 유전적 소인이 중요하다.

우리는 태어나면서부터, 아니 태어나기도 전에 부모의 영향을 받는다. 자녀는 부모로부터 얼굴 모습뿐만 아니라 체형도 물려받는다. 아버지와 아들이 체형이 비슷하고 걸음걸이도 닮은 경우가 많다. 옛날 시골에서는 멀리 걸어가는 뒷모습만 보아도 '누구 집 아들'이라고 알아맞히곤 했다.

과거에 미국의 한 쇼핑몰에서 거대한 몸을 가진 일가족을 보고 놀란 적이 있다. 엄마, 아빠, 세 자녀 모두가 체형이 너무 비슷했고 자녀들이 마치 쌍둥이처럼 느껴졌다. 한국에서는 그렇게 비만한 사람들을 잘 보지 못했기에, 필자도 몹시 놀라서 토끼 눈이 되었던 것 같다. 그렇게 하는 것이 예의가 아닌데도 말이다.

체형은 크게 나누어 통통한 타입인 내배엽형, 어깨가 벌어진 근골형의 중배엽형, 몸이 길고 마른 외배엽형으로 나뉜다. 이 중에서도 내배엽형은 소화기관이 특히 발달해 아무거나 먹어도 소화를 잘 시킨다. 얼굴과 몸이 부드러우면서 동글동글하고, 허리가 굵은 것이 특징이다. 내배엽형은 배에 지방이 잘 쌓여 복부비만이 되기 쉬우며 이로 인해 인슐린 저항이 높아지게 된다. 따라서 내배엽형으로 태어난 사람은 자연스럽게 호르몬 불균형이 되기 쉽다.

우리의 체중에 크게 영향을 주는 또 다른 유전적 요인으로 각자의 몸에 세팅된 설정값(set point)을 들 수 있다. 우리 몸은 각자 체중에 대해 이미 프로그래밍 된 설정값을 가지고 있다. 유전적으로 비만한 사람들은 이 설정값이 높게 책정되어있다. 따라서 높은 설정값을 유지하기 위해 과식하게 되며, 체중을 빼도 다시 그 설정된 체중으로 되돌아가게 된다. 이 설정값은 후천적으로 변하기도 한다. 그중에서도 체중 설정값을 높이는 것은 인슐린이다.

유전적으로 비만 소인을 타고난 사람들은 음식중독이 되기 쉽다. 그들은 행복 호르몬인 도파민 수용체가 둔감해져 있어, 음식을 먹고 난 후에도 기분 좋은 감정을 느끼기가 어렵다. 그러니 행복을 느끼기 위해서는 더 많은 도파민이 필요하게 되어 음식을 계속 먹고 싶은 충동에 빠진다.

"전 먹는 것을 멈출 수가 없는데도 적게 먹으라고 하네요."

이쯤 되면 체중을 빼는 것이 그의 통제력을 벗어나게 될 수도 있다.

유전자는 먹는 것뿐 아니라 환경에 대한 반응에도 영향을 미친다. 환경적인 인자도 면밀하게 살펴보면 그 사람의 유전인자와 상호작용을 일으키는 경우가 많다.

어릴 때 만들어진 장내 세균이
주인 몸까지 바꾼다

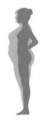

어린 시기에 어떤 음식을 먹었는가에 따라 아이의 장내 환경이 결정된다. 우리 몸의 장내에는 사람이 가지고 있는 세포 수의 10배에 가까운 세균과 곰팡이 등이 살고 있다. 그 세균들이 인간 유전체의 100배 이상의 유전체를 가지고 있다고 하니 놀라운 일이다. 우리 몸 속에 거대한 세균의 왕국이 존재하는 것이다.

옛날에는 장내 세균이 사람의 따뜻한 장내에 기생해 살면서 인간이 미처 잘 소화하지 못하는 섬유소 찌꺼기나 저항전분 등을 먹고 산다고 생각했다. 섬유소나 저항전분으로부터 뷰티르산, 아세트산 같은 단쇄 지방산을 만들어, 자기도 먹고 인간에게도 약간 제공하는 공생관계로 생각했다. 그렇지만 이제는 장내 세균이 하는 일이, 단순히 인간에게 소량의 먹이를 제공하고 장내 환경을 조절하는 차원을 넘어섰다.

최근에는 장내 세균들이 다양한 호르몬과 염증 물질 등을 만들어 체중에 영향을 끼친다고 알려지면서 그 중요성이 크게 떠오르고 있다. 우리 몸에 셋방살이한다고 생각했던 세균들이 사실은 우리들의 몸을 좌지우지하는 것이다.

실제로 농부들은 50년 넘게 가축에게 전염병 방지를 위해 저용량의 항생제를 먹였다. 그런데 항생제를 먹은 동물이 안 먹은 동물에 비해 체중이 15%까지 증가하는 것을 발견했다. 또 유아기에 항생제를 오래 먹은 아이들은 나중에 투약을 중지해도 소아비만이 될 위험성이 높아지게 된다.

장내 세균은 종류가 다양하며, 그중에서도 70~90%를 차지하고 있는 것이 박테로이데테스 계통 균과 퍼미큐테스 계통 균이다. 균은 종류에 따라 역할이 상당히 다르다. 실제로 살찐 사람과 마른 사람은 장내 세균의 종류가 완전히 다르게 나타난다.

살찐 사람은 퍼미큐테스 군집에 속하는 세균이 많다. 이 세균은 염증반응을 일으켜 인슐린 저항을 가져오고, 지방저장 호르몬을 지나치게 분비하여, 지방이 쉽게 축적되도록 함으로써 비만을 유도하는 균이다. 또 렙틴 활성화를 방해하여 포만감을 잘 느끼지 못해 계속 먹게 된다. 따라서 장내에 퍼미큐테스 균이 많으면, 다이어트도 잘되지 않고 자꾸 살이 찌게 된다. 우리는 퍼미큐테스 균을 비만균 혹은 유해균이라고 부른다.

반면, 마른 사람은 박테로이데테스 군집에 속하는 균이 많다. 이 균은 지방저장 호르몬을 조절해, 오히려 지방을 태워 없애는 역할을 한다. 따라서 장내에 박테로이데테스 균이 많으면 별로 힘들이지 않고 체지방과 체중 감량을 할 수 있다. 박테로이데테스 균을 날씬균 혹은 유익균이라 부른다.

쥐 실험에서 유전자를 조작하여 선천적으로 쥐를 비만하게 만든

다음, 이 쥐의 장내 세균을 갓 태어난 날씬한 쥐의 장에 이식했다. 그랬더니 놀랍게도 날씬했던 쥐가 비만한 쥐로 바뀌었다. 이 실험에서 나타난 것처럼 비만을 일으키는 장내 세균은 자신의 원래 숙주뿐 아니라, 옮겨간 숙주의 몸에서도 비만을 일으키는 것이다. 이식된 장내 세균은 날씬한 쥐가 복합탄수화물로부터 얻는 에너지를 증가시켰다. 이뿐만 아니라 남은 에너지를 지방조직에 저장시키는 유전자까지도 바꾸어버렸다. 즉, 이식된 장내 미생물이 비만일지 아닐지를 결정한 것이다.

그렇다면 장내 세균 종류나 숫자를 결정하는 장내 환경은 언제 만들어질까? 어릴 때 대부분 결정된다. 어린이들은 부모를 따라 먹고 마시게 된다. 부모들이 정크푸드를 좋아하고 과식한다면, 아이도 비슷한 식습관과 기호도를 가지게 된다. 이것은 아이의 음식 섭취에도 영향을 끼치지만, 아이의 장 환경과 장내 박테리아에 영향을 미친다.

고지방(엄밀하게 고포화지방)과 고당분, 저섬유소 등의 식사를 하게 되면, 장내 날씬균인 박테로이데테스 계통 균은 희생되고, 비만균인 퍼미큐테스 계통 균이 증가한다. 비만균인 퍼미큐테스 균이 증가하면, 많이 먹지 않아도 영양소(특히 탄수화물)를 지방으로 바꾸어 몸(특히 복부)에 차곡차곡 쌓게 된다.

태어나서 1년간, 또 4세~11세까지는 지방세포 수의 증가가 활발한 시기이다. 이 시기에 지방조직에 지방이 과잉 축적되면 지방세포 크기도 증가하지만, 지방세포의 수가 늘어난다. 지방세포의 크기는 다이어트를 하면 쉽게 줄어들지만, 한번 증가한 지방세포 수는 잘 줄어들지 않는다. 따라서 다이어트를 해도 효과가 잘 나지 않는다.

운명적인 고탄수화물 식사

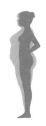

한국인은 태어나서 대부분 밥 중심의 고탄수화물 식사를 하게 된다. 현재는 탄수화물로 섭취하는 에너지가 많이 줄었다고는 하지만, 아직도 과잉 섭취하는 사람이 60%를 넘는다. 우리는 언제부터 고탄수화물 식사를 하게 되었을까?

오래전 70만(문헌에 따라 다르다)년이나 지속했던 구석기 시대에는 특별한 농경 기술이 없었다. 주로 수렵과 채집으로 먹을 것을 구했기 때문에, 그 시절의 식사는 육류 단백질 비중이 높은 저탄수화물식에 가까웠다.[5] 그때 먹었던 탄수화물은 요즘 우리가 먹는 쌀이나 옥수수 등의 재배한 농작물과는 전혀 다른 것이었다. 주로 채집한 야생 열매나 풀뿌리, 뿌리채소 등이었고, 과일도 작고 거칠면서 당도가 낮았다. 어쩌다 운이 좋은 날에는 아마 토종꿀을 따서 달콤한 맛을 즐기지 않았을까? 따라서 구석기 시대 사람들은 탄수화물 섭취량이 적었을 뿐 아니라 항상 질긴 섬유소와 함께 먹었다. 오늘날 우리가 섭취하는 식이섬유소는 20g 수준이지만 구석기 시대에는 100g 이상을 섭취했다고 한다.

그러다 약 1만 년 전(문헌에 따라 다르다) 우리 조상들이 벼 경작기술을 익히기 시작하면서, 고달픈 수렵 생활에서 벗어나 한곳에 정착하여 살기 시작했다. 계절에 맞게 농작물을 심어 수확하니 안정적으로 생존에 필요한 열량을 공급받을 수 있었다. 우리나라는 4계절이 뚜렷하면서 여름이 덥고 비가 많이 와 벼농사가 발달했다. 식생활은 단백질 함량이 높은 육류에서 탄수화물이 많은 곡류 위주로 바뀌었다.

도정 기술이 발전하면서 현미를 도정 한 흰쌀밥을 먹기 시작했다. 부드럽고 맛있는 흰쌀밥에 매료되다 보니, 흰쌀밥에 고깃국이 부잣집의 상징이 되었다. 다른 먹거리가 절대적으로 부족했던 그 시절에는 에너지 섭취의 대부분을 밥에 의존할 수밖에 없었다. 반찬은 밥을 삼키기 위해 존재했고 맛을 내주는 보조역할을 했다. 1969년도만 해도 전체 섭취 에너지의 80% 이상을 탄수화물로 섭취했고,[6] 탄수화물 식품 중에서도 그 으뜸이 밥이었다.

밥의 재료인 쌀을 구성하는 녹말은 대표적인 복합 당이다. 100개 이상의 수많은 포도당이 결합해서 만들어진다. 녹말은 모양에 따라 아밀로오스와 아밀로펙틴으로 나누어진다. 아밀로오스는 일직선 구조로 단단한 모양을 하고 있지만, 아밀로펙틴은 가지가 많고 느슨하다. 따라서 아밀로펙틴이 많을수록 구조가 느슨해지면서 쌀은 부드러워진다. 또 아밀로펙틴은 소화 효소들이 가지 끝부분에 동시다발적으로 들러붙어 소화를 시켜 소화 속도가 빠르다.

우리나라 사람들이 좋아하는 쌀 품종인 '자포니카'는 동남아 사람들이 많이 먹는 '인디카'에 비해 아밀로펙틴이 많아 찰지고 부드럽다. 한때 푸석거리고 맛없는 쌀을 먹는 동남아 사람들을 제외하고는, 전 세계 사람들이 우리와 같은 쌀을 먹는다고 생각했다. 반지르르

윤이 나고 찰진 우리나라 쌀을 당연히 더 좋아할 것이라고 믿었다.

그렇지만 미국의 한 대형 마트에서 우리가 먹는 '자포니카'를 찾아 헤매다가, 선반 제일 하단 구석진 곳에서 먼지가 잔뜩 쌓인 '자포니카'를 발견하고는, 실망했던 기억이 난다. 알고 보니 한국과 일본만 '자포니카'를 선호했고, 서구 사람들은 대부분 요리에 다양하게 활용할 수 있는 '인디카'를 먹고 있었다.

우리가 많이 먹는 쌀밥은 아밀로펙틴이 풍부하여, 거의 빛의 속도로 소화 흡수된다. 따라서 혈당을 빨리 높이게 되어 혈당지수가 76(혈당지수가 70 이상이면 높은 것에 속한다)이나 된다.

일부 언론매체에서는 쌀밥을 현미, 통밀 등과 함께 복합 당으로 소개하면서, 혈당을 천천히 올리는 착한 탄수화물로 소개를 했다. 쌀 소비를 늘리고 싶은 마음은 이해는 되지만, 흰쌀밥처럼 정제된 복합 당은 착한 탄수화물이 아니다. 도정을 거치면 섬유소가 아주 미량만 남아있기 때문이다. 착한 탄수화물은 복합 당이 풍부한 섬유소와 같이 들어있는 것이다. 현미나 귀리같이, 정제되지 않은 거친 전곡류들이다. 그렇지만 전곡류라고 해서 마음껏 먹을 수 있다는 것은 아니다. 밥양을 줄이되 현미와 같은 전곡류로 하면 포만감도 좋고 혈당도 서서히 올려 좋다는 것이다.

영양조사를 하기 위해 필드에 나가보면, 잡곡밥 1공기에 김치, 오이지무침, 멸치볶음으로 1끼를 먹으면서, 본인은 잡곡밥을 먹고 있으니 상당히 건강식을 한다고 생각하는 경우가 많다. 이 식단을 분석하면 탄수화물로 섭취하는 에너지 비율이 82%가 넘는다. 김치, 오이지무침, 멸치볶음 모두 짠 반찬이라 먹는 양이 많지 않고 거의 밥으로 필요한 에너지를 채우기 때문이다. 실제로 밥에서 섭취하는 에너지 비율이 54% 이상으로 높아지면 단백질 등 대부분의 영양질 적지수가 낮아진다.[7]

쌀밥(보통 흰쌀밥)이 혈당을 빨리 높인다면, 설탕과 비교했을 때 어느 것이 혈당을 빨리 올리게 될까? 설탕은 포도당과 과당으로 구성된 이당류이다. 따라서 설탕의 포도당은 혈당을 빨리 올리지만, 과당은 당장 혈당을 올리지 않아 혈당지수가 65 정도로 쌀밥보다 낮다. 혈당을 올리는 속도로 비교하자면 포도당만으로 구성된 흰쌀밥이 설탕보다 혈당을 더 빨리 올린다. 게다가 밥은 한 번에 많이 먹는다. 실제로 흰쌀밥 1공기의 탄수화물은 69g으로 각설탕 23개와 맞먹는다.

흰쌀밥 1공기의 탄수화물

각설탕 23개	=	흰쌀밥 1공기(210g)
(탄수화물 69g)		(탄수화물 69g)

설탕이 몸에 해롭다는 사실이 많이 알려지면서 달콤한 것은 조심한다. 그렇지만 단맛이 전혀 없는 죽, 국수, 파스타, 미숫가루, 선식 등은 복합 당이라 괜찮다고 생각하는 분들이 많다. 이러한 음식들이 우리의 혈당에 설탕보다 더 큰 영향을 미쳐, 과량 섭취하면 인슐리 저항을 유발하게 된다.

한국형 복부비만

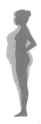

고탄수화물식으로 인슐린이 다량 분비되는 일이 잦아지면, 인슐린 저항이 늘어난다. 이렇게 되면 과다하게 분비된 인슐린은 쓰고 남은 탄수화물을 지방으로 바꾸어 쌓게 된다. 이때 가장 선호하는 곳이 복부이다.

한국인은 높은 탄수화물 섭취로 인해 복부비만이 많은 것이 특징이다. 배는 볼록하게 나왔는데 팔다리는 빈약한 거미형이 많다. 뒤에서 보면 전혀 뚱뚱해 보이지 않은데, 앞에서 보면 배가 볼록 솟아 있어 놀랄 때가 많다. 대부분 옷으로 살짝 가리고 다닌다.

팔다리 근육은 우리 몸에서 에너지를 제일 많이 쓰는 곳으로, 살찌지 않기 위해 우리가 가지고 있는 무기와 같다. 팔다리 근육이 약하면 포도당을 에너지원으로 잘 쓰지 못하고, 남은 에너지는 지방으로 변하여 복부에 더 잘 축적된다.

못 먹고 살던 시절에는 배 나온 사람을 풍채 좋은 사장님 타입으로 선망했었다. 요즘 생각하면 웃음이 나오겠지만 그 시절에는 복부비만이 부의 상징이었다. 요즘은 남성, 여성 할 것 없이 배가 나오면 자기관리가 잘 안 되고, 온갖 만성 질병을 달고 사는 매력

없는 사람으로 본다. 복부비만인 사람들은 몸 전체가 퉁퉁한 사람보다 당뇨, 고혈압, 고지혈증 같은 대사성 질환이 오히려 더 잘 생긴다.

복부비만은 다시 상복부 비만과 하복부 비만으로 나뉘는데 남성은 배꼽 주변의 상복부에, 여성은 배꼽 밑의 하복부에 지방이 많이 축적된다. 여성호르몬인 에스트로겐은 자궁 부근인 하복부에 지방을 많이 축적하기 때문이다. 이는 임신 시에 태아를 부드러운 지방으로 감싸 충격으로부터 보호하기 위함이다.

그렇지만 여성도 다이어트를 반복하거나 폐경기가 지나면 남성처럼 상복부에 지방이 많이 축적되기 시작한다. 복부비만 중에서도 건강에 좋지 않은 영향을 끼치는 것은 상복부 비만이며, 내장 주변에 지방이 많이 축적되는 내장비만이 많다.

허벅지나 엉덩이에도 지방이 많은데 왜 하필이면 상복부 비만이 문제가 될까? 허벅지나 엉덩이에 있는 지방은 얌전하게 잘 있는 반면에, 상복부에 있는 지방은 분해 호르몬에 민감해서 쉽게 분해된다. 이처럼 상복부에 있는 지방조직은 활동성이 강해 쉽게 호르몬에 의해 분해되어 유리지방산을 만들어 낸다. 이 유리지방산은 혈액으로 나가 근육이나 간에 중성지방으로 쌓이면서 인슐린 작용을 방해하는 인슐린 저항을 일으킨다.

복부에 있는 지방조직에서는 또 염증 물질을 만들어 내 인슐린에 저항한다. 지방조직에 지방이 가득 차 있는데 또 지방을 쌓고 싶어 인슐린이 밀려오니, 지방세포는 염증 물질을 만들어서 이에 저항하는 것이다.

"아~ 난 이제 지방을 그만 쌓고 싶어. 내가 너무 커져서 충분한 영양분을 공급받기가 힘들어요. 내 일부는 이미 죽어가고 있어요!"

이처럼 복부비만은 인슐린 저항을 일으키는 주범이다. 췌장에서는 더욱 더 많은 인슐린을 내보내 지방세포를 가꾸는 비료 같은 역할을 하게 된다. 결국 더 많은 지방을 쌓게 되어 비만이 심해지는 악순환이 일어난다, 비만이 비만을 부르는 것이다.

따지고 보면 우리 조상들은 약 70만 년에 걸쳐 수렵 생활을 하면서, 거칠고 정제되지 않은 상태의 탄수화물을 소량 먹으면서 살았다. 반면 우리가 쌀밥을 많이 먹는 고탄수화물 식사를 한 것은 약 1만 년밖에 되지 않는다. 수렵이나 채집을 하고 살았던 기간에 비해 훨씬 짧다. 그래서 우리 몸은 아직도 유전적으로 고탄수화물 식사에 잘 대처하지 못하는 것 같다.

본인도 모르게 하게되는 고탄수화물식의 예

A 씨는 초등생 딸과 유치원생 아들을 두고 있는 엄마이고 집에서 재택근무를 한다. 계속되는 임신과 출산에 결혼 전보다 20kg 이상이 불어나, 이제는 키 160cm에 80kg에 육박하고 있다. 그녀의 하루 생활을 보자.

남편을 출근시키고 아이들을 학교에 보내기 위해 오전 7시경에 아침 식사를 한다. 아이들에게는 시리얼에 우유를 부어주고, 남편과 A 씨는 미숫가루와 과일로 아침을 때운다.

아이들을 학교와 유치원에 데려다주고, 집에 와서 밀린 일을 마치면 오전 11시경이 된다. 배가 출출한 걸 느껴 전날 사둔 던킨 도넛 1개와 진한 커피를 마신다. 커피를 마시니 좀 살 것 같아 회사 일을 시작한다. 이때가 혼자서 제일 집중하는 시간이다. 에너지를 충전한 A 씨가 회사에서 보내준 일감을 처리하다 보면 오후 2시가 훌쩍 넘는다. 늦은 점심에는 먹다 남은 각종 나물, 열무김치에 약간의 고추장을 넣고 밥을 비벼서 1그릇 가득 먹었다(아이들이 잡곡밥을 싫어하고 성장할 때는 지나친 섬유소 섭취가 좋지 않다고 해서 흰쌀밥으로 먹는다). 먹고 치우고 나면 3시, 아이들을 집에 데려오기 위해 차를 운전하며 집을 나선다.

차에는 사탕과 쿠키가 항상 마련되어 있다. 공부에 지친 아이들에게 사탕을 나누어 주고 본인도 몇 개 집어먹는다. 집에 와서 아이들을 씻기고 숙제도 도와주다가 저녁을 준비한다. 늦은 점심을 먹은 데다 저녁을 준비하면서 이것저것 조금씩 맛보다 보니 배가 고프지 않다. 아이들이 저녁 먹을 때는 옆에서 반찬을 건네주기도 하고 골고루 먹으라고 참견도 하지만, 정작 본인은 과일만 몇 조각만 먹고 식사는 하지 않는다.

남편이 8시쯤 귀가하면, 식사하는 남편과 같이 밥을 반 공기(1/2공기) 정도 담아서 김치찌개, 생선 등과 같이 먹는다. 치우면 9시, 그때부터 오전에 미쳐 다 끝내지 못한 일감을 다시 처리한다. 그중에는 쉽게 잘 안 풀리는 것도 있어 진도를 나가지 못하고 끙끙댄다. 스트레스를 느낄 때마다 초콜릿을 집어 든다. 손이 습관적으로 초콜릿 통으로 가서 몇 개를 먹었는지도 모른다.

11시경 침대에 누우니 피로감이 엄습한다. 이 생활을 벗어나고 싶다고 생각하면서도 어디서 어떻게 시작해야 할지 엄두가 안 난다. 몸과 마음은 늘 피곤하고 지쳐있다. 생리가 다가오면서 더 몸이 무거워지고 짜증이 늘었다.

A 씨의 식생활은 얼핏 보면 그다지 나빠 보이지 않는다. 아침에는 몸에 좋다는 오곡 미숫가루와 과일을 먹었다. 오곡 미숫가루는 곡류가루로 구성되어 있다. 미숫가루의 곡류는 식품 중에서 탄수화물이 가장 많다. 물론 현미가루도 섞여 있지만 일단 볶아서 호화시킨 녹말은 소화 흡수 속도가 빠르다. 더구나 미리 갈아두었으니 소화기 내에서 잘게 부수는 과정도 생략되어, 아마도 전광석화처럼 소

화되어 혈당을 높일 것이다.

과일을 하루에 1~2번 정도 먹는 것은 식이섬유소와 항산화제 같은 생리적 활성 물질을 섭취할 수 있어서 좋다. 그런데 과일은 1회분 분량에 탄수화물이 12g으로, 채소의 4배이고 단백질은 거의 없다. 따라서 A 씨가 먹은 아침은 거의 탄수화물에서 열량을 얻는 고탄수화물 식사가 된다.

11시경 먹은 던킨 도넛은 정제된 탄수화물인 흰 밀가루와 지방, 설탕 시럽 때문에 입에서 살살 녹는다. 거의 씹을 필요도 없다. 도넛의 혈당지수는 73으로 흰밥(76)과 비슷하고 빵(61)보다 높다. 커피의 폴리페놀이 인슐린 민감성을 개선해 주지만 도넛과 같이 먹는 바람에 그 작용이 가려져 버린다.

점심으로 먹은 각종 나물, 열무김치 비빔밥은 얼핏 보면 건강식으로 보인다. 나물이나 김치 등의 채소는 섬유소가 많아 정제되지 않은 좋은 탄수화물이긴 하다. 그렇지만 비빔밥을 먹게 되면 각종 반찬을 먹지 않게 되어 밥을 많이 먹게 된다. 비빌 때는 보통 작은 밥공기를 쓰지 않는다. 국그릇이나 넓은 대접에 각종 식재료를 넣고 비비게 되므로 밥을 많이 넣게 된다. 또 채소와 밥이 섞이게 되어 밥이 많이 들어갔는지조차 잘 모르게 된다. 그래서 비빔밥은 의외로 혈당지수(GI)가 높다. 콩나물 비빔밥은 74, 열무 비빔밥 70으로 GI가 높은 편에 속한다.

차에서 먹은 쿠키나 사탕은 첨가 설탕이 많은 대표적인 음식이고, 저녁에 먹은 초콜릿도 마찬가지다. 그나마 제대로 된 식사는 남편하고 같이하는 저녁인데 너무 밤늦게 한다. 밥을 반 공기(1/2공기)

정도 먹었기 때문에 본인은 별로 먹은 게 없다고 생각한다. A 씨가 종일 먹은 단백질 식품은 저녁에 먹은 생선 1토막이고 나머지는 거의 탄수화물에 집중되어 있다. A 씨의 몸은 점점 비대해지고 복부비만이 늘어난다.

가공식품과
외식의 융단폭격

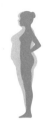

식품산업이 발달하고 외국에서 값싼 밀가루가 수입되면서 우리는 가공식품의 홍수에 빠져서 살고 있다. 정제되지 않은 탄수화물(거친 복합당)인 전곡류와 채소, 과일은 생산량이 제한되어있고 부가가치도 높지 않다. 일부 건강프로그램 이외에는 적극적으로 홍보하지도 않는다. 그에 비해 공장에서 대량생산되는 가공식품은 가공 기술에 따라 부가가치가 높아진다. 판매만 잘되면 회사에 막대한 이익을 가져다주기에 엄청난 광고비를 쏟아 부으며 홍보를 한다.

TV만 틀면 라면이나 피자 광고가 나온다. 어떤 지인은 TV에서 김이 모락모락 나는 라면 면발을 보면 참을 수가 없어서 부엌으로 달려가 라면을 끓인다고 한다. 또 치즈가 쭉쭉 늘어지는 피자를 보면 배달을 안 시키고는 못 배긴다. 거기다 식품회사의 우수한 두뇌들이 우리가 좋아하는 기막힌 맛의 조합을 만들어 낸다. 적당하게 달콤하고 적당하게 짭조름하면서 고소하기까지 해서 입에 착착 감긴다. 거기다 복잡하게 조리하지 않고도 먹을 수 있으니 현대인이 추구하는 편의성과도 딱 맞아 떨어진다.

오래전 미국의 대형 마트에 들어섰을 때, 어마어마하게 많은 가공식품이 선반에 진열되어있는 것을 보고 충격을 받아 현기증이 난 적이 있었다. 아침에 먹는 시리얼 종류만 족히 100가지는 돼 보였다. 이제 우리가 그렇게 된 것 같다. 더구나 우리나라는 집이나 학교, 직장 바로 앞에 편의점이 있고 음식점들이 즐비하여 이용하기도 편리하다.

설탕물에 가까운 음료수의 종류도 나날이 늘어가고 있다. 운동하는 사람들이 많이 마시는 이온 음료는 별로 달게 느껴지지 않은 데도 각설탕 5개 정도가 들어있다. 건강에 좋을 것 같은 100% 오렌지 주스에도 각설탕 7개에 해당하는 당이 들어있다.

빵이나 과자류 같은 가공식품 대부분은 정제된 흰 밀가루와 설탕 등으로 만든다. 밀가루 색이 하얘질수록, 섬유소와 미량 영양소 함량도 점점 낮아져 거의 제로 상태가 된다. 당연히 당의 흡수 속도도 빠르다.

탄수화물의 종류에 따른 식품

단순당(대부분이 설탕)	정제된 복합당 + 설탕	정제된 복합당	거친 복합당
콜라, 사이다, 과일주스, 이온음료, 에너지음료, 유자차, 모과차, 사탕, 젤리	빵, 케이크, 쿠키, 초콜릿, 과자류	흰밥, 찹쌀밥, 흰죽, 흰떡, 떡볶이, 국수, 쌀국수, 칼국수, 우동, 라면, 파스타, 당면	잡곡밥, 과일 일부*, 채소**, 견과류, 콩류 * 말린 과일(말린 바나나, 말린 망고 등) 제외 ** 뿌리채소인 감자, 고구마는 탄수화물 함량이 높다.

빵은 원래 밀이 많이 나는 서구에서 달지 않게 만들어 주식처럼 먹던 음식이다. 우리가 밥을 먹을 때 다양한 반찬을 곁들이는 것처럼, 서구 사람들도 고기와 샐러드 같은 채소를 빵과 같이 먹었다. 그런데 그 빵이 우리나라에 들어와 달콤한 간편식으로 바뀌면서 밥 대신 간단하게 먹거나 간식으로 먹기 시작했다. 밥 대신 빵을 먹으면 반찬을 거의 안 먹게 되니 대표적인 불균형 식사가 된다. 또 간식으로 먹으면 빵 하나에 밥 1공기 만큼의 열량을 덤으로 섭취하게 된다.

라면은 남자들이 더 좋아하고 많이 먹는다. 그 이유는 명확하지 않지만 술을 마신 후 해장을 위해, 혹은 편의상 라면을 많이 먹는 것 같다. 옛날에 모 TV 방송국에서 라면 마니아를 뽑아서 그들의 조리 방법을 선보인 적이 있는데, 참여자들이 거의 남자들이었다. 야밤에 양은냄비에 얼큰한 라면을 끓여, 냄비뚜껑에 담아 먹을 때가 하루 중 제일 행복하다고 했다.

라면이나 우동, 국수 등 면 종류를 먹을 때는 후루룩거리면서 거의 씹지 않은 채로 삼키게 되어, 한 번에 많은 양의 탄수화물이 갑자기 위장으로 들어간다. 또 반찬도 단무지나 김치밖에 없어 식사 시간이 더욱 단축된다. 이처럼 가공을 통해 정제된 탄수화물은 혈당을 급격히, 또 많이 올리게 되어 결국 인슐린 저항을 가져오게 된다.

어느 날 바쁘게 움직이다 보니 전철역 가까이에 있는 칼국수 집에서 식사하게 되었다(그날따라 주변에 혼자 들어가서 식사할 수 있는 음식점이 눈에 잘 띄질 않았다). 그 식당은 칼국수 전문점이라 기본 칼국수부터 닭고기나 해물, 팥 등이 들어간 칼국수까지 메뉴가 다양했다.

그날따라 시간이 없어 빨리 제공되는 기본 칼국수로 주문했다.

몇 분 후, 얼굴이 빠질 정도로 큰 그릇에 칼국수 면만 가득히 담아져 나왔다. 일반 칼국수 집에서 주는 조개나 호박도 없었다. 다 먹었다간 십중팔구 '식후 반응성 저혈당증'이 올 게 뻔했다. 엄청나게 후회하면서 먹고 있는데, 옆자리에 웬 노부부처럼 보이는 손님이 오더니 또 기본 칼국수를 시키는 게 아닌가! 필자는

"안 돼요! 그 메뉴 안 돼요."

라고 이야기해주고 싶었지만 그런 소리가 입 밖으로 나오지 않았다.

어느 날 학교 식당에 갔더니 흰밥에다 국으로 우동이 나왔다. 여태까지 단체급식을 먹어봤지만 국으로 우동을 주는 곳은 처음 보았다. 우동은 인스턴트 소스로 만든 국물에 채소 몇 점이 떠 있었고, 면발이 대부분이었다. 게다가 반찬으로 매운 떡볶이가 나왔고, 잡채는 채소는 별로 없고 당면만 가득했다.

저탄수화물·고단백식을 하고 있었던 필자로서는 마치 탄수화물로 내 온몸이 융단폭격 당하는 것 같았다. 아마 내 췌장이 그 식단을 보았다면 "악" 소리를 내면서 비명을 지르지 않았을까? 그날 먹을 수 있는 건 김치와 어묵밖에 없었다. 다행히 샐러드바가 있어 샐러드와 어묵을 잔뜩 먹고 밥은 반 공기(1/2공기) 정도 먹는 것으로 해결했다.

단체급식에서 이렇게 탄수화물이 높은 식단을 짜는 것은 식단의 단가 때문일 수도 있다. 또 소비자들이 영양에 상관없이 좋아하는 반찬으로 배불리 먹는 것을 선호한다고 생각할 수도 있다. 이처

럼 우리는 외식과 급식에서 자연스럽게 정제된 복합 당으로 가득한 메뉴를 먹게 된다. 사방에서 우리를 고탄수화물 식사로 융단폭격하고 있다.

잡곡밥과 각종 반찬이 잘 어우러진 한정식을 파는 집은 찾기가 어렵다. 대부분 메뉴가 밥이나 면 중심의 일품요리로 되어있고, 달고 매우면서 짜기까지 해서 혈당을 많이 올리게 된다. 소금의 나트륨이 포도당의 흡수 속도를 높이기 때문이다.

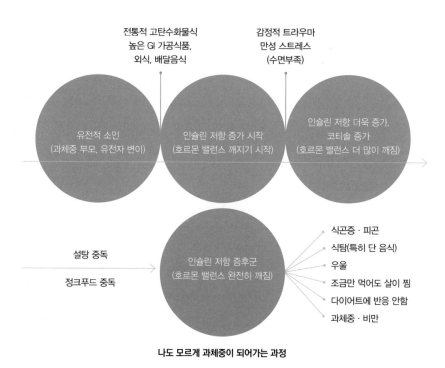

나도 모르게 과체중이 되어가는 과정

슈거 하이의
치명적 유혹

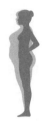

인간이 단맛을 좋아하는 것은 태생적일까 아니면 후천적일까?

태어난 지 얼마 되지 않은 영아들에게 오른쪽으로 고개를 돌리면 달콤한 액을 혀에 발라주고, 왼쪽으로 고개를 돌리면 쓴맛이 나는 액을 혀에 발라주었다. 그랬더니 영아들이 오른쪽으로 고개를 더 많이 돌렸다는 것이다. 이쯤 되면 달콤한 맛을 좋아하는 것은 인간의 본능이 아닐까?

어떤 식품제조업자는

"설탕만 있으면 개똥도 맛있게 만들어 팔 수가 있다"하고 큰소리친다.

그래서 그런지 판매되는 음식들이 점점 더 단맛이 강해지고 입에 착착 감긴다.

'치느님'이라고 불리는 치킨을 살펴보자. 옛날에는 KFC에서 파는 고소한 프라이드 치킨을 먹었다면, 요즘은 달고 짜면서 더욱 진한 맛을 가진 양념치킨이 대세가 되었다. 양념치킨 1인분(1/2마리)에 당이 25g 정도 들어있어, 하루 권장량의 반이나 된다. 과일의 당도도 점점 높아져서 조금이라도 달콤하지 않으면 잘 팔리지 않는다.

미국에서 오랜만에 한국에 온 친구가

"한국 과일이 너무 달아서, 과일 특유의 신맛과 청량한 맛을 잘 못 느끼겠다"하고 불평을 했다. 근래에는 과일즙을 섞은 달콤한 소주도 등장했다.

실제로 우리의 당 섭취는 계속 증가추세에 있고 그중에서도 가공식품을 통한 당(주로 첨가당) 섭취의 증가가 가파르다. 우리가 서구와 다른 점은 밥이나 떡, 면 등으로 탄수화물을 배불리 먹고도 또 설탕이 듬뿍 든 음료수를 마시고 케이크를 먹는다는 것이다.

그렇지 않아도 고탄수화물 식사로 인해 췌장이 힘들어 죽겠는데, 거기에다 또 설탕을 부어주면 어떻게 될까? 크기가 서구 사람의 반 정도 밖에 되지 않는다고 알려진 우리의 췌장은 작고 초라하다. 인슐린 분비하느라 힘들어 죽겠는데 또 설탕까지 들어와서 가세한다. 췌장은 점점 지쳐가고, 나중엔 몸이 원하는 인슐린에 도저히 맞출 수가 없어 두 손을 들면 당뇨가 찾아온다.

그렇다면 이 불쌍한 췌장을 가지고도 왜 우리는 유난히도 단맛에 탐닉하게 되었을까? 그건 짜거나 맵게 먹는 식습관과도 연결되어 있다고 본다. 단순히 음식이 짜기만 하거나 맵기만 해서는 깊은 맛을 느끼기 힘들다. 여기에 단맛을 추가하면 맛을 중화하면서 보다 더 깊은 맛을 내게 된다. 짜거나 매운 것을 먹고 나면 단 것이 입에 당기는 이유도 같은 맥락이다. 저녁에는 학원을 마친 학생들이 편의점에 들러 매콤한 라면, 떡볶이와 함께 달콤하면서도 시원한 탄산수로 1끼를 해결하는 경우가 많다.

실제로 설탕이 포함된 식품, 특히 액체로 된 청량음료나 과일주
스 등을 먹게 되면 설탕의 포도당으로 인해 혈당이 솟구치면서 힘
이 솟는다. 또 혀로 느낀 달콤한 맛이 뇌로 전달되면 도파민 분비가
높아진다. 도파민은 뇌의 보상회로에서 분비되는 호르몬으로 쾌락과
황홀경을 가져온다. 도파민 분비가 높아지면, 일에 대한 흥미가 생기
고 집중도가 높아져 일시적으로 업무효율이 오른다. 기분이 좋아질
뿐 아니라 이렇게 업무효율까지 오르니 얼마나 좋은가? 그러니 업무
가 꽉 막혀 잘 풀리지 않을 때마다 반사적으로 달콤한 음료를 입으
로 가져간다. 이때 카페인까지 들어있으면 더욱 효과가 좋다.

설탕을 먹으면 뇌에서 분비되는 또 하나의 신경전달물질인 엔도
르핀은 우리 몸에서 분비되는 마약 비슷한 물질이다.

"네? 우리 몸에서 마약이 만들어진다고요?"

그렇다. 엔도르핀은 실제로 모르핀과 같은 아편 수용체에 작용
하면서, 모르핀의 200배 가까운 진통 효과를 나타낸다. 스트레스로
인해 아팠던 몸과 마음의 통증을 완화시켜주니, 몸과 마음이 편안
해지면서 행복해진다.

또 혈당이 증가하면 뇌에서 세로토닌 합성이 증가하면서, 마음
이 느긋해지고 잔잔한 행복감을 느끼게 된다. 따라서 설탕을 좀 거
하게 먹고 나면, 행복감과 황홀감을 진하게 느끼는 '슈거 하이'를 맛
보게 된다.

왜 우리는 달콤한 것을 먹으면 행복과 쾌감을 느끼도록 진화되
었을까? 달콤한 걸 먹었을 때 오히려 기분이 나쁘다면, 이렇게 설탕
을 많이 먹지도 않을 것이고, 그러면 많은 건강 문제가 생기지도 않

을 것이다.

또다시 수렵 생활로 돌아가 보자. 며칠 동안이나 사냥감을 구하지 못하여 죽도록 힘이 들고 탈진이 되었을 무렵에, 야생 벌꿀을 발견했다면 어떻게 되었을까?

먹어보니 달콤했고 힘이 솟았다면

"아~ 달콤한 것은 나를 살리는 음식이구나"라고 생각했을 것이다.

이런 일이 반복되면서 달콤한 맛이 생명의 은인처럼 각인이 되었고, 인간이 생존을 위해서 단맛을 좋아하도록 쾌감을 주는 방향으로 진화되지 않았을까?

그런데 요즘은 그 야생 벌꿀이 설탕이란 모습으로 바뀌어 대량 생산되면서, 너무 자주 발견이 된다는 것이다. 힘들게 숲으로 가지 않아도 바로 집 앞의 편의점에서 얼마든지 구할 수 있다.

계속되는 설탕의 섭취로, 뇌의 쾌락 중추에 작용하는 도파민과 엔도르핀이 자주 또 많이 분비되면 어떻게 될까? 항상성을 유지하고 싶은 우리 뇌는, 민감성을 줄이면서 잘 반응하지 않게 되어 내성이 오게 된다. 평소의 양으로는 옛날에 느꼈던 쾌감을 느낄 수가 없어 자꾸 더 많은 설탕을 찾게 된다.

이쯤 되면 설탕을 먹지 않으면 기분이 나빠지고 우울해지는 금단현상이 일어나면서, 단 음식을 더욱 갈구하게 되는 중독 현상으로 빠져들게 된다. 또 혈당이 떨어지면서 피곤하고 탈진이 되는 저혈당 증세가 같이 나타난다. 그럴 때 달콤한 초콜릿 등으로 혈당을 높여주면 일시적으로 살 것 같고 기분이 좋다가 다시 저혈당에 빠지는 악순환을 되풀이하게 된다. 종일 설탕 넣은 홍차나 커피를 홀짝거리거나 쿠키나 초콜릿으로 군것질하게 된다.

　지나친 설탕의 섭취로 인슐린 과량 분비가 자주 발생하면, 인슐린 저항이 나타난다. 이러한 현상은 앞서 이야기한 흰밥이나 빵, 떡 같은 정제된 탄수화물을 과량 섭취한 것과 비슷하다.

　설탕이 일반적인 탄수화물 식품보다 혈당지수가 더 높지 않은 데도, 특별히 악명이 높은 것은 무엇 때문일까?

　그것은 설탕 속의 과당 성분이다. 과당은 간에서만 대사가 되어 일부는 포도당으로 바뀐다. 남은 과당은 중성지방으로 빠르게 합성되어 간에 쌓여 지방간을 일으키고, 일부는 혈액으로 나가 복부에 침착되어 복부비만을 일으키게 된다. 지방간과 복부비만은 결과적으로 인슐린 저항을 높여, 인슐린 기능을 떨어뜨리고 인슐린이 과잉 분비된다.

　또한 과당은 공복감을 가져오는 호르몬인 그렐린을 효과적으로 차단하지 못한다. 따라서 먹고 나서도 식욕이 가라앉지 않고 계속 공복감을 느끼게 되며, 다른 당류에 비해서 과식하기가 쉽다.

　흰설탕은 대사에 필요한 비타민 B군이나 여러 가지 무기질이 결핍되어 있다. 그렇지만 설탕 대사를 위해서는 이러한 비타민이나 무기질(특히 크롬)을 써야 한다. 따라서 흰설탕이 많이 들어있는 케이크나 초콜릿 같은 식품을 과잉 섭취하며 식사를 부실하게 하면 영양실조가 오기 쉽다. 과일주스나 청량음료를 많이 마시는 어린이들은 겉으로는 과영양인 것처럼 보이나, 실제로는 빈혈이나 기타 영양결핍 증상을 나타낼 수 있다.

　설탕의 해악이 이처럼 알려지면서 우리는 겉으로는 설탕을 싫어하는 척한다. 인스턴트 커피에 크림과 설탕을 듬뿍 넣는 모습을 보면 촌스럽다고 생각한다. 커피믹스도 마찬가지이다. 블랙 아메리카노를 마셔야 세련되었다고 생각한다. 그런데 블랙 아메리카노는 달콤한 케이크와 함께 먹어야 제맛이라고 생각하는 건 또 무슨 심리일까?

"설탕이 몸에 안 좋은 건 다 알아요. 그렇지만 그냥 나 좀 맛있게 먹게 내버려 두면 안 될까요?"

우린 설탕과 애증의 관계에 있다. 유전자와 후천적으로 얻은 지식이 계속 싸우고 있다. 우리 몸의 DNA에 각인되어 유유히 내려오고 있는 것은

"달콤한 것이 우리의 생명을 살리잖아! 그러니 살기 위해서는 먹어도 돼. 게다가 행복하기까지 하잖아." 이다.

그래서인지 우리는 음식 속에 숨어있는 설탕에 대해선 짐짓 모른 체하고 관대하기까지 하다. 만약 누군가가 1kg짜리 하얀 설탕을 선물했다면

"뭐야! 나보고 이 설탕 먹고 일찍 죽으라는 소린가?" 하면서 기분 나빠할 것이다.

그렇지만 설탕이 듬뿍 든 초콜릿을 선물로 받으면(특히 남성에게서) '사랑의 표시'라고 좋아한다.

한때 유명한 요리연구가가 TV에 나와서 맛있는 레시피를 소개했다. 그런데 그 레시피는 설탕량이 너무 많았다. 심지어 된장찌개에도 설탕을 듬뿍 넣어 조리하여 별명이 슈거 보이로 불릴 정도였다.

어떤 지인은

"그분 레시피가 맛은 있더라고요. 그분 따라 했더니 우리 집 식구들이 나보고 갑자기 음식 솜씨가 좋아졌대요. 그런데 차마 설탕을 많이 넣었다는 소리는 못 했어요."

설탕의 또 다른 얼굴 :
흑당, 액상과당과 벌꿀

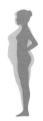

설탕이 건강에 좋지 않다고 알려지면서, 설탕의 백색에 대해 불안해하는 사람들이 늘어났다.

"설탕의 하얀색이 마치 화학조미료처럼 보여서 싫어요."

이를 두고 가만히 있을 식품회사들이 아니다. 식품제조회사들은 황설탕과 흑설탕을 만들어 건강에 좋은 설탕으로 홍보하기 시작했다. 황설탕에는 백설탕이 가지고 있지 않은 무기질, 비타민이 풍부하다고 주장한다. 과연 그럴까?

황설탕이나 흑설탕은 사탕무나 사탕수수를 백설탕 보다 덜 정제한 것이다. 그래서 당밀의 무기질, 비타민도 상당량 남아있을 것으로 생각된다. 그렇지만 제조공정 상 대부분 황설탕이나 흑설탕은 정제된 백설탕에 열을 가해서 황색으로 만들거나, 흑색의 당밀을 소량 첨가하여 만든다. 이때 설탕의 색은 가열온도나 색소 첨가량에 따라 달라진다.

따라서 황설탕이나 흑설탕은 백설탕처럼 정제당이며, 열량이나 영양성분이 거의 차이가 없다. 황설탕은 오히려 결정체가 더 작아

촘촘하게 들어가므로, 황설탕 한 스푼은 백설탕 한 스푼에 비해 더 많은 당과 열량을 가지게 된다.

당밀을 소량 첨가한 흑설탕은 미량의 비타민, 무기질이 첨가되고, 100g당 당의 함량도 96g으로 백설탕보다 약간 낮다. 그렇지만 흑설탕을 사용하면 단맛이 덜 느껴져 더 많은 양을 조리에 쓸 수도 있다. 이처럼 비싼 황설탕이나 흑설탕이 백설탕보다 특별한 이점이 없는데도, 막연히

"희지 않으니까 괜찮아. 그래도 백설탕보다 낫겠지." 하면서 먹게 된다.

원당은 어떨까? 원당은 우리가 백설탕을 만들기 위해 수입하는 원재료가 되는 설탕이다. 원당은 사탕수수나 사탕무즙 제조 과정에서 생긴 침전물과 당밀 일부만 제거한 것으로, 약간은 덜 정제된 설탕이다. 당밀 일부가 남아있어 브라운 색을 띠고 단맛도 덜하다. 그런데도 시중에서는 정제하지 않은 완전한 비정제당으로 원당을 팔고 있다. 유기농 원당은 일반 설탕보다 값도 꽤 비싸다.

당뇨 환자 중에는 설탕 대신 원당을 쓰는 분들이 있는데, 마음의 위로용처럼 보인다. 원당은 백설탕 혹은 황설탕보다는 약간의 무기질과 열에 강한 비타민을 더 가지고 있지만, 그 양이 미량이고 당의 함량이 역시 높다. 단맛이 덜해서 조리할 때 더 많은 양을 넣으면, 당의 섭취를 줄이는 데 도움이 되지 않는다.

흑당은 대만에서 흑당 밀크티, 혹은 흑당 버블티로 건너와 한때 선풍적인 인기를 얻었다. 캐러멜 향이 진하고, 컵 안쪽에 흘러내리는 특유의 비주얼과 혀가 얼얼할 정도의 극도의 단맛에 사람들은

열광했다.

흑당은 사탕수수나 사탕무즙을 끓이고 식히는 과정을 반복하여 졸여서 만든 것이다. 원심분리를 하지 않아 각종 침전물과 당밀이 거의 100%가량 남아있어 그야말로 비정제당이다. 흑당은 백설탕보다 당도가 낮아 단맛은 덜하면서 칼륨, 칼슘과 철 등이 상당량 남아있어 건강한 당으로 알려졌다.

"건강한 흑당을 넣었다고 하니 마음껏 마셔도 괜찮지 않을까?"

그렇지만 흑당음료는 진한 단맛을 내기 위해 더 많은 양의 흑당을 사용하기 때문에, 흑당 음료를 마시면 혈당을 급격히 올리고 열량도 상당히 높다.

소비자시민모임이 2020년에 조사한 흑당음료 한 컵의 평균 열량은 300kcal가 넘어 밥 1공기의 열량과 비슷했다. 또 당 함량은 34g으로 일반 아이스 카페라테(7g)의 4.5배나 된다.

고과당 콘 시럽 혹은 요리 당으로 불리기도 하는 액상과당은 1980년대 중반 이후 빵이나 과자류, 청량음료, 과일주스 등에 설탕 대체 감미제로 쓰였다. 액상과당은 얼핏 과당이라는 단어 때문에 과일에서 추출한 자연산인 것처럼 들린다.

그러나 값이 싼 옥수수 녹말을 분해하여 포도당으로 만들고, 포도당 일부를 효소 처리하여 과당으로 바꾼 고도로 정제된 가공식품이다. 이러한 과정을 거치면서 옥수수 녹말은 포도당과 과당이 적당량 섞여 있는 끈적끈적한 상태의 액상과당으로 바뀐다.

실제 액상과당은 포도당과 과당이 거의 반반 섞여 있는 벌꿀과 비슷하다. 액상과당은 어떻게 보면 인간이 벌의 흉내를 내 인공 벌꿀을 만든 것이다. 힘들게 일해서 꿀을 만드는 벌은 기분이 나쁠 수도 있다.

"아니 나는 종일 돌아다니며 꿀을 따도 요것 밖에 안 되는데, 인간들이 옥수수로 공장에서 마구마구 만들어 낸다고요?"

액상과당은 종류에 따라 과당함량이 다르지만 55%짜리가 가장 많이 쓰인다. 설탕은 포도당과 과당이 1 : 1로 연결되어 있어 포도당과 과당이 각각 50%이다. 그에 비해 대부분의 액상과당은 과당이 더 많다. 과당이 더 많으니 액상과당은 설탕보다 단맛이 더 강하다.

이처럼 액상과당은 설탕보다 값은 싸면서 더 달콤하며 또 안정성도 높으니, 거의 모든 가공식품에 광범위하게 들어있다. 윤기까지 반질반질하게 나니 우리가 먹는 콩자반이나 멸치 조림 등 반찬에도 많이 사용된다. 심지어는 몸에 좋다는 홍삼드링크나 한약 성분의 자양강장제에도 액상과당이 첨가된다.

한때 식품회사들이 액상과당을 천연 당이라고 하면서, 제품에 '무설탕'으로 크게 표기를 했다(액상과당이 설탕은 아니니까). '무설탕'이라고 하니 왠지 건강에 좋을 것 같아 소비자들은 안심하면서 구매를 했다. 그 이면에는 설탕보다 더 안 좋은 것이 숨어있는 것은 잘 모르고 말이다. 대부분 원재료 정보를 잘 안 읽어보기 때문이다.

액상과당이 설탕보다 과당이 더 많고, 건강 문제도 더 많이 일으킨다고 하는 연구 결과들이 많이 발표되었다. 액상과당의 과당은 포만감을 일으키는 렙틴 분비를 자극하지 않아 포만감이 낮으며, 진한 단맛이 혀에 남아 계속 식욕을 자극한다는 것이다. 앞서 이야기한 설탕의 과당처럼 결국은 지방간과 인슐린 저항을 일으킴으로써, 비만 특히 복부비만을 가져오고 혈압을 올리게 된다.

그렇다면 벌꿀은 몸에 좋을까? 벌꿀은 액상과당과 조성이나 모양이 비슷하고, 설탕이 소화되었을 때의 모습과도 거의 비슷하다. 그런데도 액상과당과 설탕은 왠지 악한 모습을 하고 있고, 벌꿀은 선한 모습을 하고 있을 것 같다. 벌꿀에는 과당이 38%(30~45%), 포도당이 31%(30~40%) 정도 포함되어 있고 이외에도 올리고당, 맥아당, 덱스트린 성분도 10%가량 들어있다.

우리는 흔히 벌이 꽃으로부터 꿀을 따는 것으로 알고 있는데, 꿀은 실제로 벌의 배 속에서 만들어진다. 벌이 화밀이라고 하는 꽃의 단맛 진액(설탕 성분이 많다)을 꿀꺽 삼킨다. 화밀이 벌의 배 속으로 들어가면 설탕 분해 효소인 수크라아제가 화밀을 분해(소화)하여 포도당과 과당으로 만든다. 그 후 숙성 과정에서 벌이 날갯짓으로 수분을 줄여 농축시켜서 더 걸쭉하게 만든다. 이때 벌이 꽃에서 화밀을 채취할 때 꽃의 화분 성분도 같이 딸려오고, 벌 배 속의 효소 성분도 일부 벌꿀에 섞이게 된다. 이 때문에 백설탕에는 없는 미량의 비타민 C나 B, 아미노산, 항산화제 등이 꿀에 들어있지만, 아주 미량이다.

그런데 사람도 꿀벌처럼 장에서 꿀을 만든다.

"네? 우리가 장에서 꿀을 만든다고요?"

그렇다. 우리 장에서도 설탕이 소화되면 포도당과 과당으로 분해되면서, 찐득한 꿀로 바뀐다(화분 영양소 제외). 우리 배 속이나 벌의 배 속이나 똑같은 설탕 분해 효소를 가지고 있다. 단지 벌은 힘들게 날아다니면서 꽃의 진액을 통해 설탕을 섭취하는 반면, 우리는 가공식품을 통해 마구, 그것도 너무도 쉽게 설탕을 섭취하고 있는 게 다를 뿐이다. 그런데도 왜 우리는 설탕은 나쁘고 벌꿀은 건강식품으로 인식하고 있을까?

선사시대에 토종 벌꿀은 운이 엄청나게 좋은 날, 아주 드물게 발견되는 귀한 식품이었다. 오늘날에는 양봉을 통해서 꿀 생산량이 늘어났다고 하지만, 여전히 품이 많이 들고 주변에 야생 꽃이 많지 않아 꽃나무도 같이 키워야 한다.

무엇보다도 벌꿀의 생산은 노동 생산성이 많이 떨어지는 꿀벌에 의존해야 한다는 것이다. 꿀벌을 닦달하고 야단쳐서 생산성을 높일 수 있는 것도 아니고, 벌 대신 기계를 쓰기도 어렵다.

벌이 본인의 생존을 위해 열심히 꽃과 밀당하여 꿀을 만들어 저장해놓으면, 인간들이 슬쩍 가져가기에 그렇게 열심히 일할 것 같지도 않다. 요즘은 가끔 벌이 스트라이크를 일으키기도 한다.

"어느 날 먹이를 주려고 보니, 양봉 통에 벌이 한 마리도 없이 텅텅 비어 놀랐다"하는 양봉업자 이야기가 매스컴에 나왔다.

"그 많던 벌이 어디로 다 도망갔을까?" 기후변화 등을 점쳐보기도 하지만 아직도 정확한 이유를 잘 모른다고 한다.

이렇듯 벌꿀은 공장에서 찍어내듯 대량생산이 힘드니, 다른 감미료에 비해 값이 비싸고 식품제조에 널리 이용되기도 힘들다. 결국에는 우리가 벌꿀을 통해 먹는 당의 양이 많지 않으니, 건강에 나쁘다는 소리도 덜 듣는 것이다.

꿀이 비싸고 귀하다 보니 불과 몇십 년 전까지만 해도 부유한 집에만 장롱 깊숙한 곳에 꿀단지가 있었다. 꿀은 집에서는 환자를 위한 비상식량으로 많이 쓰였다. 포도당 주사가 없던 시절에는 열이 나면서 잘 먹지 못하거나 계속 설사하는 환자에게 꿀물을 타 주었다. 꿀이 재빨리 흡수되어 기운을 차리게 해주었으니 기적의 약처럼 느껴졌을 것이다. 또 몸에 상처가 났을 때 끈끈한 꿀을 발라주면, 세균 침입을 막아주어 염증을 일으키지 않고 회복이 빨랐다. 진한 농도의 벌꿀이 삼투압을 일으켜 균을 죽이는 살균역할까지 한 것이다.

아직도 많은 사람이 벌꿀을 귀한 식품으로 여기고 있고 경외심까지 가지고 있는 듯하다. 그렇지만 서두에서 보았듯이 벌꿀은 구성 성분이 설탕과 비슷하다. 미리 가수분해까지 되어있고, 대부분 물에 타서 음료로 마시게 되니 혈당을 더욱 빨리 높이게 된다. 실제로 설탕의 혈당지수가 65인데 반해, 벌꿀의 혈당지수는 74로 설탕보다 높다. 또 꿀 한 스푼의 열량은 설탕 한 스푼보다 더 많다.

꿀을 과량 섭취하면 설탕과 마찬가지로 건강상의 문제를 일으킨다. 어떤 당뇨병 환자는 벌꿀이 몸에 좋고 수면에 도움 된다고 생각하여, 취침 전에 한 잔씩 꿀물을 타서 마셨다. 결과가 어떻게 되었을까? 혈당 조절이 잘되지 않았고, 혈액의 중성지방은 높아졌으며 허리둘레가 커졌다.

설탕이 몸에 좋지 않다고 하니, 열심히 설탕을 모습을 약간 바꾸거나, 미량 영양소를 살짝 더해서 몸에 좋다고 홍보하지만, 당은 당이다. 액상과당이나 흑당 등은 복부비만, 고혈압, 당뇨 같은 성인병을 더 많이 유발할 수도 있다. 이처럼 설탕은 다양한 모습으로 얼굴만 살짝 가린 채 음식 안에 숨어서 보이지 않게 우리를 살찌우고 있다.

당의 또 다른 모습

- 당밀
- 물엿, 엿기름
- 아가베 시럽
- 골든 시럽
- 말토덱스트린
- 고과당 옥수수 시럽

- 전화당
- 말토스
- 유기농 콘 설탕
- 쌀 시럽
- 과일즙
- 메이플 시럽

뒤바뀌고 있는
지방의 운명

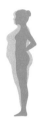

지방처럼 운명이 드라마틱하게 바뀌고 있는 영양소가 있을까? 지방이 비만과 심혈관질환을 일으키는 악명 높은 영양소가 된 것은 그렇게 오래되지 않았다.

그것은 1957년에 미국 미네소타 대학의 '안셀 키즈' 박사가 발표했던 연구 결과에 뿌리를 두고 있다.[8] 당시 미국은 전후 생산성이 높아져 먹거리가 풍부해지면서 심장병에 의한 사망률이 급격히 증가했다. 그런데 사망자의 대부분이 도시의 부유한 사업가들이었다.

이 문제에 관심을 가졌던 키즈 박사는 우연한 기회에 네팔에는 심장병 환자가 거의 없다는 이야기를 듣게 되었다. 네팔을 방문한 키즈 박사는 두 나라의 식사를 비교한 결과, 지방 섭취량이 크게 차이가 난다는 것을 발견했다. 지금은 상식처럼 되어 버렸지만 아마 그때 그는 이 위대한 발견에 짜릿해져 '유레카!'를 외쳤을지도 모른다.

키즈박사는 대단위 연구조사를 시행한 결과,

"고지방식(특히 포화지방)을 하면 혈액의 콜레스테롤이 높아져, 심혈관질환이 많이 발생한다."라는 '지질가설'을 발표한 것이다.

이 연구 결과는 당시에 큰 사회적 반향을 일으켰다.

"우리가 그렇게 즐겨 먹는 치즈, 버터, 달걀, 고기가 심장병을 일으킨다고?"

"그런 식으로 심장병에 걸리면 우리가 죽을 수도 있다고?"

지방이 독이 되는 순간이었다. 유명한 시사지인 〈타임지〉는 이 사실을 커버스토리로 대서특필했다. 심지어 어떤 시사지는 지방을 '악마의 화신'으로 까지 묘사했다.

다른 연구에서는 지방이 많은 식품은 에너지 밀도가 높아서, 많이 먹으면 자연스럽게 고열량식으로 연결되어 비만이 되기 쉽다고 발표했다. 1g에 4kcal를 내는 단백질이나 탄수화물과는 달리, 지방은 1g에 9kcal를 낸다는 단순한 사실에 근거했다. 또 몸에 쌓여 있는 지방을 보니 우리가 먹는 지방과 같아서, 지방을 먹으면 그대로 지방세포로 가서 쌓이기 쉽다고 생각했다. 미국 전 지역에서는 저지방 다이어트 열풍이 불었다.

미국의 심장협회는 1970년 포화지방은 심장에 나쁘고, 식물성 기름이 우리의 목숨을 구해준다고 발표했다. 이 발표를 계기로 식품 회사들이 값싼 면실유를 경화시켜 버터와 비슷하게 만들었던 마가린이 불티나게 팔렸다.

지방에 관해 좋지 않은 연구가 계속 발표되면서 1977년 '미국인들을 위한 식생활 목표'에서는 지방으로 섭취하는 에너지를 40%에서 30%로 줄였다. 지방을 담배 같은 영양소로 간주한 것이다. 특히 포화지방은 심장병의 주범이기 때문에 10% 이하로 줄이도록 권장하였다. 대신 탄수화물로부터 섭취하는 열량은 55~60%로 올리는 것을 목표로 했다.

식품회사들은 본격적으로 저지방 식품 개발에 몰입했다. 식품에서 지방을 제거하는 대신 맛을 내기 위해 당이나 다른 탄수화물을 추가했다. 소비자들은 저지방 쿠키, 저지방 우유, 저지방 아이스크림, 저지방 마요네즈 같은 수많은 저지방 식품에 열광했다.

그 무렵 한국의 식생활은 어떠했을까? 1990년대 중반 우리나라 사람들은 탄수화물에서 에너지의 65%, 단백질 16%, 지방 18%의 식사를 하고 있었다. 지방으로부터 섭취하는 에너지가 20%도 채 안 되는 저지방 식사였다.

그런데도 당시에는 필자를 비롯해 미국에서 공부한 학자들은 비만이나 심장병을 줄이려면 지방 섭취를 줄여야 한다고 가르쳤다. 지금 생각하면 얼굴이 화끈거린다. 당시 출판되었던 대학 교재들도 고기는 기름기를 제거하고, 볶음요리에도 최소한의 기름을 쓰고, 잘 먹지도 않는 베이컨이나 버터류를 줄이라고 기술하고 있었다. 그때는 오히려 탄수화물을 낮추고 좋은 지방 섭취를 높이자고 했어야 옳았다.

미국 사람들이 지방 섭취를 줄인 결과는 어땠을까? 탄수화물과 에너지 섭취량이 더 늘어났다. 덩달아 비만과 심혈관질환의 발생도 더 증가하면서 '지질가설'에 대한 반격도 만만하지 않았다.

대표적인 것이 '프렌치 파라독스'였다. 프랑스 사람들은 미국 사람들보다 운동은 덜하면서 흡연율은 더 높고, 지방(특히 포화지방)이 많은 음식을 더 먹는 등 생활 습관이 불량한데도, 심장질환으로 인한 사망률이 미국의 반밖에 되지 않았다.

지중해식을 하는 나라 사람들은 지방으로 섭취하는 에너지가 30% 이상으로 꽤 높은데도, 심혈관질환 발생비율이 낮다. 지방은 양이 문제가 아니라 질이 더 중요하다는 것이었다. 그중에서도 지중해식에 많이 쓰는 올리브유는 단일 불포화지방산이 많아 우리 몸에 나쁜 콜레스테롤(LDL-콜레스테롤)을 낮추고, 좋은 콜레스테롤(HDL-콜레스테롤)은 높여 심혈관질환을 오히려 낮춘다는 것이었다.

과학이 계속 발전하면서 지방이 단순히 우리 몸에서 에너지 저장고 역할을 할 뿐 아니라 생리적인 역할도 무궁무진하다는 것을 알게 되었다. 지방을 구성하는 지방산 종류가 생각보다 많고, 우리 몸속에서 호르몬 같은 다양한 물질로 바뀌면서 하는 일이 서로 매우 다르다는 것이었다. 또 식물성 기름이라고 모두 건강에 좋은 것이 아니라 급원이 무엇이냐에 따라 달라졌다.

유대인들은 율법으로 인한 금욕생활로 동물성 식품 섭취량은 적고, 지방도 식물성인 콩기름으로 많이 섭취하는데도 심장병 발생이 높았다. 반면, 에스키모인은 생선이나 바다표범 등 동물성 지방을 주로 섭취하지만 심장병으로 인한 사망률이 3.5% 이하로 매우 낮았다. 조사해보니 콩기름엔 오메가-6 지방산이 많았고, 등푸른생선에는 오메가-3 지방산이 많았다. 둘 다 건강에 좋다고 알려진 다가 불포화지방산이었지만, 오메가-6 지방산은 몸에서 혈액을 응고시키는 물질을 많이 만들어 내어 혈전으로 인한 동맥경화를 높인다는 것이었다(오메가-6 지방산도 지혈을 위해서는 필요하다). 이에 비해 오메가-3 지방산은 혈전 생성을 막고 혈관을 이완시켜 심혈관질환을 낮추게 된다는 것이다.

전체 지방뿐 아니라 포화지방이 몸에 나쁘다고 하는 것에 대한 반격도 만만하지 않다. 포화지방은 안정성이 강해 몸에서 쉽사리 과산화되지 않는다. 따라서 쓸데없이 과산화물을 만들어 내어 세포를 공격하지도 않는다. 더구나 분자의 길이가 상대적으로 짧은 단쇄 포화지방산은 물에 비교적 잘 녹아 소화도 잘 되고, 혈관으로 쉽게 이동되어 근육에 에너지원으로 쓰인다. 따라서 지방세포에 잘 저장되지도 않아 살이 찌지도 않고, 포만감을 주어 오히려 날씬한 몸매를 유지하는 데 도움이 된다는 것이다.

단쇄 포화지방산이 많은 대표적인 식품이 우유이다. 우유는 색깔이 뽀얗게 보여 얼핏 보면 단백질 식품 같아 보이지만 사실은 지방 식품이다. 우유가 가지고 있는 에너지의 50% 이상이 지방으로부터 오고, 전유(4% 지방) 1회분당 지방의 양이 갈비 1회분과 비슷하다. 우유는 단지 지방이 작은 방울로 유화되어 녹아 있을 뿐이다.

우유 지방의 70%가 포화지방이다. 우유가 가지고 있는 질 좋은 단백질, 칼슘에 비타민 B군 까지 생각하면 지방은 분명 옥의 티였다. 식품회사는 우유 무게의 4% 정도를 차지하고 있는 지방을 제거하여 2% 이하의 저지방 우유를 만들었다. 그리하여 저지방 우유는 '옥의 티'까지 제거한 환상적인 식품으로 재탄생되었다. 그런데 캐나다 토론토대학 미카엘 병원 연구팀들은 저지방 우유가 건강에 더 좋을 것이라는 생각에 찬물을 끼얹는 연구 결과를 발표했다.[9]

연구팀들은 기존 연구 데이터를 모아 약 21,000명의 어린이(1~19세)를 대상으로 분석했다. 뜻밖에도 일반 우유를 마신 어린이들이 저지방 우유를 마신 어린이들에 비해 비만이 될 위험도가

39%나 낮았다.

저자들은 일반 우유를 마신 어린이들은 포만감을 더 많이 느꼈고, 우유에 풍부한 단쇄 포화지방산이 식욕을 줄여 간식을 더 적게 먹었을 수도 있다고 말했다. 그러면서 현재 2살 이후에 저지방 혹은 무지방 우유를 권장하는 식사지침이 비만을 낮추는 데 별 도움이 되지 못할 수도 있다고 내다봤다.

이러한 대단위 연구 결과에 학계, 학부모, 식품회사뿐 아니라, 저지방 우유를 즐겨 마시는 일반인들조차 경악했다. 완전히 뒤통수를 얻어맞은 느낌이었다.

"철석같이 믿었던 저지방 우유가 이럴 수가!"

그렇지만 각국의 식사 가이드라인에는 저지방 우유를 권장하는 문구를 아직도 그대로 유지하고 있다. 이와 같은 결과는 단순히 관찰한 결과를 가지고 상관성만 분석했을 뿐, 원인과 결과에 의한 데이터가 아니라는 것이다. 즉, 일반 우유가 비만을 확실하게 낮추었다고 보기 어렵다는 것이다.

또 어떤 학자는

"뚱뚱한 부모가 체중에 대한 걱정 때문에 자녀에게 저지방 우유를 제공했을 가능성이 크고, 그 자녀는 저지방 우유를 마셨지만, 부모의 유전인자를 이어받아 더 비만할 수도 있다."고 하는 것이다. 앞으로 비슷한 데이터가 더 쌓여야 하겠지만, 단쇄 포화지방산이 건강에 이로운지에 대해서는 논란이 계속되고 있다.

그동안 건강에 좋다고 알려진 전통적인 저지방 고탄수화물식에 대해 의문을 표하는 연구 결과들이 계속 나오고 있다. 18개국

135,000명의 심혈관 질환자를 대상으로 한 대단위 규모의 역학조사 결과가 2017년 발표되었다(PURE STUDY).[10] 이 연구에서는 탄수화물 섭취가 높을수록 사망률이 높았고, 지방의 섭취가 많아질수록(지방의 형태에 상관없이) 사망률이 오히려 낮게 나와 충격을 주었다. 지방 섭취를 낮추기 위해 포화지방을 정제된 탄수화물로 대체하자 사망률이 더 증가했다.

지방에 대해 기존의 생각을 뒤엎는 결과들이 계속 발표되자, 미국은 2015~2020 식사가이드라인에서 지방 섭취를 제한하자고 하는 문구를 없애버렸다.

지방은 위에 오래 머물면서 장으로 음식물을 천천히 내려가게 만들어 소화 흡수 속도를 늦춘다. 또한 지방은 우리 몸에서 포도당으로 바뀌는 양이 매우 적고 속도도 느려 혈당에 즉각적인 영향을 거의 끼치지 않는다. 따라서 지방이 풍부한 식사는 혈당을 천천히 상승시키고 포만감을 지속시키는 역할을 한다. 탄수화물, 단백질, 지방 중에서 지방은 인슐린 스파이크를 가장 덜 일으킨다.

지방을 조심하고 잘 먹지 않는 저지방 식사가 자칫하면 고탄수화물식을 만들지만, 그렇다고 지방을 덮어놓고 많이 먹어도 된다는 것은 아니다. 포화지방 중에서도 길이가 긴 장쇄 포화지방산은 쉽게 비만과 고지혈증을 일으킨다. 장쇄 포화지방산은 삼겹살이나 갈비 같은 고기류에 많다.

회식과 배달음식

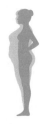

우리 사회는 유난히 회식이 많다. 직장에서 연대감이나 팀워크를 위해서, 친구들 모임이나 각종 동호회 모임에서도 회식을 한다. 회식에서 빠질 수 없는 것이 술과 삼겹살 같은 고기이다. 그런 날엔 특히 숯불에 고기를 구울 때 나오는 구수한 향에 모두 흠뻑 취한다. 고기의 지방이 많을수록 향도 더 진하고 맛도 좋다.

어떻게 보면 우리는 즐거운 날에 오히려 건강에 더 안 좋은 식사를 하며, 지방이 지글지글 타면서 생기는 발암물질도 상관없다고 생각한다. 먼 옛날 수렵 시절, 사냥한 고기를 구울 때 느꼈던 그 불맛에 대한 그리움이 유전자를 통해 우리에게 각인이 된 것일까?

"난 오늘은 오직 유전자에만 충성할 거야, 수렵인으로 돌아가는 거지. 이렇게 많은 고기가 있으니 오늘은 억세게 운이 좋은 날이야. 사냥이 대박을 친 거지."

보통 때는 고기를 그다지 많이 먹지 않던 사람들도 회식에서는 앉은 자리에서 2~3인분씩 먹는다. 어떤 사람은 벨트까지 풀어놓고 먹는다! '과식이나 동물성 지방의 과잉 섭취가 건강에 좋지 않다' 하는 후천적인 지식은 벽장 안에 깊숙이 넣어두고, 식사 중간에 튀어나오지 못하도록 자물쇠까지 걸어 잠근다.

장쇄 포화지방산은 상온에서 녹지 않는 굳기름 형태로 나타난다. 약간 노르스름한 색깔을 띠면서, 눈에 보이는 고체 형태의 지방에는 장쇄 포화지방산이 많다고 보면 된다. 지방이 많은 고기(삼겹살, 닭 튀김, 탕수육, 갈비, 갈비탕, 감자탕 등)와 육류 가공식품(햄, 소시지, 베이컨) 등의 동물성 식품에 많다.

우리는 고기만 먹지 않는다. 고기를 먹은 후엔 대부분 밥이나 면을 먹는다. 느끼한 맛을 달래기 위해, 또 아직도 뭔가 채워지지 않은 아쉬움 때문에 먹는다.

"밥 배는 따로 있다."라고 하며 된장찌개에 밥을 먹거나, 냉면이나 라면을 먹는다. 자연스럽게 고지방 고탄수화물 식사가 되니 열량도 엄청나게 상승한다.

고기와 함께 마시는 술의 알코올은 열량은 있지만, 우리가 포만감을 못 느끼도록 방해하고 지방분해를 억제한다. 보통 때는 1끼에 500~600kcal 먹던 사람이 그런 날엔 1,000kcal가 훌쩍 뛰어넘는 식사를 한다.

밥까지 먹으면 혈당이 높아지면서 저장 호르몬인 인슐린 분비가 늘어나, 고기와 술로 섭취한 지방과 남은 열량을 중성지방으로 바꾸어 차곡차곡 저장시킨다. 그러니 고기를 많이 먹은 후 또 탄수화물 식품인 밥이나 냉면을 먹는 것은

"내가 먹은 고기 지방, 제발 차곡차곡 몸에 좀 쌓아 줘." 하면서 부탁하는 것과 같다.

이러한 식사 습관이 계속되면 많은 양의 지방이 지방조직에 쌓

이면서 비대해지고 비만이 된다. 비대해진 지방조직은 일종의 위기 의식을 느껴 대식세포를 불러들여 염증반응을 시작한다. 이때 나오는 염증 물질은 인슐린의 작용을 방해하여 인슐린 저항을 일으킨다. 지방조직이 인슐린 저항을 나타내는 것은 자신에게 너무 과도한 지방축적을 막는 보호 본능이라고 할 수 있다.

배달 음식의 왕좌를 지키고 있는 피자는 어떨까? 피자는 치즈와 정제된 밀가루로 만든 빵을 함께 먹는 식품으로, 고지방과 고탄수화물이 만난 또 하나의 메뉴이다. 치즈는 우유의 유지방을 농축시켜서 만들었기 때문에 우유처럼 단쇄 포화지방산이 많다. 농축과정에서 무게당 지방량이 높아지는 데다가 부피도 적어 과식하기가 쉽다.

단쇄 포화지방산이 건강에 별 해가 없고 오히려 좋은 작용도 있다고는 하지만, 양이 많아지면 장쇄 포화지방산에 가까워진다. 왜냐면 우리 몸은 남은 포화지방산을 모아 장쇄 포화지방산을 만드는 데는 선수이기 때문이다. 더구나 피자는 단순 당인 콜라와 함께 먹는 경향이 있어, 피자와 콜라 세트는 그야말로 인슐린 저항 폭탄처럼 생각이 된다.

햄버거도 마찬가지이다. 햄버거는 장쇄 포화지방산이 가득한 고기패티를 정제 탄수화물인 빵과 함께 먹는다. 거기에다 감자튀김과 콜라까지 곁들이면 지방저장을 위한 조합이 완벽하게 들어맞는다.

동물성 지방에 포화지방이 많아 건강에 좋지 않다고 알려지면서 많이 사용하는 것이 팜유이다. 팜유는 기름야자 열매의 과육을 짜서 얻는 식물성 기름이지만, 독특하게도 포화지방이 50%나 되어 상온에서 고체 상태를 띄게 된다. 튀겼을 때 다른 식물성 기름처럼 눅눅해지지 않고 바삭한 맛을 낸다. 또 산화 안정성도 높아 오래 보관할 수 있고, 게다가 값도 싸서 식품업계로서는 금상첨화이다.

팜유는 라면뿐 아니라 빵이나 과자, 초콜릿 등에 다양하게 쓰이고 마가린을 만들 때도 사용한다. 우리가 무심코 먹는 과자나 초콜릿 같은 스낵의 영양 정보를 보면, 포화지방이 생각보다 너무 많아 놀라게 된다.

그렇지만 팜유는 병 주고 약 주는 식으로 불포화지방산도 50%를 가지고 있어 서로 팽팽하게 대립하고 있다. 또 항산화 물질인 비타민 A와 E도 함유하고 있다. 그래서 우리가 평소에 균형 잡힌 건강한 식생활을 잘하고 있다면, 과하지 않은 팜유의 섭취는 크게 해가 없을 것으로 본다. 그렇지만 라면을 자주 끓여 먹고 거기다가 빵이나 과자, 초콜릿을 입에 달고 산다면 포화지방의 섭취량은 급격히 증가한다. 이는 인슐린 저항을 일으켜 호르몬 균형이 깨지게 된다.

포화지방산보다 더 몸에 좋지 않은 것이 트랜스지방산이다. 트랜스지방산은 불포화지방산이 많은 식물성 기름에 수소를 첨가하여 마가린이나 쇼트닝을 만들 때 많이 생기게 된다. 구부러져 있던 불포화지방산의 구조가 일직선 모양으로 바뀐 것이다. 가공과정에서 생기는 일종의 기형아이다. 과거에는 마가린이나 쇼트닝 지방의 약 35%가 트랜스지방산이었으나, 최근에는 '트랜스지방 제로 정책' 때문에 트랜스지방산이 많이 줄었다.

식용유 기름을 사용하여 180℃ 이상으로 가열하거나 튀겨도 트랜스지방산이 많이 생긴다. 이때 튀김기름으로 몸에 좋다는 올리브 기름을 써도 마찬가지이다. 치킨이나 도넛, 팝콘, 각종 튀김 등은 튀

기는 동안 트랜스지방산이 증가한다. 튀긴 음식을 장기간 보관할 때
도 트랜스지방산이 증가한다.

트랜스지방산을 많이 먹으면, 우리 몸 세포막의 불포화지방산
자리에 트랜스지방산이 슬쩍 끼어든다. 자기도 불포화지방산이라고
우기면서 세포막의 성질을 바꾼다. 이렇게 되면 세포막에 작용하는
인슐린 감수성에 영향을 미쳐, 인슐린 저항이 높아질 수 있다. 특히
당뇨가 있으면 더욱 그렇다.

한식은 원래 저지방 고탄수화물식이다. 그렇지만 이처럼 외식에
서 술과 고기, 밥을 먹고, 출출할 때는 피자나 치킨을 배달시킨다.
또 TV나 컴퓨터 앞에서는 과자나 초콜릿을 무심코 먹는다. 이렇게
되면 우리가 하루에 먹는 식사는 순식간에 고지방(특히 포화지방)
고탄수화물식으로 바뀐다. 우리는 이처럼 포화지방과 트랜스 지방
으로 매일 둘러싸여 살고 있다. 그러는 동안 인슐린 저항은 늘어나
호르몬 균형은 깨지게 되면서 살이 찌는 체질로 바뀐다.

지독한 경쟁 사회와
스트레스

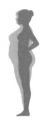

왜 특정한 사람들만 정제된 복합 당과 설탕, 포화지방 등을 과잉 섭취하게 되고, 잘 움직이지 않아 인슐린 저항을 일으키고 (복부)비만을 가져오게 될까?

우선 유전적인 요인이 떠오를 것이다. 그렇지만 비만 유전요인을 가지고 태어났다고 해서 모두 비만이 되는 건 아니다. 단지 비만이 될 수 있는 소인을 가지고 태어났을 뿐이다. 그런데 그러한 사람이 살면서 다양한 트라우마에 시달리면 어떻게 될까? 트라우마로 인한 감정적 스트레스 혹은 생물학적인 스트레스가 잠재된 비만 유전자의 방아쇠를 당기게 된다. 튕겨 나온 비만 관련 유전자는 발현이 되면서, 체내 호르몬 균형이 깨지게 되어 비만으로 연결된다는 연구들이 많다.

약 30만 명을 대상으로 시행되었던 70개의 연구를 분석한 결과, 85%의 연구에서 트라우마 경험과 비만과의 의미 있는 상관성이 나타났다. 또 90%의 연구에서는 트라우마가 폭식 증후군과 상관이 있었다.[11] 여기에서 트라우마는 인생에서 겪게 되는 좋지 않은 경험과 상처를 말한다. 즉, 정서적, 신체적인 학대와 성적 학대를 포함한다. 친구들 사이에서의 따돌림, 가정폭력과 이혼, 또는 생명을 위협할 정도의 큰 사고 등이 이에 해당이 된다. 이러한 트라우마는 우울증, 분노와 스트레스 등을 불러일으킨다.

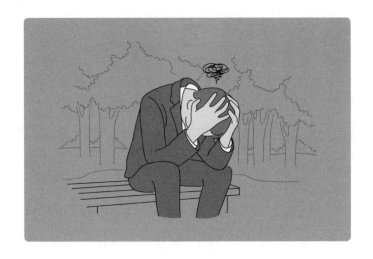

비만 유전자를 가지고 태어난 사람들은 이러한 트라우마로 인한 스트레스에 더 민감하게 반응한다. 감정조절이 잘되지 않고, 포만감이나 공복감에 작용하는 신경전달물질이 더 많이 영향을 받는다.

민감한 사람들은 꼭 큰 트라우마가 아니더라도 일상생활에서 겪게 되는 안 좋은 감정 상태 때문에 호르몬 균형이 쉽게 깨진다.

호르몬 균형을 깨뜨리는 감정 상태

- 분노를 표출할 수 없을 때
- 불안
- 감정조절이 잘 안 될 때
- 우울감
- 흥분
- 당황
- 자책감
- 외로움

친구들의 놀림과 왕따

A 씨는 어릴 때부터 통통했다. 유치원과 초등학교 때부터 친구들로 부터 돼지라고 놀림을 당했고, 심지어 선생님으로부터도 놀림을 당했다. 그는 점점 위축되었고 혼자 있는 시간이 많아졌다. 외로움과 지루함을 달래기 위해 많이 먹었다.

고등학교 때 다이어트를 하기 위해 의사를 만났다. 의사는 식욕 억제제를 처방해 주면서 비만이 가져올 수 있는 끔찍한 상황을 이야기하며 겁을 주었고, 적게 먹고 운동하라고 했다. 체중이 줄지 않으면, 그 의사는 A 씨가 자기를 속이고 있다는 듯이 의심스러운 눈초리로 쳐다보았다.

기분이 나빠진 A 씨는 이후 클리닉에 가지 않았다. 그런 후 인터 넷에 나와 있는 다양한 다이어트를 시도해 보았다. 처음에는 조금 살이 빠지다가 배가 너무 고프고 단조로워 도저히 계속할 수가 없었다. 요요현상으로 다이어트 전보다 더 살이 찌게 되었다.

직장에서의 스트레스

B 씨는 직장에서 팀 프로젝트를 하는 동안 사사건건 팀장과 부딪혔다. 팀장은 회의 석상에서 다른 사람이 이야기하는 건 잘 들어주었다. 그런데 B 씨가 이야기하면 논리적인 설득력이 없고 앞뒤가 맞지 않는 소리를 한다며 짜증을 냈다. 동료 앞에서 면박을 주기도 했다. 보고서를 작성해가면 이것도 보고서냐고 책상에 내동댕이칠 때도 있었다.

그럴 때마다 B 씨는 속이 울렁거리고 당황스러워 얼굴이 빨개졌다. 솟구치는 분노를 삭일 수가 없어 휴게실로 달려갔다. 자판기에서 초콜릿을 사서 커피와 함께 먹으면 좀 살 것 같았다. 집에 와서도 회사 일이 떠오를 때마다 그에 대한 증오와 분노를 느꼈다. 그럴 때마다 분노를 달래기 위해 군것질과 폭식을 했다. 직장에서의 스트레스때문에 성격도 예민해져서 가족과도 자주 다투게 되었다.

임신

C 씨는 딸을 임신했을 때 주체할 수 없을 정도로 식욕이 당겨 많이 먹었다. 체중이 많이 늘어났지만 출산하면 금방 빠질 것으로 생각했는데 그렇지 않았다. 출산 후에는 임신 기간만큼 많이 먹지 않았다. 그런데도 4년이 지난 지금, 임신 전보다 여전히 10kg이 늘어난 상태다. 뭘 먹어도 음식이 내 몸 밖으로 빠져나가지 않고, 전부 몸 안에 머무르는 것처럼 느꼈다. 둘째를 임신하고 싶어도 살이 더 찔까 봐 엄두를 못 내고 있다.

임신기에 일어나는 호르몬 변화는 혈당을 높여, 태아에게 필요

한 포도당을 공급하게 된다. 호르몬 변화가 일어나면, 몸은 임신부에게

"당이나 탄수화물 식품을 계속 먹어." 하면서 속삭이게 된다.

이때 만약에 임신부가 비만 유전성을 가지고 있다면, 이러한 욕구가 더욱 강렬하게 일어난다(그녀의 어머니도 임신 후 살이 많이 쪘다). 대부분 여성은 출산 후에 호르몬이 제자리로 돌아오면서 단 것이나 탄수화물 식품에 대한 욕구가 많이 사라진다. 하지만 일부 여성은 욕구가 계속 남아있고, 이것이 인슐린 저항과 연결되어 조금만 먹어도 살이 찌는 체질로 바뀌게 된다.

월경전증후군

D 씨는 월경전증후군이 심해서 생리 5~6일 전부터 몸이 피곤해지며 짜증이 난다. 감정조절 능력이 떨어지면서 주변 사람들에게 자꾸 섭섭한 감정을 느낀다. 특히 생리 전에는 식욕이 발동하여 먹는 걸 멈추기 어렵고, 눈에 보이는 대로 닥치는 대로 먹는다. 먹고 나면 비참해지고 자신에 대한 죄책감과 함께 깊은 슬픔을 느낀다. 생리 전에 마구 먹어 찐 살이 생리 후에도 잘 빠지지 않아, 매달 조금씩 체중이 늘어나고 있다.

우리의 몸은 스트레스에 민감하게 반응한다. 스트레스에서 살아남기 위해서이다. 오래 전 인간이 겪었던 큰 스트레스는 무엇이었을까? 채집에 열을 내고 있는데, 갑자기 불쑥 큰 동물이 나타난다면 어떻게 될까? 갑자기 호랑이를 만났다면 '걸음아 날 살려라' 도망을 치거나, 도망갈 곳이 없다면 목숨 걸고 싸웠을 것이다.

극도의 스트레스를 느끼면, 스트레스 호르몬이 분비되면서 심장은 쿵쾅거리고 혈당이 치솟으면서 얼굴은 파랗게 질려있었을 것이다. 이러한 상황에서 제일 필요한 것은 젖 먹던 힘을 다해 도망치는 것이다. 그렇게 하려면 팔다리 근육에 최대한 에너지를 공급해야 한다. 스트레스 호르몬인 에피네프린과 노르에피네프린은 심장에 작용하여, 심장박동을 최대로 높여 팔다리 혈관에 많은 혈액을 공급한다. 소화기관으로 가는 혈액은 줄어들어 소화 기능이 약해지고 식욕도 떨어진다. 혈액을 최대한 팔, 다리 쪽으로 보내기 위해 혈관을 수축시켜 쥐어짜다 보니 혈압은 올라가고 얼굴은 파랗게 질리게 된다.

근육(주로 팔과 다리)이 운동하는데 필요한 에너지를 공급하기 위해 글루카곤과 코르티솔이란 스트레스 호르몬이 분비된다. 간에 있던 글리코겐을 즉각적으로 분해하여 혈당을 높여 에너지를 공급해준다.

비상 상태에 돌입한 상태에서는 아마 평소에 건너지 못한 개천도 휙휙 넘고 높은 언덕도 단숨에 뛰어넘었을 것이다. 한동안 도망쳐서 호랑이가 더 쫓아오지 않는다는 것을 확인하면 그때야 안도의 숨을 내쉬게 된다. 치솟았던 스트레스 호르몬들이 떨어지면서 신체는 안정 상태로 돌아오게 된다. 이처럼 옛날 수렵시대에는 실제로 위기를 만났고, 싸우거나 도망치는데 에너지를 소모했다.

그렇지만 현대인들은 어떤가? 맹수가 쫓아오지 않는데도, 뭔가에 쫓기듯이 하루를 보내면서 스트레스를 받는다. 아침도 못 먹고 허겁지겁 집을 나서면 혼잡한 지하철이 기다리고 있다. 길은 자동차들로 꽉 막혀 움직일 줄 모른다. 회사에서는 상관한테 얻어터지기 일쑤다.

그나마 점심 후에 달짝지근한 모카커피로 위안을 얻는다. 녹초가 되어 퇴근하면 허기지고 식욕이 밀려들어 잔뜩 먹는다. 저녁엔 멍하니 컴퓨터나 TV 앞에 앉아 시간을 보내면서 스낵 종류를 먹는다.

현대인들은 맹수를 만난 사람들과 유사한 스트레스 반응을 거의 매일 일으킨다. 그리고 도망치는 수단으로 음식을 사용한다. 실제로 동물실험에서는 쥐가 스트레스를 느끼면 고열량 음식을 많이 먹도록 하는 호르몬이 분비되고, 이 호르몬은 쥐가 여분의 에너지를 저장할 때까지 분비가 계속된다. 다음 위기 상황에 대비해서 미리 에너지를 비축하고 싶은 것이다.

뇌가 피곤한
사람들

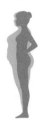

급성 스트레스 반응은 전장에서 이야기한 것처럼, 수렵시대에 맹수나 적을 갑자기 만났을 때 나타나는 반응이다. 살아남기 위해 스트레스 호르몬이 솟구치면서 나타나는 '싸울 것인가 도망갈 것인가(fight or flight)'하는 반응이다. 이때는 오로지 싸우거나 도망가는 것에 전념해야 하므로, 식욕이 떨어지면서 먹는 것을 잠정적으로 멈추게 된다. 이처럼 갑자기 겪게 되는 극심한 스트레스는 식욕을 떨어드린다.

그렇지만 현대를 사는 우리가 겪는 스트레스는 수렵시대와는 종류가 다르다. 우리가 경험하는 스트레스들은 대부분 우리 자신이 조절할 수 없는 것들이 많다. 내가 직장 상관이나 동료를 너그러운 사람으로 갈아치울 수 있을까? 아니면 가족을 바꿔버릴 수 있을까? 우리는 부모를 선택해서 태어나지 않았다. 어쩌다 만난 맹수는 도망치면 되지만 우리는 이러한 스트레스로부터 쉽사리 도망칠 수가 없다. 거의 매일 겪게 된다.

스트레스가 만성화되면 이야기가 달라진다. 우리 몸은 만성적

스트레스와 대항하기 위해 부신에서 코르티솔 분비를 증가시키고, 코르티솔은 오히려 식욕을 증가시킨다. 우리 몸은 스트레스와 대항해서 싸우기 위한 에너지가 계속 필요하다고 생각한다. 따라서 정크 푸드, 즉 당이나 지방이 농축되어있는 스낵을 갈구하게 된다.

"아~ 이런 음식 먹으면 안 되는데. 이런 것보다는 채소나 과일이 몸에 좋다는데" 이런 생각이 순식간에 머리를 스치지만, 샐러드나 과일보다는 빵이나 초콜릿, 쿠키나 감자 칩에 손이 간다.

정작 맹수를 만나 싸우거나 도망이라도 갔다면 먹어치운 에너지를 쓰기라도 했겠지만, 우리는 여전히 책상 앞에 앉아 밤늦도록 문서와 씨름하거나, 당일 매출을 체크하면서 한숨을 짓는다. 화난 얼굴로 야단을 쳤던 상사나 마음이 멀어진 친구에게 들었던 험한 말을 곱씹으면서 상처받는다. 이런 생각과 행위에 추가로 드는 에너지는 사실상 거의 없다. 그렇지만 우리 몸은 스트레스 때문에 에너지를 많이 사용했다고 생각한다. 달콤하고 기름진 것을 계속 먹어서 그만큼 더 채우려고 한다.

스트레스는 이처럼 배가 고픈 것과 상관없이 가짜 공복감을 일으키게 되어 자꾸 먹게 되고 과식하게 된다. 이러한 현상이 바로 스트레스 먹기다.

실제로 고등학교 남학생의 경우, 스트레스가 많을수록 식사 속도가 빨라졌다. 남녀학생 모두 스트레스를 느낄 때는 식사량이 증가하였다. 그리고 스트레스 정도가 높을수록 불규칙한 식습관, 편식, 불량 식품 섭취 등의 부정적인 식 행동을 보였다고 한다.[12]

2020년 국민건강영양조사에 따르면 우리나라 사람 중 19세 이상 성인이 '일상생활 중 스트레스를 대단히 혹은 많이 느끼는' 비율이 30.6%나 되고, 남성보다는 여성의 비율이 더 높았다.[13]

스트레스 먹기(stress eating)의 특징

- 스트레스를 더 많이 느낄 때 식습관이 바뀐다.
- 배고프지 않거나 혹은 배가 부른대도 계속 먹는다.
- 스트레스를 주는 환경에, 대응을 피하고 싶어 먹는다.
- 기분을 달래기 위해 먹는다.
- 음식을 보상으로 사용한다.

출처 : 미국 미시건 대학, 미시건 의학 홈페이지, 2021

똑같은 스트레스라도 그것을 받아들이는 데는 개인차가 있다. 스트레스를 많이 느끼는 비율은 일반적으로 여성이 더 높고, 스트레스로 인한 감정적 먹기에도 여성이 더 취약하다. 여성은 남성보다 우울과 불안을 더 많이 느낀다(월경전증후군과도 관련성이 있다). 또 스트레스를 밖으로 풀기보다는 안으로 감추고, 정신적으로 자신을 더 들볶는 경향이 있다. 여성은 또 자신의 체중이나 몸매에 더 많은 스트레스를 느낀다. 이럴 때 여성은 역설적으로 음식을 통해 더 많은 위로를 받으려고 한다.

과체중인 사람들은 일반인보다 스트레스를 느끼는 경우가 더 많고, 스트레스 시에는 코르티솔 분비가 더 많이 올라간다. 코르티솔 분비가 더 많이 올라가면 더 많은 간식을 찾게 된다. 게다가 과체중인 사람들은 공복 시의 기저 인슐린이 높은 경향이 있어, 스트레스로 인한 과식 때문에 더 빨리 체중이 불어나게 된다. 코르티솔은 장기적으로 지방을 복부에 재배치하여 비만 중에서도 특히 복부비만을 증가시키게 된다.

위로 음식을 먹으면 즉각적으로 뇌의 보상체계가 반응하면서, 도파민이 분비되어 즐겁고 기분이 좋아진다. 원래 뇌의 측좌핵은 음식과 섹스로 도파민을 분비하여 우리에게 쾌락과 행복감을 줌으로써, 인간의 종족 번식에 도움을 주도록 진화한 곳이다. 설탕과 지방, 소금이 많은 음식 중에 설탕이 많은 음식에 가장 민감하게 반응하여 도파민을 분비한다.

그렇지만 강한 자극이 반복되어 도파민 과부하 상태가 되면, 뇌는 도파민 수용체가 줄어들면서 자극에 대한 반응이 둔해진다. 이렇게 되면 뇌의 구조 자체가 변하게 되고, 강한 자극이 주어지지 않으면 기분이 별로 좋지 않은 상태가 된다. 나중에는 기분이 좋아지기 위해서가 아니라 정상적인 기분을 유지하기 위해 설탕이나 고지방 음식을 계속 먹게 된다. 이런 사람들은 도파민 수용체의 많은 부분이 문을 닫아버려, 웬만한 도파민에는 반응하지 않는 뇌가 피곤한 사람이 되는 것이다.

뇌가 피곤해지면 도파민이 있어도 제대로 작용하지 못한다. 이때 뇌는 도파민이 충분하지 못하다고 생각하여

"자꾸 음식을 먹어 도파민을 높여" 하고 속삭인다.

이렇게 되면 종일 음식 생각에 사로잡혀 일이 제대로 집중되지 않는다. 참다 참다 참을 수 없게 되면 한밤중에라도 편의점이나 마

트로 달려가서 설탕이나 지방이 듬뿍 든 과자나 빵, 치킨, 피자 등을 사게 된다. 이런 식품을 먹으면 도파민이 솟구치면서 일시적으로 행복하고 편안해지면서 위로받게 된다. 그러나 시간이 지나 도파민 분비가 줄어들면 오히려 평소보다 더 우울감에 빠지게 된다. 이 우울감은 다시 스트레스로 작용하여 정크푸드를 먹게 만든다. 스트레스와 정크푸드는 합동작전으로 우리 몸에서 염증반응을 일으키게 된다.[14] 이러한 염증반응은 우울한 감정을 더욱 높이는 악순환을 가져오게 된다.

기계문명의
역습

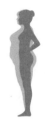

우리가 살면서 쓰는 신체 에너지의 대부분은 기초 에너지와 활동 에너지 등이다. 그중에서도 가장 많이 쓰는 것이 기초 에너지이다. 우리가 편안하게 쉬고 있을 때나 잠을 잘 때도 우리의 뇌는 쉴 새 없이 정보를 가공해서 저장하고, 폐는 24시간 숨을 쉬고, 심장은 계속 뛰면서 일하고 있다. 또 혈액순환과 체온유지, 각종 대사 활동에도 에너지가 필요하다. 이처럼 우리의 기초 생명유지에 쓰는 최소한의 에너지가 기초 에너지이다. 기초 에너지는 그 사람의 체중에 비례한다. 그렇다면 60kg인 가정주부는 하루 기초 에너지를 얼마나 쓰고 있을까? 60 × 24 × 0.9 = 1296kcal(남성일 때는 0.9 대신 1을 사용)이다.

그렇다면 이 여성이 활동에 쓰는 에너지는 얼마일까? 요즈음 가정주부가 하는 가사노동은 가벼운 활동에 해당한다. 옛날의 가사노동은 여성에게 중노동이었다. 빨래할 때는 쪼그리고 앉아 비누질했고, 우물에서 물을 퍼 올려 헹구었다. 방과 마루는 엎드려서 닦았다. 그나마 틈이 나면 휴식 대신 밭을 매고 베틀에 앉아 옷감을 짰다. 필자만 해도 할머니가 누워계시던 모습을 본 적이 없다.

그렇지만 우리의 일상이 기계화되면서 세탁기, 청소기, 전기밥솥 등의 등장으로, 에너지를 점점 덜 쓰는 쪽으로 진화되고 있다. 청소기 미는 것조차 힘들어 로봇청소기가 인기다.

특별히 하는 운동 없이 가벼운 활동(저 활동)을 하는 사람들은 기초 에너지의 10~20%의 에너지를 쓴다. 즉, 1296kcal의 10~20%인 130~260kcal를 활동 에너지로 쓴다. 생각보다 우리는 너무 적은 에너지를 일상적인 활동에 쓰고 있다.

일반 직장에서는 거의 모든 정보처리가 컴퓨터나 스마트폰으로 이루어진다. 사무직 직원들은 거의 종일 컴퓨터 화면만 쳐다보고 있다. 컴퓨터 작업에 쓰는 에너지는 의외로 적다. 뇌는 열심히 활동하고 있고 손가락은 마우스를 놀리고 있지만, 앉은 자세의 변화는 거의 없다. 이때 사용하는 활동 에너지는 대부분 척추를 꼿꼿이 펴고 근육을 긴장해서 앉은 자세를 유지하는 데 사용한다. 앉아서 하는 사무직 일에는 우리가 편히 누워서 생명을 유지할 때 쓰는 기초에너지보다 약간 많은 에너지를 쓰게 된다.

자세 변화 없이 스크린을 계속 보고 있으면 지루함을 느끼게 된다. 지루함을 달래기 위해 자꾸 스낵을 찾는다. 더구나 지금 하는 과제가 수월하지 않고 결과물이 잘 나오지 않을 때, 우리 몸은 스트레스 상태가 된다. 스트레스 호르몬이 분비되면, 빨리 에너지를 보충하고 혈당을 높여 도망갈 준비를 하라고 속삭인다. 자기도 모르게 단것에 손이 간다.

그런데 우리의 뇌는 더 골똘하게 생각하거나 복잡한 일을 수행

할 때도 평소보다 에너지 소모를 크게 늘리지 않는다. 앉아있을 때보다 걸을 때, 다리근육이 3~4배 에너지를 더 많이 사용하는 것과는 대조적이다.

우리가 컴퓨터에 몰두하면서 무의식적으로 뭔가를 먹으면, 입에 들어오는 스낵보다 화면에 더 신경을 쓰게 된다. 본인이 얼마나 먹는지를 보지 못하는 상태에서 계속 먹게 된다. 그렇게 되면 우리의 뇌는 충분히 먹었다는 신호를 놓치게 된다.

우리가 느끼는 포만감은 시각적인 것과도 관련이 있다. 접시에 있던 것이 사라지는 것을 보면서 위가 꽉 차는 것을 느끼게 된다. 실제로 눈을 가리거나 깜깜한 곳에서 음식을 먹게 하면 포만감을 잘 느끼지 못해 평소보다 더 먹게 된다.

다른 곳에 정신을 뺏긴 상태에서 무의식적으로 먹으면 음식에 대한 만족도가 떨어져, 그다음 음식을 먹을 때 음식 조절을 잘못하여 과식하게 된다. 컴퓨터 게임을 하면서 점심을 먹었던 사람들은 별도 장소로 이동해서 먹는 것에 집중하면서 점심을 먹었던 사람들에 비해 식후 포만감이 낮다. 따라서 오후에 차를 마실 때 더 많은 스낵을 섭취하게 된다.

TV를 보면서 음식을 먹는 것도 마찬가지이다. 우선 TV 시청 자체는 활동 에너지를 거의 쓰지 않는다. 활동 분류표에 보면 'TV 보기'는 '아무것도 안 하기' 같은 비활동 영역에 포함되어 있다. 더구나 소파에 비스듬하게 기대서 혹은 누워서 TV를 볼 때는 거의 생명유지에 필요한 에너지를 쓰고 있을 뿐이다(운동경기를 시청하면서 흥분해서 소리를 지르고, 선수처럼 몸을 심하게 흔드는 경우는 예외이다).

그런데도 TV 드라마나 예능에 빠져서 생각 없이 먹을 때는 더 많이 먹게 된다. TV 시청은 컴퓨터 작업과 비슷하면서도 약간 다른 면이 있다. 우리는 일을 하기 위해서가 아니라 재미를 위해서, 마음 편하게 휴식하기 위해서 TV를 보게 된다. 좋아하는 스포츠를 보면서 맥주에다 스낵을 먹는 행위는 행복 호르몬인 도파민을 더 빨리 만든다. 이는 매우 즐거운 기억으로 남게 되어 충분한 보상을 받는 느낌이 든다. 그렇게 되면 TV를 보면서 무언가를 먹는 행위는 계속 강화되어 습관으로 남게 된다. 나중에는 뭘 먹지 않으면 허전한 상태가 된다. 따라서 하루에 TV 시청 시간이 2시간 이상이 되면 비만도가 높아지게 된다.

앉은 자세로 손과 발만 약간씩 움직이는 활동으로 운전이 있다. 운전할 때는 내 앞차와의 거리는 괜찮은지, 누가 갑자기 끼어들지는 않는지, 차 엔진 소리는 이상하지 않은지 등 신경을 쓰게 된다. 우리의 모든 감각기관을 동원하면서 종합적인 상황 판단에 뇌의 기능을 쓰고 있다. 손은 가끔 핸들을 약간씩 돌리고 기어를 바꾸며, 발은 액셀러레이터와 브레이크 사이만 왔다 갔다 한다. 이때는 기초 에너지의 약 2배를 활동 에너지로 쓴다(앞으로 자율주행차가 나오면 운전에 사용하는 활동 에너지는 거의 제로에 가까울 것이다). 그러다 차가 막히고 길에 갇혀 있는 시간이 길어지면 지루해지기 시작하고 스트레스가 겹치면서 스낵을 찾게 된다.

실제로 자가 운전하는 사람이 대중교통을 이용하는 사람보다 같은 조건에서 비만 비율이 더 높다. 운전 시간이 길어지면 길어질수록, 비만도와 더불어 각종 만성 질병 위험도가 높아진다.

장시간 운전하면서 미국의 대륙을 횡단하는 트레일러 기사들은 비만도가 다른 직종에 비해 상당히 높다. 고속도로는 일정한 속도로 일직선을 따라서 달리는 경우가 많아 핸들을 돌리거나 브레이크를 밟는 횟수도 현저하게 줄어든다. 운전하는 동안 활동 에너지는 거의 제로에 가까워지고, 기초대사량에 해당하는 최소한의 에너지만 쓰는 것이다.

일부 비만한 사람들은 극도로 비활동적이 된다. 늘어난 체중 때문에 운동이 힘들고 움직이기조차 쉽지 않아 점점 더 비활동적으로 바뀌게 된다. 종일 소파와 한 몸이 되어 무엇인가 먹으면서 TV를 시청하다 보니 더욱더 체중이 불어난다. 체중이 체중을 불러오는 악순환을 겪게 된다.

비활동적이 되면 에너지 소모량도 줄어들지만 인슐린 기능이 떨어지면서 인슐린 저항이 빠르게 증가한다. 인슐린 저항의 증가로 인슐린 분비가 과도하게 늘어나면서 몸 자체가 비만모드로 바뀌게 된다.

피할 수 없는
노화와 질병

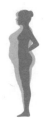

늙는 것이 살찌는 것과 무슨 상관이 있을까? 노화 과정에서는 힘이 없어지고 주름만 생기는 것이 아니라, 호르몬 변화로 인해 체내 대사 전반이 바뀌게 된다. 나이 들면 세포의 기능이 떨어지면서 대사 과정이 느려져, 생명유지에 사용하는 기초대사량이 줄어든다. 자연히 여분의 에너지가 쌓이기 쉽다.

남성은 남성호르몬 분비가 줄어듦에 따라 근육량은 점점 적어진다. 근육은 우리 몸에서 가장 많은 에너지를 쓰는 곳이다. 근육량이 줄어들면, 젊을 때와 비슷한 활동을 하는데도 몸이 쓰는 에너지는 더 적어진다. 근육이 쓰는 포도당의 양은 줄어드는데 췌장의 기능까지 떨어져 고혈당이 되기 쉽다. 여분의 에너지는 복부에 집중적으로 축적이 된다. 어떤 사람의 뒷모습만 보아도 청년인지 중년의 아저씨인지 금방 표시가 난다.

여성의 경우에는 노화와 폐경이 함께 온다. 기초대사량이 떨어질 뿐 아니라 여성호르몬이 급작스럽게 떨어지면서 몸은 일대 변혁기를 거치게 된다. 여성호르몬이 주로 엉덩이나 허벅지에 지방을 쌓게 했다면, 폐경 후에는 이 지방이 복부로 옮겨가서 저장된다. 폐경 전 여성은 남성보다 복부비만이 적지만, 폐경 후에는 복부비만이 급격하게 늘어나 인슐린 저항이 증가하고 헐렁한 옷을 좋아하게 된다.

한편으로 노화가 진행되면 급격하게 줄어드는 것이 성장호르몬이다. 성장호르몬은 사춘기 같은 성장기에 그 분비가 최고에 달하지만, 성장기를 지나고 나서도 일정량 계속 분비된다.

성장판이 닫힌 후에 분비되는 성장호르몬은 직접 신장을 크게 하는 기능은 없지만, 우리 몸의 근육량을 유지해 주고 지방을 태워서 없애는 역할을 해준다. 노화가 진행되면서 성장호르몬 분비가 줄어들면 근육량도 감소한다.

근육은 30~40대부터 줄기 시작해 60세 이상이 되면 30%가 줄고, 80세 이상이 되면 약 50%가 없어지게 된다. 근육량이 적어지면 활동 에너지뿐만 아니라, 가만히 쉴 때나 잠을 잘 때 쓰는 기초 에너지도 줄어들게 된다. 근육량의 감소로 거동이 불편해지면서, 앉아 있거나 누워있는 시간이 많아지면 근육량이 더 줄어드는 악순환을 가져온다.

이처럼 노화가 진행될수록 기초 에너지와 근육량이 감소하여, 몸은 점점 에너지를 안 쓰는 모드로 바뀌게 된다. 나이 들어서도 젊었을 때와 비슷하게 먹고 있다면, 살이 찌는 것이 어쩌면 당연하다. 이럴 때 많이 하는 말이

"난 옛날보다 많이 먹지도 않는데 자꾸만 살이 쪄요."이다.

우리가 앓게 되는 질병에 의해 비만이 되기도 한다. 대표적인 것으로 갑상샘 기능 저하증이 있다. 목에 있는 갑상샘의 기능이 다양

한 원인(대부분 자가면역질환)으로 떨어지면 갑상선 호르몬 분비가 부족해진다. 심장박동이 느려지면서 대사율이 떨어져 기초대사량이 저하되고, 부종이 함께 오면서 체중이 자꾸 불어나게 된다.

쿠싱 증후군은 40~50대 여성에게 많이 일어난다. 뇌하수체가 이상을 일으키면서 부신피질자극호르몬이 과잉 분비된다. 이 호르몬이 부신피질을 자극해 코르티솔이 과잉 분비되면서, 주로 복부에 비만을 일으키고 얼굴이 보름달처럼 커진다. 또 관절염 등 질병 치료를 위해 스테로이드제를 너무 오래 복용할 때도 일어난다.

다낭성난소증후군은 난소에 물혹이 차면서 남성호르몬인 안드로겐을 과다하게 분비하면서 나타나는 증상이다. 따라서 배란이 잘 되지 않아 불임이 많다. 비만이 원인인지 혹은 결과인지 명확하지는 않지만, 이 질병을 나타내는 여성들은 보통 비만을 동반하면서 인슐린 저항이 강하게 나타난다. 인슐린 저항을 떨어뜨려 체중을 5%만 감량해도 생리주기와 배란이 회복되는 경우가 많다.

이밖에도 각종 질병을 치료하기 위해 먹는 약이 비만을 일으키기도 한다. 당뇨약, 항우울증약, 항정신병약, 경구용 피임약 등은 식욕을 증가시키거나 대사속도를 떨어뜨린다. 또 지방산화능력은 감소시키고 지방이 저장되는 속도를 빠르게 하여 비만을 일으키기 쉽다.

CHAPTER 3

호르몬 균형을 되찾는
밸런스 다이어트

저탄수화물·고단백
다이어트

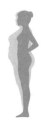

우리는 이제 유전적 요인과 수많은 환경적 요인에 의해서 인슐린 저항이 생기고, 그로 인해 여러 호르몬 균형이 깨지면서 과체중이 되었다는 것을 알게 되었다.

만약 인슐린 저항이 없고 호르몬 균형이 잘 잡혀있으면, 식후에 만족감이 들고 기분이 좋아진다. 즉, 다음과 같은 반응이 조화롭게 잘 일어난다.

① 식후 인슐린이 정상적으로 작동하여 우리가 먹은 식사로부터 에너지를 잘 쓰고
② 알맞게 분비된 인슐린은 렙틴 분비를 자극하게 되어 포만감이 들며
③ 뇌에서는 세로토닌과 도파민 분비가 증가하면서, 마음이 편안해지고 행복감에 젖게 된다.

식후 4~5시간에 혈당이 다시 공복 수준으로 떨어지면 다시 배

가 고파져 식사를 하게 된다.

　그렇지만 인슐린 저항으로 호르몬 균형이 깨져 있는 사람들은 식후에도 만족감이 들지 않는다. 오히려 식후 1~2시간 후에 벌써 찾아오는 공복감 때문에 식욕이 더 증가한다. 그러면 또 먹게 되고 이로 인해 살이 계속 찌게 된다. 따라서 인슐린 저항을 줄이지 않고서는 올바른 다이어트를 할 수가 없고, 하더라도 공복감에 시달려 금방 실패한다.

　다이어트 시에 가장 힘든 것은, 자꾸 배가 고프고 뭔가 먹고 싶은 욕구를 참는 것이다. 육체적인 욕망을 자주 억누르면 처음에 한두 번은 참을 수 있지만 나중에는 계속 음식을 먹어야 할지 말아야 할지 고민에 빠지게 된다. 자신의 충동을 지나치게 억제하는 일이 반복되면 결국 선택 피로증을 가져와 전두엽의 이성이 마비된다. 급기야 욕구가 폭발적으로 분출하면서 폭식으로 연결이 된다.

　이 폭식이 의지력의 부족으로 일어나는 것일까? 그렇지 않다. 다이어트를 하면서 계속 배고픔에 시달린다면 그것을 의지로 이겨내는 것은 불가능하다. 오히려 다이어트가 잘못된 것이고 그래서 지속하기가 어렵다는 것이다.

　지난 장에서 정제된 복합 당과, 설탕 같은 단순 당 섭취가 혈당과 인슐린 스파이크를 일으킨다는 것을 알았다. 이는 인슐린 저항으로 연결되어 인슐린 과량 분비를 일으킴으로써 종일 배가 고프고 단 것을 찾게 된다는 것도 알게 되었다. 따라서 종일 계속되는 지긋지긋한 공복감과 식욕에서 벗어나려면, 단순히 적게 먹으려고 애쓰는 것보다 혈당과 인슐린 스파이크가 일어나지 않도록 하는 것이 중요하다. 인슐린이 적게 분비되면 공복감이 덜하고 음식을 갈구하지 않으며, 식후에도 만족감을 느끼게 된다. 또 공복에도 인슐린이 낮게 유지되어 지방을 꺼내 에너지로 쓸 수 있게 된다.

인슐린 스파이크를 일으키지 않으려면 한 번에 섭취하는 당과, 정제된 복합 당을 낮추는 저탄수화물식이어야 한다. 또 각각의 식품은 혈당을 천천히 올리는 저혈당지수(Glycemic Index : GI) 식품이어야 한다. 그래야 인슐린 분비가 적어 포만감을 일으키는 렙틴이 잘 작동한다.

특히 흰밥이나, 빵, 떡, 파스타, 국수 등의 면 종류, 고구마와 감자류를 과감하게 줄이는 것이 좋다. 설탕이 많이 들어있는 커피믹스나 탄산음료, 쿠키, 과자, 케이크, 아이스크림, 초콜릿, 도넛 등도 과감하게 끊는 것이 좋다.

탄수화물은 이상하게도 먹으면 먹을수록 더 배가 고프고, 적게 먹어야 배가 안 고픈, 참 야릇하고도 역설적인 영양소이다. 이러한 현상을 일으키지 않는 유일한 길은 탄수화물을 어마어마하게 많은 양의 식이섬유소와 함께 먹는 것이다. 그렇지만 현대인이 그렇게 먹기란 정말 힘들다. 우선 준비가 힘들고, 음식이 질겨져서 많이 씹어야 하고, 맛이 없다고 느끼기 때문이다.

시도 때도 없이 찾아오는 공복감을 줄이기 위해서는 저탄수화물식이어야 하지만 저탄수화물식만 가지고는 충분하지 않다. 저탄수화물에 고단백이 추가되는 저탄수화물·고단백식이어야 한다. 왜냐면 고단백식이 공복감 호르몬인 그렐린 분비를 떨어뜨리기 때문이다. 또 포만감을 주는 다른 호르몬(펩타이드 YY)을 증가시켜 포만감을 오랫동안 지속하는 역할을 한다.

고단백 다이어트는 또한 대사과정에서 열 생산을 늘려 에너지 소비를 늘릴 뿐 아니라, 체온이 오르면서 포만감을 주게 된다. 무엇보다도 단백질은 일부가 간에서 포도당으로 변해서 혈당을 올리기는 하지만, 올리는 정도가 탄수화물의 1/2에 불과하다. 단백질은 혈당을 낮게, 서서히 올리기 때문에 인슐린 스파이크를 유발하지 않는다. 따라서 혈당이 롤러코스터가 아닌 잔잔한 파도처럼 유지된다. 이처럼 고단백식을 하면 그 자체가 포만감을 주고, 공복감이나 단것에 대한 유혹을 거의 느끼지 않는다. 그렇게도 좋아했던 떡이나 빵 등의 고탄수화물 식품들이 보기도 싫어진다. 또 고단백식을 함으로써 다이어트 동안 빠지기 쉬운 근육을 최대한 유지하여, 장차 요요현상을 예방하는 데도 도움이 된다.

이상으로 보아 저탄수화물·고단백 다이어트는 배고프지 않게 체지방을 빼는 가장 효과적인 다이어트이다. 그렇다면 저탄수화물 고단백식의 탄수화물 섭취량은 얼마나 되어야 할까?

1단계 다이어트
: 7일까지는 극 저탄수화물·고단백식

인슐린 저항으로 인해 호르몬 균형이 완전히 깨진 상태를 벗어나기 위해서 당장 어떻게 해야 할까? 종일 피곤하고, 식탐에 시달리며 조금만 먹어도 살이 찌는 상태를 벗어나기 위해서는 119 같은 응급조치가 필요하다. 극 저탄수화물로 인슐린 분비를 최대한 낮추어서 인슐린 저항을 큰 폭으로 줄이는 것이다.

극 저탄수화물식은 하루에 탄수화물 섭취를 하루에 50g 이하로 극도로 줄이는 식사이다. 그동안 고탄수화물로 인해 마구 밀려들어 오는 인슐린에 놀란 세포들이 빗장을 걸고 저항해 왔다면, 이제는 극 저탄수화물식으로 세포들을 달래주는 것이다. 이렇듯 극단의 식사는 인슐린 저항을 줄이는 데는 효과가 크지만, 오래 하면 몸에 무리를 주고 대사장애가 일어날 수도 있어 보통 일주일간 시행한다.

단백질 식품과 채소가 주식이 되는 식사

극 저탄수화물식은 식후에도 혈당을 약간만 상승시키기 때문에 인슐린 분비가 최대한 억제된다. 그러면 세포들은 빗장을 풀고 인슐린에 대한 저항을 줄이기 시작한다. 그동안 너무 많은 인슐린 분비에 저항했던 세포들이 조금씩 안심하면서 막아두었던 자물쇠 구멍을 열어준다.

"아~ 이제 인슐린이 조금밖에 없으니 우리가 좀 도와주어도 되겠네."

인슐린에 대한 저항이 줄어들면, 인슐린 민감성이 증가하면서 소량의 인슐린으로도 식사를 잘 감당할 수 있게 된다. 이렇게 되면 제일 좋아하는 곳이 췌장이다. 극 저탄수화물식은 그동안 힘들게 일해 왔던 췌장의 일감을 확 줄여주고, 휴식을 주는 식사이다. 또 인슐린 저항이 줄어들면 렙틴에 대한 저항도 풀리면서 포만감을 쉽게 느끼게 된다. 이처럼 극 저탄수화물식은 쇼크요법에 가까워, 인슐린 저항을 줄이는 효과가 극대화되어 나타난다.

하지만 극 저탄수화물식을 하면, 우리 몸 중에서 "악" 소리를 내며 크게 비명을 지르는 곳이 있다. 바로 뇌, 적혈구, 신경계 등이다. 그중에서도 뇌가 비명을 제일 크게 지른다. 뇌는 평소에 포도당만을 에너지원으로 쓰고 지방은 쳐다보지도 않는다. 이처럼 뇌는 포도당에 절대적으로 의존하고 있다. 그런데 탄수화물이 갑자기 잘 들어오지 않으니 뇌는 어떻게 느낄까?

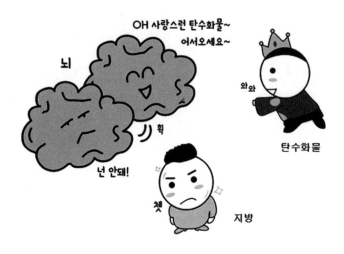

" 어~ 왜 이렇게 포도당이 잘 안 들어오는 거야?"

"식량 공급이 제대로 안 되고 있어. 우릴 굶길 작정인가?"

이때 일부 사람들은 어지럽고 피곤하면서 무력감을 느끼게 된다. 우리 몸은 극 저탄수화물식으로 혈당이 떨어지면 이것을 기아 상태와 비슷한 상황으로 간주한다. 몸의 위기관리 센터가 비상망을 가동하기 시작한다.

"밖에서 탄수화물이 잘 들어오지 않으니 큰일 났어. 이제 우리가 만들 수밖에."

극 저탄수화물식에 인슐린 분비가 줄어드니, 그동안 인슐린에 눌려 숨죽이고 있었던 분해 호르몬들이 증가하면서 득세한다. 간에 저장된 글리코겐을 즉각 분해하여 포도당으로 만든다. 이때 글리코겐과 함께 저장되어있던 물도 빠져나온다. 그런데 간의 글리코겐이 양이 너무 적어 한나절도 지탱하지 못한다.

"이것 가지고는 턱도 없어. 아깝지만 근육 단백질을 분해해서 써야겠네."

분해 호르몬들이 근육 단백질을 분해해서 포도당으로 만들어 공급을 시작한다.

"아~ 이제 좀 살 것 같아."

뇌가 한숨 돌리고 느긋해질 무렵, 우리 몸은 새로운 고민거리가 생긴다.

단백질이 근육으로부터 빠져나가면서 팔다리가 약해져서 움직이기가 싫어진다. 무엇보다도 심장이나 신장 등 내장 근육의 단백질도 빠져나가니, 힘이 들어 헉헉거리고 기관들의 기능이 떨어진다.

"아~ 나 힘들어. 이러다가 멈출 것 같아." 하고 심장이 겁을 준다.

팔다리 근육은 근육대로

"내가 너무 줄어들면 나중에 에너지 소비가 많이 줄어들 텐데. 그러면 기초대사량이 떨어지면서 요요가 올걸." 하고 걱정한다.

"포도당만 고집하다 몸이 다 죽게 생겼어. 다른 방식도 좀 생각해 봐!"

"우리 몸에 잔뜩 쌓아놓은 지방은 뭐에 쓸 거야? 비상식량으로 써야지."

"뇌도 이제 좀 눈치껏 양보해야지. 포도당만 고집하지 말고..."

분해 호르몬들이 우리 몸에 잔뜩 저장된 체지방을 분해하기 시작한다. 우리가 그토록 원했던 체지방이 줄어들기 시작한다. 그야말로 창고 대방출이 시작된 것이다. 지방산이 대방출 되면서 일부는 근육이 에너지로 쓰고, 나머지는 케톤체로 바꾸어 뇌에 공급한다. 뇌도 계속 포도당만 고집할 수 없어

"할 수 없어. '이 대신 잇몸'이라고 케톤체라도 비상식량으로 써야지."

케톤체는 식욕을 줄이는 효과까지 있으니 일단은 구원투수처럼 보인다. 그래서 극 저탄수화물식을 하는 사람들은 케톤체를

"이건 착한 케톤체야! 체지방이 분해되고 있는 확실한 증거지."라고 좋아하게 된다.

하루에 탄수화물 섭취를 50g 이하로 극도로 줄여 케톤체 생성이 높아지면, 보통 2~4일 후(드물게는 몇 주가 걸리기도 한다)에는 케토시스에 빠진다. 케토시스는 혈액의 케톤체가 증가하면서, 케톤체가 우리 몸과 뇌의 주 에너지원으로 쓰이는 대사 상태를 의미한다. 첫 일주일간은 케토시스를 일부러 살짝 유발한다.

혈액의 케톤체가 증가했다는 것은 이제 지방이 과하게 분해되기 시작하며 지방 대사가 움직이기 시작했다는 것이다. 그만큼 저장 호르몬인 인슐린 분비가 최대로 떨어졌다는 것이다. 따라서 인슐린 저항도 서서히 개선된다.

케토시스에 빠졌는지 알려면 소변의 케톤체를 스틱으로 검사해

봐야겠지만, 자각증세로도 알 수 있다. 약한 두통이 오면서 피곤해진다. 또 케톤체가 소변으로 빠져나가면서 갈증이 나고 피부가 건조해진다. 구취가 느껴져 껌을 씹기도 한다. 약한 케토시스는 우리 몸에 큰 해는 없지만, 오래되면 좋지 않으므로 약 일주일 정도 유지하는 것이 좋다.

만약 탄수화물 중독에 빠진 기간이 오래되어 인슐린 저항이 너무 심하다면, 케토시스 유발이 잘되지 않는다. 공복 기간에도 인슐린이 높게 유지되어 분해 호르몬이 작용을 잘못하기 때문이다. 이럴때는 탄수화물을 더욱 줄여 하루 20g 이하로 유지해야 한다. 이때는 단백질과 채소가 주식이 되는 식사를 하되, 콩류와 유제품, 탄수화물이 높은 채소인 당근, 우엉, 호박까지도 제한해야 한다.

이때 케토시스가 심해져서 케톤산혈증으로 될까 봐 염려하지 않아도 된다. 제1형 당뇨가 있거나, 극 저탄수화물 고단백 다이어트 중 스트레스를 심하게 받거나, 단식을 오래 한 경우를 빼고는 케톤산혈증으로 되는 일은 드물다. 우리 몸은 케톤체 생성이 지나치지 않도록 조정하기 때문이다.

케톤산혈증이 있으면, 혈액에 산성을 나타내는 케톤체가 지나치게 높아지면서 혈액이 산성화 되었다는 증거이다. 숨이 가빠지고 숨을 쉴 때 과일 향 같은 아세톤 냄새가 난다. 또 소변을 자주 보고 갈증이 심해지면서 골다공증 등 각종 부작용이 나타나게 된다.

과연 이렇게 극 저탄수화물과 고단백식을 먹으면서 일주일을 버틸 수 있을까? 충분히 가능하다. 단백질이 포만감을 주고, 케톤체가 식욕을 떨어뜨리기 때문이다. 하루만 잘 견디면 의외로 배고프지 않다. 떡이나 빵, 면 종류, 과자 종류가 먹기 싫어지고 쳐다보기도 싫어진다. 이러한 식품들을 먹지 않으려면 먹기가 싫어져야 한다. 먹고 싶은데 억지로 참으면 스트레스가 된다. 고탄수화물 식품이 보기가 싫어질 정도가 되려면 단백질 섭취량이 충분해야 한다. 극 저탄수화물·고단백식사에서는 탄수화물을 적게 먹는 것도 중요하지만 단백질을 충분히 먹는 것에도 신경을 써야 한다.

그렇다면 극 저탄수화물·고단백식에서 단백질 섭취량은 얼마로 할 것인가? 탄수화물을 극도로 줄이면 에너지 섭취를 위해 자연히 단백질 섭취량은 늘어난다. 2020 한국인영양소섭취기준에서는 에너지의 7~20%를 단백질 기준치로 제시하고 있다. 따라서 에너지의 20% 이상을 단백질에서 섭취하는 식사를 고단백식이라 볼 수 있다.

단백질 에너지 20% 이상을 어떻게 실천할 수 있을까? 복잡한 계산 없이, 고단백식에서는 단백질을 체중 1kg당 1.3~1.5g 이상을 먹으면 된다(60kg인 여성 기준으로 78~90g). 특히 극 저탄수화물 고단백식에서는 부족한 에너지 섭취를 채우고 손실된 근육 단백질 보충을 위해 체중 1kg당 1.5g의 단백질을 섭취하는 것이 좋다.

하루에 단백질을 적어도 90g을 먹으려면 1끼에 30g 이상을 먹어야 한다. 탄수화물은 극도로 줄이면서, 매끼에 단백질 30g 이상을 먹으려면 밥을 먹는 식사로는 힘들다. 하루에 탄수화물 50g 이하를 유지해야 하는데, 밥 1공기만 먹어도 탄수화물 70g을 먹게 되기 때문이다. 따라서 극 저탄수화물·고단백식에서는 유제품이나 견과류, 채소류를 빼고는 거의 모든 탄수화물 함유 식품을 배제한다.

단백질 셰이크를 이용하거나, 적어도 1끼에 단백질 식품 2가지 이상을 밥 대신 주식으로 먹는 것이다. 단백질 식품으로는 콩, 달걀, 생선 등의 해산물, 지방이 적은 고기 등 포화지방이 적은 것을 선택한다. 이때 식이섬유소와 미량 영양소를 보충하기 위해 채소 반찬 2가지 이상을 단백질 식품과 함께 먹는다.

단백질 섭취량이 지나치게 높아지면 칼슘의 배설이 늘어나 골다공증이 오기 쉽고, 신장에 너무 과하게 일을 시켜 신부전이 생길수 있다고 알려졌다. 그렇지만 이는 신장 기능이 떨어져 있는 사람이 하루 단백질을 체중 1kg당 2g 이상 섭취할 때나 가능한 일이다. 실제로 하루에 단백질 90g도 채우기 힘들어 그러한 일은 걱정하지 않아도 된다. 그렇지만 근육을 늘리기 위해 단백질 보조제를 지나치게 많이 먹으면 문제가 될 수도 있다.

극 저탄수화물·고단백식에서 지방 섭취는 어떻게 해야 할까? 단백질 섭취가 많아지면 자연히 지방 섭취도 많아진다. 고기나 생선, 알, 콩류 등에는 단백질뿐 아니라 지방도 함께 많이 들어있기 때문이다. 따라서 고단백식사를 하다 보면 자연히 고지방식사, 특히 고포화지방식이 되기 쉽다. 극 저탄수화물·고단백식에서는 지방을 충분히 먹되 좋은 지방을 먹어야 한다. 육류를 먹을 때는 철저하게 저지방 부위를 택하고 눈에 보이는 지방은 제거해야 한다. 대신 좋은 기름인 올리브유나 아보카도유 등은 샐러드나 조리에 충분히 쓰는 것이 좋다.

극 저탄수화물·고단백식에서는 이처럼 하루에 밥을 1끼도 먹지 않고 반찬만 먹고 사는 느낌이 들어 일주일 이상을 계속하기가 힘들다. 평소에 고탄수화물식을 했던 사람일수록 금단현상이 더 강하게 나타난다. 힘이 없고 집중이 잘 안 되며 짜증이 난다.

"아~ 하얀 쌀밥을 라면 국물에 말아서 김치랑 원 없이 먹어봤으면!"

TV에서 짭조름한 조미김에 사각거리며 밥을 싸는 장면이 나오면 입에서 침이 꿀걱 넘어간다. 빵이나 떡이 한없이 그립다. 어떤 사람은 아예

"밥솥에 들어가서 살고 싶다."라고 한다.

개인에 따라 다르겠지만 하루나 이틀 정도 지나면 이러한 생각들이 많이 없어진다. 고단백식과 케톤이 포만감을 상당히 주고 식욕을 떨어뜨리기 때문이다.

극 저탄수화물·고단백식을 일주일 이상 계속하면 건강에도 좋지 않다. 왜냐면 고단백식으로 손실된 근육을 최대한 채워주겠지만, 과도하게 분비되는 분해 호르몬 때문에 근육의 체 단백 손실을 완전히 막을 수 없기 때문이다.

결론적으로 극 저탄수화물·고단백식은

① 초반 글리코겐과 근육 단백질 분해로, 초기 체중 감량 효과가 특히 크고
② 극 저탄수화물식으로 인슐린 분비가 극도로 억제되면, 세포들이 인슐린 저항을 줄이며
③ 분해 호르몬들이 증가하면서 강력한 지방분해로 체지방과 체중을 줄이게 된다.

따라서 극 저탄수화물·고단백식은 다이어트 시작 1~2일에 큰 폭의 체중 감량을 가져와, 다이어트를 시작하는 사람들에게 기분 좋은 보상을 안겨준다. 비록 초기에 일어나는 체중 감량의 대부분이 물과 전해질 배설에 의한 것이기는 하지만, 이는 강력한 동기유발을 일으키고 다이어트를 계속하는 힘을 준다. 고단백식은 근육 단백질 손실을 보충하여 최대한 근육이 보존되도록 도와줌으로써 요요를 예방하는데도 효과가 있다.

극 저탄수화물 고지방식도 효과가 있을까?

일명 Atkins 다이어트 혹은 케톤 다이어트로 알려진 극 저탄수화물 고지방식(극 저탄고지)도 한때 매스컴에서 배불리 먹으면서 살을 뺀다고 소개하면서 선풍적인 인기를 끌었다. 실제로 탄수화물을 에너지의 10% 이하로 약 20g 정도 섭취하고, 지방은 70% 이상(단백질은 20% 정도) 섭취하는 극 저탄수화물 초 고지방식이다. 극 저탄고지는 원래 간질환자에게 시행되던 것으로, 부작용으로 나타나는 체중감소를 역으로 다이어트에 이용하는 것이다. 치즈나 고기, 달걀, 유제품, 각종 유지류 등으로 마음껏 먹는 식사를 하게 되어 배고프지 않은 것이 장점이다.

본 저서에서 다이어트 초반에 실시하는 극 저탄수화물·고단백식(극 저탄고단)은 탄수화물 섭취를 제한하는 측면에서는 얼핏 극 저탄고지와 비슷하게 보일 수도 있다. 그렇지만 매스컴에 많이 알려진 극 저탄고지에서는 탄수화물을 하루에 20g 이하로 더 엄격히 제한한다. 또 무엇보다도 지방을 포화지방산이든 불포화지방산이든 상관없이 마음껏 먹는 것이, 저자가 제시하는 극 저탄고단과 매우 다르다.

극 저탄고지에서는 눈이 휘둥그레질 정도로 지방을 많이 섭취하지만, 탄수화물은 극도로 줄인다. 지방은 혈당을 거의 올리지 않기 때문에, 고기나 치즈, 버터 등을 아무리 먹어도 혈당은 거의 올라가지 않는다. 따라서 극 저탄고지는 극 저탄고단에 비해 식후 인슐린 분비가 더 억제되어 단기간에 인슐린 저항을 줄이는 데는 더 효과적이다.

그렇지만 한식에서는 고지방식을 하는 것이 어렵다. 어떤 사람은 치즈를 들고 다니며 추어탕이나 설렁탕에 넣어서 먹는다. 고기도 비계 많은 것으로 먹고, 버터나 올리브유를 잔뜩 뿌려서 먹는다. 간식으로 돼지 껍질을 라드에 튀긴 과자나, 얼린 버터를 먹기도 한다.

극 저탄고지에서는 아무리 지방을 많이 먹고 있어도, 우리 몸은 자신(특히 뇌)을 포도당에 굶주리는 기아 상태로 여전히 간주한다. 지방이

"나 여기 많이 있어요. 굶은 게 아니에요."하고 외쳐도 소용이 없다.

극 저탄고지에서는 혈당 상승이 극도로 억제되기 때문에 극 저탄고단에 비해 더 심한 기아상태로 느끼게 된다. 어떻게 보면 극 저탄수화물식을 함으로써 기아 상태로 몸을 살짝 속이는 것이다. 인슐린 분비는 더 억제되고 각종 분해 호르몬이 더 많이 증가한 덕분에, 몸에 저장된 지방분해가 더 왕성하게 일어나게 된다. 분해된 지방으로부터 케톤을 만드는 과정도 더 활발하게 일어난다.

따라서 극 저탄고지를 하면 지방을 엄청나게 먹어도 몸에 잘 저장되지 않는다. 저장 호르몬인 인슐린이 줄어들고, 분해 호르몬이 지방저장을 방해하기 때문이다. 또 지방이 저장되기 위해서는 포도당(혈당)이 꼭 필요한데, 탄수화물을 극도로 줄이기 때문이다.

필자가 영양학을 오래 가르치다 보니, 탄수화물, 단백질, 지방이 각각 사람의 모습을 하고, 때로는 잘난 척하고 때로는 기가 죽는(?) 장면이 떠올라 웃음이 나오곤 한다. 지방은 머리에 포마드 기름을 잔뜩 바르고 멋있는 척하지만, 짚신을 신고 행색이 초라해 보이는 탄수화물에 꼼짝하지 못하는 느낌이 든다. 지방이

"나 좀 저장하게 도와줘~"하면서 애원을 해도, 탄수화물은 흘깃흘깃 쳐다보면서 들은 척 만 척한다.

"좀 기다려~ 지금 당장 필요하다고 나에게 애원하는 기관들이 너무 많아."

극 저탄고지를 하면 몸에 지방이 넘쳐 나도 저장은 잘못하니 살이 찌지 않는다. 오히려 체지방을 분해해서 케톤으로 바꾸어, 섭취한 지방과 함께 에너지원으로 쓴다. 그러고도 남은 케톤은 소변으로 배설시켜버린다.

극 저탄고지는 케톤체 증가로 인한 케토시스를 더 잘 유발하여 체지방 분해가 계속 일어난다. 따라서 빠른 체중 감량으로 인해 혈당과 중성지방은 감소시키고, 좋은 콜레스테롤인 HDL-콜레스테롤은 증가한다고 알려졌다. 그러나 이러한 극 저탄고지의 효과는 대부분 단기간에 소수를 대상으로 한 연구가 많다.

장기간 실시한 대규모 연구에서는 극 저탄고지의 체중 감량 효과가 입증되지 못했다. 극 저탄고지의 고지방이 식욕을 촉진하기 쉽고, 한편으론 식단이 너무 지루해서 오래 유지하기가 힘들기 때문이다. 또 탄수화물 섭취량이 조금이라도 높아지면, 몸은 이제 더 기아 상태로 생각하지 않는다. 실제로는 극 저탄고지가 아니라 중탄고지가 되면서 살찌기 쉬운 최적의 모드로 순식간에 바뀐다.

무엇보다도 극 저탄고지에 대한 회의론을 더욱 확산시킨 것은 Atkins 박사의 사망 소식이었다.

엄청난 유명 인사였던 그가 사망 당시에 고도비만이었다는 사실이 언론을 통해 알려졌다. 그는 빙판길에서 넘어져 머리를 다쳐 병원에 입원해 있다가 사망했다고 전해진다. 사망 당시 그는 키 180cm에 체중이 117kg의 거구였다. 그를 추종하던 사람들은 실망했고 한편으로 큰 충격을 받았다. 그의 부인은

"남편은 절대 비만이 아니었으며, 오히려 병원에 입원해 있는 동안 투여된 영양액으로 인해 부종을 일으켜, 30kg이나 불었다."라고 항의했다. 그렇지만 입원 기간이 9일밖에 되지 않아, 부인의 주장이 별로 설득력이 없었다고 전해진다.

일부 사람들은 극 저탄고지를 하면, 포화지방의 과량 섭취로 오히려 몸에 나쁜 LDL-콜레스테롤이 과하게 증가하기도 한다. 이로 인해 혈관의 탄력성이 떨어지는 사람도 있다. 포화지방은 장기적으로는 염증반응과 인슐린 저항을 높이게 된다. 특히 장쇄 포화지방산을 많이 먹으면 간에 지방으로 쌓여 지방간이 되기 쉽다. 장쇄 포화지방산 중에서도 특히 팜유에 많은 팔미트산, 육류에 많은 아라키돈산 등을 많이 먹으면 인슐린 저항을 높이게 된다.

극 저탄고지든 극 저탄고단이든 장기간 하면, 계속 케토시스 상태로 있게 되어 케톤체 배설이 늘어나면서 수분과 칼슘 배설이 증가한다. 따라서 탈수와 골다공증이 오기 쉽고, 혈중 요산 증가로 통풍이 오기 쉽다. 따라서 장기간의 극 저탄수화물식은 피하는 것이 좋다.

2단계 다이어트

: 8일~4주 : 케토시스를 예방하는 저탄수화물·고단백식

우리 몸에 케토시스를 일으키지 않으면서, 계속해서 인슐린 저항도

줄이고 체중도 감량시키는 방법은 없을까? 케톤체 생성을 줄이기 위해서는 지방이 과도하게 분해되는 것을 막아야 한다. 분해 호르몬을 줄이기 위한 가장 간단한 방법은 인슐린을 늘려주는 것이다(분해 호르몬은 인슐린 앞에서는 납작 엎드린다!).

따라서 탄수화물 섭취를 약간만 늘려서 인슐린 분비를 조금만 올려주면 된다. 인슐린 분비가 과하지 않으니 인슐린 저항은 계속해서 개선된다. 분해 호르몬이 약간 떨어져도 체지방 분해는 낮은 속도로 계속 일어나게 된다. 이때 탄수화물을 너무 많이 올리면 인슐린이 너무 올라가, 우리가 원하는 인슐린 저항이 개선되지 않는다. 또 분해 호르몬이 너무 낮아져 체지방 분해가 잘 일어나지 못해 살이 빠지지 않는다.

이처럼 탄수화물 섭취량이 우리가 가지고 있는 체지방을 얼마나 분해할지 결정한다. 탄수화물이 혈당으로 녹아들어 인슐린이라는 강력한 호르몬을 통해 우리 몸 전체의 호르몬 환경을 지배하기 때문이다. 단백질이나 지방은 포만감을 주고 호르몬에도 약간의 영향은 끼치지만, 탄수화물보다 영향력이 약하다.

하루에 1끼는 자신에게 보상을 주는 밥 중심 식사

케토시스를 방지하면서도 체지방 분해가 안정적으로 일어나기 위한 탄수화물 양은 어느 정도일까? 하루에 탄수화물을 50~100g 이상 먹으면 케토시스를 막는다. 탄수화물 섭취의 범위가 이처럼 상당히 넓은 것은, 개인마다 케토시스를 방지하는 탄수화물의 양에는 차이가 크기 때문이다. 운동하고 에너지를 많이 쓰는 사람은 최소한

80~100g을 먹어야 케토시스가 방지된다. 이 정도의 탄수화물은 뇌가 하루에 필요로 하는 포도당도 거의 충족시킬 수 있다. 따라서 뇌도 심각한 기아 상태라고 생각하지 않으며, 위기관리센터를 심하게 가동하지 않는다.

우리에게 하루 50~100g의 탄수화물은 꽤 낮은 저탄수화물식에 해당하지만 우리는 이미 일주일 동안 하루 50g 이하의 극 저탄수화물식을 했기 때문에, 이 정도의 탄수화물에는 어렵지 않게 적응할 수 있다.

2단계에선 그동안 극 저탄수화물식을 하느라 힘들었던 나를 칭찬해주면서 보상으로 탄수화물 30~40g 정도를 추가하는 것이다. 지난 일주일 동안 밥을 하루 1끼도 못 먹었다면, 이젠 일주일을 잘 견뎠다는 보상으로 하루 1끼 밥을 먹을 수 있게 된다. 2단계에서는 점심으로 현미밥 반 공기(1/2공기)에, 채소 반찬 2회분, 단백질 반찬 2회분을 먹는다.

2단계의 하루 1끼(점심) 밥 중심 식사

현미밥	반 공기(1/2공기)	탄수화물 35g, 단백질 4g
채소 반찬	2회분	탄수화물 6g, 단백질 4g
단백질 반찬(고기, 생선, 알, 콩류)	2회분	단백질 16g
합계		탄수화물 41g, 단백질 24g

밥 중심 식사를 할 때, 저탄수화물·고단백식을 하고 있는지 간

단하게 체크하는 방법은 '둘둘반'이다. 즉, 채소 반찬 둘 이상, 단백질 반찬 둘 이상, 밥 반 공기이다. 밥을 반 공기(1/2공기)와 채소 2회분을 먹으면 탄수화물이 41g 정도 추가되어, 1끼 탄수화물 에너지비가 48% 정도가 된다. 우리가 평상시에 먹는 탄수화물 60%에 비해 낮은 저탄수화물식을 한식으로 맛있게 먹을 수 있다. 이때 단백질 반찬과 채소 반찬은 2회분 이상으로 배가 부르도록 양껏 먹어도 상관없다. 식후에는 포만감을 느끼고 흡족해야 한다. 적게 먹어 배고픈 식사를 하면 자꾸만 군것질한다.

'거꾸로 식사'를 한다

주로 점심으로 먹게 되는 밥 중심 식사는 먹는 순서를, 채소, 단백질 반찬, 밥 순으로 거꾸로 식사하는 것이다. 채소는 상추나 쌈 배추, 당근, 파프리카 등의 생채소나 양배추, 브로콜리, 시금치 등의 익힌 채소도 괜찮다. 채소 바구니를 마련해 거기에 항상 싱싱한 채소를 마련해 두는 것이 좋다. 채소부터 먹기 시작하면, 배가 고플 때 채소를 먹게 되어 더욱 맛있게 먹을 수 있다. 또 단백질 식품은 그 자체가 포만감이 있고 대사시킬 때 많은 에너지를 쓸 수 있어 좋다.

'거꾸로 식사'를 하려면 반찬이 싱거워야 한다. 반찬이 짭조름하면 자꾸 밥을 먹게 된다.

마지막으로 밥을 먹게 되면 배가 약간 부른 상태에서 먹게 되므로 밥 섭취량이 저절로 줄어들며, 허겁지겁 먹지 않고 천천히 먹게 되어 혈당이 천천히 상승한다.

이렇게 되면 인슐린은 천천히 분비되어 췌장에 부담을 덜 주고 인슐린 저항이 줄어든다. 결과적으로 세포는 인슐린을 효율적으로 쓰게 된다.

잠깐 여기서 점심으로 일반식을 먹는 것에

"과연 그렇게 먹어도 될까?" 두려운 생각이 들 수도 있다. 그렇지만 실제로 아침에 저탄수화물·고단백식사를 했다면, 낮은 인슐린으로 인해 이미 식욕이 저하되어 있으므로, 점심에 과식을 염려하지 않아도 된다. 또 하루에 1끼를 일반식으로 먹었다 하더라도 옛날보다는 인슐린이 적게 분비될 것이다. 왜냐면 다른 2끼 식사를 탄수화물이 낮은 저탄수화물·고단백식으로 하고 있고, 지난 일주일 동안 극 저탄수화물식으로 이미 인슐린 저항이 떨어졌기 때문이다.

하루에 1끼 정도 일반식으로 식사하면 다이어트로 인한 압박감을 해소하는 데 큰 도움이 된다, 점심 1끼는 제대로 먹을 수 있다는 기대감으로 다이어트를 오래 또 쉽게 할 수 있다. 나머지 2끼 식사는 1단계와 같다. 즉, 아침은 단백질 셰이크로, 저녁은 단백질 주식을 두 가지 이상의 채소와 함께 먹거나 샐러드 등을 활용한다.

2단계에서 단백질 섭취량은 크게 변하지 않는다. 극 저탄수화물식과 마찬가지로 체중 1kg당 1.5g의 단백질을 섭취하면 된다. 하루 1끼의 밥을 먹을 수 있는 저탄수화물 고단백식은 극 저탄수화물식보다는 훨씬 수월하겠지만, 그래도 장기간 하기에는 쉽지 않다. 따라서 케토시스를 방지하는 정도의 저탄수화물 고단백식은 약 3주 정도 실시하는 것이 좋다. 본인이 계속할 수 있으면 원하는 체중에 도달할 때까지 계속할 수는 있다. 그렇지만 비타민, 무기질 등의 영양소가 부족하지 않도록 세심하게 자신을 모니터링 해야 한다.

2단계 저탄수화물·고단백식도 단백질이 주는 포만감 때문에 많이 먹기가 힘들다. 보통 여성의 경우에는 1,200kcal 정도, 남성은 1,500kcal 정도로 유지된다. 섭취 열량이 1,200~1,300kcal 이하로 떨어지면 각종 미량 영양소가 부족해지기 쉬우므로 비타민 무기질 보충제를 섭취하는 것이 좋다. 또 우리가 먹는 식사, 특히 섬유소로부터 유익균(날씬균)이 많이 생성되게 하려면 프로바이오틱스를 섭취하면 좋다.

3단계 다이어트
: 4주 이후에는 한국형 지중해식

앞서 2단계에서 케토시스를 일으키지 않으면서도, 체지방을 서서히 빼는 저탄수화물 고단백식을 3주 동안 실시했다면, 이제는 인슐린 저항이 상당히 줄어든 상태이다. 호르몬 균형이 잡히기 시작하면서, 심했던 식곤증과 피곤이 많이 사라지고 생기 있는 모습으로 바뀌게 된다. 끊임없이 일어나던 식탐에서도 벗어나, 체중도 상당량 감소했을 것이다. 체중이 줄어들면(특히 복부비만) 지방조직에서 내 뿜던 인슐린 저항 물질이 감소하면서 인슐린 저항은 더욱더 개선된다.

아직도 피곤한 증상과 식탐이 남아 있거나 체중 감량을 더 원하면, 2단계 식사를 계속할 수도 있다.

그렇지만 대부분 사람은 하루에 밥을 1끼 정도 먹는 식생활을 계속하기가 쉽지 않다. 우리는 평소에 하루 섭취 에너지의 60% 내외를 탄수화물로 섭취하는 고탄수화물식을 하고 있었기 때문이다(국민건강영양조사, 2018). 그렇다면 지속가능하면서도 인슐린 스파이크를 강하게 일으키지 않아, 체중 유지에도 좋고 건강에도 좋은 탄수화물은 어느 정도일까?

서구와 아시아 국가의 많은 통계자료를 모아 메타 분석한 자료에서 보면 탄수화물 에너지 섭취비율이 50~55%일 때, 질병에 의한 사망률이 가장 낮은 것으로 나타났다. 우리나라의 경우에는 2007~2015년 국민건강영양조사 자료를 이용하여 암과 심혈관질환이 없는 건강한 19세 이상 성인 42,192명을 추적 조사한 결과, 사망률이 가장 낮은 3대 영양소 에너지 비율이 탄수화물 50~60%, 지방이 30~40%, 단백질 20~30%로 나타났다.[15] 저자들은

"우리나라 식사에서 탄수화물은 줄이고 지방과 단백질은 더 높여야 한다."는 결론을 내렸다.

이때 탄수화물 비율을 50%, 지방을 30%로 잡으면 단백질이 20% 정도가 되어 지중해식에 가까워진다. 이는 우리의 일반 식생활에서 탄수화물은 10% 정도만 낮추고, 지방과 단백질은 각각 5% 정도씩 올려주면 되니 실천하기도 쉽다. 탄수화물, 지방, 단백질 비율 50% : 30% : 20%은 한국형 지중해식이면서, 우리나라 영양소 섭취 기준에 의하면 가벼운 저탄수화물 고단백식이 된다.

지중해식은 원래 지중해 연안의 그리스, 이탈리아, 튀르키예 등의 국가에서 즐겨 먹는 식사이다. 컬러풀한 채소, 과일, 콩류, 통곡물을 매일 먹고, 일주일에 적어도 2회 이상의 등푸른생선과 해산물, 닭고기를 섭취한다(붉은 고기는 한 달에 2~3번). 저지방 유제품과 달걀, 견과류는 적정량 섭취하며, 조리에 올리브기름을 많이 쓰는 것이 특징이다. 가공식품, 설탕이 많은 디저트류, 패스트푸드, 포화지방이

많은 식품은 제한한다. 이렇게 먹으면 에너지비가 탄수화물 50%, 지방 35~40%, 단백질 15~20% 정도가 된다.

지중해식은 지방이 차지하는 비율이 상당히 높은 편인데도 불구하고, 심혈관질환, 당뇨병, 암(특히 유방암)의 예방에 도움이 된다. 이는 등푸른생선을 비롯한 풍부한 해산물로 오메가-3 지방산 섭취가 많고, 올리브기름과 견과류에는 단일 불포화지방산인 오메가-9 지방산이 풍부하기 때문이다. 또한 채소와 과일, 통곡물로 식이섬유소와 각종 항산화제 섭취가 많기 때문이다.

약간의 통곡물과 과일 추가

3단계인 한국형 지중해식을 쉽게 하는 방법은 2단계 식사를 하면서 아침에 단백질 셰이크 대신 약간의 통곡물을 저지방 우유와 함께 먹는 것이다. 과일은 아침이나 간식으로 다양하게 더 자주 섭취한다. 그렇게 하면 탄수화물이 50g 정도 더 추가된다.

점심은 2단계처럼 밥 중심 식사를 한다. 저녁에는 단백질 주식과 채소 반찬 2가지 이상으로 구성된 식사나 샐러드를 먹는 것도 2단계와 같다.

이처럼 3단계식에서는 아침과 간식만 약간 바꾸면 되니 적응하기도 쉽고, 매끼 식사마다 따로 요리를 할 필요가 없다. 이렇게 먹으면 탄수화물 에너지비가 약 50% 내외가 된다.

좋은 지방과 녹황색 채소는 충분히

트랜스 지방산과 포화지방산은 줄이고 좋은 지방인 오메가-3 지방산의 섭취를 늘리기 위해서는 단백질 식품을 선택할 때 고등어, 삼치, 참치, 연어, 방어 등 등푸른생선을 일주일에 2회 정도 선택한다. 오메가-3 지방산이 풍부한 들기름이나 들깨가루, 호두가루를 조리에 다양하게 쓴다. 들기름이나 호두가루는 산패하기 쉬우므로 작은 양을 사서 빨리 쓰는 것이 좋다. 반면, 오메가-6 지방산의 섭취를 줄이기 위해서는 참기름, 콩기름, 포도씨유, 옥수수기름의 사용은 줄인다.

단일 불포화지방산의 섭취를 위해서는 올리브유와 아보카도유, 카놀라유, 견과류를 활용한다. 샐러드처럼 차가운 요리나 볶음요리에는 올리브유를 쓰고 튀김에는 발연점이 높은 아보카도유나 카놀라유를 쓰면 좋다.

채소를 선택할 때는 상추나 양상추 같은 생채소 쌈이나 나물 외에도 파프리카, 브로콜리, 토마토처럼 색이 진한 채소를 올리브유에 볶은 요리를 추가한다.

3단계에서는 2단계에 비해 탄수화물 섭취가 늘어나기 때문에, 자연히 단백질 섭취량은 줄어든다. 이때는 고단백식인 체중 1kg당 1.3~1.5g의 단백질(60kg 기준 78~90g)에서 체중당 1.3g인 78g 내외로 먹으면 된다. 우리는 2단계에서 90g 이상의 단백질을 섭취해왔기 때문에, 아침에 약간의 단백질이 줄어들어도 80g 정도를 유지할 수 있다.

체중 유지식인 한국형 지중해식을 하다가 자칫하면 단백질을 채우지 못할 수도 있다. 단백질을 충분히 섭취하지 못하면 포만감이 떨어져서, 배가 고픈 상태에서 숟가락을 놓게 된다. 그렇게 되면 식후에도 충분한 만족감이 들지 않아 자꾸 군것질하게 된다. 따라서 3단계에서는 단백질을 더 정확하게 카운트해서 충분히 섭취해야 한다. 식사 때는 단백질 식품 두 가지 이상, 간식에는 한 가지 이상을 꼭 먹어야 한다. 즉, 식사든 간식이든 먹을 때마다 단백질 식품을 같이, 충분히 양껏 먹어야 한다. 이렇게 하면 한국형 지중해식은 배고프지 않아 자연스럽게 에너지 섭취량도 떨어진다.

어느 정도 빠진 체중이 안정되면 일주일에 한 번 정도 점심에 밥 대신 면 종류를 먹을 수도 있다. 면을 먹더라도 둘둘반의 원칙을 지켜야 한다. 단백질 반찬 2가지 이상, 채소 반찬 2가지 이상, 면은 원래 제공되는 분량의 반 정도로 먹어야 한다. 평소에 먹고 싶은 음식이 있으면 준비해 두었다가 가끔 점심 대신에 먹는 것이 좋다. 와인이나 맥주, 칵테일 1잔 정도도 식사 전에 할 수 있다.

만약 3단계 유지식을 하는 중에 체중이 약간씩 오르면서, 빵이나 떡, 과자 생각이 간절하고 다시 먹음직스럽게 보이기 시작하면(빵집에서 흘러나오는 빵 냄새가 너무 좋아진다!) 이는 혈당이 다시 출렁거리기 시작했다는 걸 의미한다. 인슐린 저항이 슬슬 높아지면서 호르몬 균형이 다시 깨지려고 하는 순간이다. 본인도 모르게 탄수화물 섭취가 지나치게 높아진 것이다. 요요가 오려고 잔뜩 틈새를 노리고 있다.

그럴 때는 먹고 싶은 걸 참으려고만 하지 말고 2단계로 다시 돌아가야 한다. 아침에 먹던 통곡물이나 과일 대신에 단백질 셰이크와 삶은 달걀, 방울토마토의 세트 메뉴로 돌아가야 한다. 탄수화물 식품이 그립지도 않고 쳐다보아도 시큰둥해질 때까지 2단계를 계속하는 것이 좋다. 만약 2단계를 하는데도 탄수화물 식품에 대한 갈구가 사라지지 않고 체중도 내려가지 않는다면, 1단계를 2~3일 정도 다시 실시하다가 2단계로 돌아온다. 체중이 안정되면 다시 3단계로 돌아가 유지식을 한다.

혈당지수(GI), 혈당부하지수(GL)가
낮은 식사

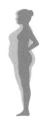

같은 양의 탄수화물이라도 어떤 음식을 통해 섭취하느냐에 따라 혈당을 올리는 정도가 다르다. 혈당을 빨리, 많이 올리는 식품일수록 과량의 인슐린을 분비하게 되어 결국 인슐린 저항을 나타내게 된다. 인슐린 저항은 비만을 비롯한 모든 만성 질병의 원인이 되므로, 내가 먹은 음식이 일정한 시간 후에 혈당을 얼마나 빨리 올릴지, 어디까지 올릴지 신경을 써야 한다.

혹자는 "혈당은 당뇨병 환자들 문제 아닌가요?"라고 반문할 수도 있다.

"난 아직 공복 혈당도 정상이고 당뇨병 환자도 아닌데…."

공복 혈당이 정상이라도 식후 혈당은 높을 수 있다. 간단한 건강검진 시에는 공복 혈당이 70~100mg/dl이면 정상으로 보고 더 검사를 진행하지 않는다. 그렇지만 공복 혈당보다는 식후 혈당이 훨씬 더 중요하다. 75g 포도당을 마시고 2시간 후에 잰 혈당이 140mg/dl 이상이면 당뇨 전 단계, 200mg/dl 이상이면 당뇨라고 진단한다.

식후 혈당은 보통 1시간 후에 최대치에 도달하게 된다. 꼭 당뇨가 아니라도 식후 1시간 혈당이 160mg/dl 이하이면 좋다. 혈당이 160mg/dl 이상이면 벌써 산화스트레스가 증가하면서 혈관에 손상이 가기 때문이다.

정상인도 과일주스 같은 것을 마시면 순식간에 혈당이 200mg/dl을 찍을 수 있다. 어떤 의사는 당뇨는 아니지만 자신의 혈당을 24시간 혈당기로 시범적으로 측정해보았다. 그랬더니 과일주스를 마신 후 30분 정도에, 순간적으로 혈당이 200mg/dl 가까이 치솟았다가 내려온 것을 보고 놀라움을 금치 못했다고 한다. 이러한 사람도 식후 2시간 후에는 정상에 가까운 혈당으로 돌아가 있으므로, 2시간 후 재는 식후 혈당검사에서는 정상으로 나타난다.

최근에 24시간 혈당기가 상용화되기 시작하면서 예전에는 잘 알지 못했던 사실들이 많이 밝혀지고 있다. 당뇨나 당뇨 전 단계로 진단받지 않았어도 식후에 순간적으로 고혈당과 고인슐린을 찍고 내려오는 경우가 반복되면, 가랑비에 옷 젖듯이 인슐린 저항이 높아진다는 것이다. 순간적이라도 고혈당을 찍으면 그만큼 췌장에 부담을 주게 된다. 그렇지만 본인은 검진 결과를 보고

"난 당뇨가 아니니까 괜찮아."라고 생각한다.

점심으로 자장면을 거하게 먹고 난 뒤 후식에 과일주스로 탄수화물을 몸에 퍼붓는다면, 혈당이 너무 빨리 또 높이 치솟는다. 놀란 췌장이 인슐린을 재빠르게 분비하면 혈당은 순간적으로 고점을 찍고 내려오지만, 혈당이 더 빨리 떨어지게 된다. 고혈당에 계속 머무는 것도 좋지 않지만, 혈당이 지나치게 빠르게 오르거나 내리면서 출렁거리는 것, 즉 '혈당 롤링' 현상도 결국은 췌장을 피곤하게 만든다.

또한 혈당이 급격하게 변화하면 우리 몸에서는 활성산소가 대량 발생이 되면서 혈관 벽 세포가 손상된다. 혈관 벽이 손상되면 우리 몸은 면역체계를 발동하여(염증반응), 면역세포인 대식세포(매크로파지)를 상처 난 혈관 벽으로 불러들인다. 불어난 면역세포들은 혈관 벽을 두껍게 만들어 동맥경화를 일으키게 된다.

반면에 혈당이 천천히 오르고 천천히 내린다면 췌장은 훨씬 여유롭게 인슐린을 분비하면서 대처할 것이다. 그렇게 되면 인슐린 저항도 잘 생기지 않고, 살이 덜 찌는 몸으로 바뀌게 된다. 이렇듯 혈당은 얼마나 높이 올라가는지도 중요하지만, 얼마나 빨리 올라가는지도 중요하다.

혈당지수(Glycemic Index : GI)는 어떤 식품을 먹고 난 뒤 혈당이 얼마나 빠르게, 또 어느 지점까지 상승하는지를 나타내는 지표이다. 보통 식후 2시간까지의 혈당 변화를 본다. 예를 들어 흰밥의 GI를 알고 싶다면, 보통 탄수화물 50g에 해당하는 흰밥을 먹어서 혈당 상승치를 잰 다음, 기준이 되는 포도당(혹은 흰 빵)과 비교하면 된다. 즉, 포도당 50g을 섭취한 후 2시간 동안 올라가는 혈당치(엄밀하게 말하면 혈당 곡선 밑면적)가 기준이 되며, 이것을 100으로 하여 흰밥의 GI를 계산하게 된다.

$$GI = \frac{\text{탄수화물 50g을 함유한 식품을 섭취한 후 2시간 동안 나타내는 혈당 곡선 밑면적}}{\text{탄수화물 50g을 함유한 기준식(포도당 혹은 흰 빵) 섭취후 2시간 동안 나타나는 혈당 곡선 밑면적}} \times 100$$

이처럼 식품의 GI는 혈당 곡선의 밑면적으로 계산하기 때문에, 식후 2시간 동안 혈당이 빨리 올라간 식품의 GI가 더 높아진다. 보통 혈당이 빨리 올라가면 도달하는 혈당 지점도 높다. 따라서 GI는 혈당이 올라가는 속도에 큰 영향을 받는다.

GI는 포도당 용액 100을 기준으로 70 이상이면 높다고 하고 55 이하이면 낮은 식품, GI 56~69 는 중간 식품으로 분류한다.

식품군별 혈당지수(GI)

GI 70 이상 (혈당지수가 높음)	GI 56~69 (혈당지수가 중간)	GI 55 이하 (혈당지수가 낮음)
쌀(백미) : 70~90, 감자 : 80~100, 아침 식사용 시리얼, 곡류 : 84	쌀(현미) : 50~60, 보리빵 : 65, 아이스크림 : 64	두류(콩) : 18, 전곡류 빵 : 30~45, 우유 : 27, 사과 : 36, 오렌지 : 43

출처 : 최혜미 등. 21세기 영양학. 교문사, 2016

흰밥의 GI는 76 정도이니 포도당을 마셨을 때 비해 혈당이 76% 정도의 속도로 상승하는 것이다. 그런데 같은 쌀이라도 현미의 경우에는 GI가 55 정도로 낮다. 현미의 경우에는 쌀겨의 식이섬유소가 남아있어 천천히 흡수된다. 현미밥을 2/3공기 정도 먹으면 포도당 용액과 같은 양의 탄수화물인데도 2시간 동안의 혈당 상승 속도가 포도당의 반밖에 되지 않는다.

이처럼 같은 탄수화물 양이라도 현미 같은 잡곡류나 채소처럼 식이섬유소가 같이 많이 들어있으면 탄수화물이 느리게 소화 흡수되어 혈당을 천천히 올리게 된다. 특히 펙틴 같은 수용성 섬유소는 장내에서 물에 녹아(소화과정에서는 장내에 물이 많다) 끈적끈적한 젤리 같은 것을 형성하게 된다. 젤리같이 된 섬유소는 끈끈이처럼 탄수화물 소화 산물인 포도당을 흡착하여 흡수를 방해한다. 따라서 포도당이 천천히 흡수되면서 혈당이 천천히 상승한다.

케이크처럼 탄수화물이 단백질이나 지방과 함께 들어있는 식품은 혈당을 천천히 올리게 된다. 단백질이나 지방이 음식물을 위에서 장으로 천천히 내려가게 하고 소화 속도를 늦추기 때문이다.

과일은 달콤하지만 시큼한 유기산이 같이 있어 위에서 장으로 천천히 내려가고, 식이섬유소가 많아 혈당을 천천히 올려 GI가 낮다. 그렇지만 과일을 갈거나 즙을 짜면 섬유소가 제거되거나 입자가 적어져 섬유소가 제 역할을 하지 못한다. 따라서 혈당의 상승 속도가 빨라지게 된다.

같은 식품이라도 생으로 먹을 때는 삶거나 구웠을 때보다 GI가 낮다. 고구마나 감자를 간식으로 활용하고 싶을 때는 생고구마나 생감자를 먹으면 혈당이 천천히 상승한다. 삶은 고구마나 찐 감자처럼 음식을 물을 부어 푹 삶거나 찌면, 질감이 부드러워지면서 소화 흡수 속도가 더욱 빨라진다. 이때 섬유소나 단백질이 풍부한 다른 식품과 함께 먹으면 GI를 낮출 수 있다.

GI는 혈당의 상승 속도를 알려주는 지표로 유용하게 사용할 수 있다. 그러나 현실에 적용하기에는 쉽지 않다. 왜냐하면 GI를 측정할 때는 보통 탄수화물 50g이 기준인데, 현실에서는 이렇게 탄수화물 50g에 딱 맞추어 먹기가 힘들기 때문이다.

예를 들어 수박의 GI는 어떨까? 우리가 먹는 수박 한 조각(약

150g)에 포함된 탄수화물 양은 12g 정도이다. 따라서 GI를 잴 때는 탄수화물 50g에 해당하는 수박 약 4조각을 먹고 혈당을 재야 한다. 수박은 물이 많고 당도가 높아 혈당이 빨리 올라가므로 GI는 72가 나온다. GI로 보면 흰밥(76)이나 수박의 GI가 비슷하다. 그렇지만 우리가 보통 앉은 자리에서 수박 4조각을 한 번에 먹는 경우가 잘 있을까? 현실에서는 대부분 한 조각 먹고 만다. 그런데도 수박의 GI만 보고서는 놀라서 한 조각도 못 먹는 사람도 있을 것이다.

이러한 이유로 더 현실에 가까운 지표로 나온 것이 혈당부하지수(Glycemic Load : GL)이다. GL은 섭취한 식품의 1회분 분량을 고려해, 실제 특정 식품 1회분 분량을 먹었을 때 혈당이 상승하는 정도를 나타내는 것으로 혈당지수를 반영하여 계산된다.

혈당부하지수(GL)의 분류

GL = 1회분 분량의 식품에 포함된 당질의 양(g) × 그 식품의 GI ÷ 100

GL이 20 이상	혈당부하 정도가 높다.
GL이 11~19	혈당부하 정도가 중간.
GL이 10이하	혈당부하 정도가 낮다.

따라서 식품을 선택할 때는 GI보다는 GL을 참고로 하는 것이 좋다. GI가 높은 식품은 GL도 높은 경우가 많다. 그렇지만 수박처럼

식품 1회분의 탄수화물 양이 적다면 GI는 높지만, GL은 낮을 수도 있다. GL은 GI 보다 더 유용한 지표이긴 하지만 식품 1회분 분량의 탄수화물이 표준화되어 있지 않고 GI도 발표된 기관마다 차이가 있어 현재 쓸 수 있는 국내자료는 많지 않다.

우리가 식품을 한 가지만 먹는 경우는 드물다. 음식을 만들 때 많은 식재료가 들어간다. 잡채만 하더라도 당면, 당근, 버섯, 시금치 같은 채소류와 고기류, 참기름, 설탕 등 다양한 식품이 들어간다. 또 우리는 1끼에 음식 한 가지만 먹는 것이 아니라 밥과 국, 김치찌개, 생선구이 등 여러 가지 음식을 한꺼번에 먹는다. 따라서 식사를 하면 이러한 음식들끼리 다양하게 상호작용이 일어나 실제 전체 식사의 GI나 GL은 개별 음식과는 달라진다.

우리나라는 아직 개별 식품에 대해서도 표준화된 GI 수치가 없고, 음식에 대해서는 몇몇 음식을 빼고는 측정조차 되어있지 않다. 따라서 필자는 개별 식품의 GI는 신뢰할 수 있는 국내외 논문에 발표된 자료를 참고로 했고, 이것을 바탕으로 음식의 GI와 GL을 계산할 수밖에 없었다. 계산된 수치와 실제로 음식을 먹었을 때 혈당이 올라가는 정도는 차이가 있겠지만 참고자료로 쓸 수 있다.

간식은 배가 고플 때만 한다

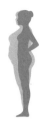

간식을 먹어야 할지 말아야 할지에 대해선 논란이 많다. 옛날에는 다이어트 시에 새가 모이를 먹는 것처럼 먹어야 한다고 가르쳤다. 자주 먹고 조금씩 먹어서 과식을 없애고 혈당 변화를 최소화한다는 것이다. 그래서 일반인들도 당뇨 환자처럼 오전 간식과 오후 간식으로 하루에 2번은 먹어야 좋다고 했다.

하지만 최근 들어 간헐적 단식이 오히려 인슐린 저항을 개선하고 다이어트에 효과가 있다고 알려지면서 간식에 대한 논란이 더욱 커졌다. 간식을 자주 먹으면 우리 몸은 충분한 공복 상태를 맛보지 못한다는 것이다. 충분히 공복 상태가 되어야 혈당이 낮은 상태가 유지되면서 인슐린 분비가 줄어, 우리 몸이 지방을 분해하는 상태로 바뀌게 된다. 그런데 이제 지방분해 좀 해볼까 하면, 자꾸 간식을 먹어 인슐린이 분비되면서 지방분해를 방해한다는 것이다. 그래서 어떤 다이어트 클리닉은 일체 간식을 먹지 못하게 하는 곳도 있다.

대부분 사람은 오전 간식은 안 먹어도 되지만, 오후 3~4시경 간식은 뛰어넘기가 정말 힘들다고 한다. 통상 12시부터가 점심시간이어서 아침과 점심 사이는 시간이 길지 않은 데다, 오전에는 대부분 업무로 바쁘게 보내기 때문에 오전 간식은 크게 필요성을 느끼지 않는다.

오후 3~4시가 되면 어떤가? 하루 업무가 대강 마무리되면서 긴장이 풀리고 혈당이 최저점으로 떨어지게 된다. 맥이 없고 두뇌 회전이 잘되지 않아 업무 효율이 뚝 떨어진다. 점심에 고단백 고섬유 식사를 하여 혈당이 계속 유지되는 일부 사람을 제외하고는 대부분이 이때 공복감을 느끼게 된다.

몸에서는 달콤한 것을 먹어서 혈당을 높이라는 신호를 계속 보내는데, 그걸 억누르면서 계속 참고 있으면 스트레스가 된다. 그러다 저녁 식사를 하게 되면, 눌려져 있던 욕구 때문에 합리적 선택을 할 수 있는 이성을 상실한다. 허겁지겁 아무거나 먹게 되어 과식 내지는 폭식을 하게 된다. 극도로 배가 고픈 상태에서 먹게 되면 혈당이 급격하게 오르고 이에 따라 췌장이 과민하게 반응하면서 혈당은 또 급하게 떨어지게 된다.

평소에 탄수화물 중독 증후군이 있거나 인슐린 저항이 있는 사람은 오후 3~4시가 되면 공복감을 더 심하게 느낀다. 따라서 이러한 공복감을 없애기 위해서는 오후 간식은 필요하다. 이때 탄수화물 식품은 간식으로 조금만 먹어도 인슐린을 자극한다. 쿠키나 초콜릿, 젤리 같은 설탕이 가미된 식품을 먹으면 인슐린을 자극해서 탄수화물 식품이 더 먹고 싶어진다. 만약 오후에 공복감을 참기 어렵다면, 견과류나 고단백 요거트, 단백질 셰이크, 삶은 달걀, 단백질 바 등을 이용한다. 오렌지, 사과, 바나나 같은 과일류를 견과류나 단백질 셰이크 등과 함께 먹어도 좋다.

간헐적 단식은 일주일에 한 번 정도 주말 저녁에 실시하는 것이 좋다. 전날 저녁을 6시에 먹고, 다음 날 9시에 아침을 먹으면 자연스럽게 15시간 단식이 된다. 단식 동안 췌장을 비롯한 내부 기관이 휴식할 수 있는 시간을 준다. 이 동안에는 세포의 자가포식이 증가하면서 늙은 세포를 청소하는 기회도 된다. 단식 기간 동안 혈당과 인슐린이 충분히 떨어지면 인슐린에 대한 저항도 상당히 줄어든다.

간헐적 단식은 좋은 점도 많지만, 현재 당뇨약을 복용하거나 인슐린 주사를 맞는 사람들은 자칫 저혈당에 빠질 수 있다. 또 인슐린 저항이 아직도 남아있어, 식사 시간을 조금만 넘겨도 공복감이 너무 심하게 드는 사람은 간헐적 단식을 하기가 힘들다. 몸에 좋다고 해서 배고픈 걸 참아가며 억지로 하면 오히려 나중에 폭식으로 연결된다. 간헐적 단식은 다이어트 3단계에 이르러, 굶는 것이 별로 힘들지 않게 여겨질 때 실행하면 좋다.

체중이 천천히
빠지는 것을 즐긴다

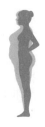

원래 다이어트는 체중 감량 자체를 목표로 하지 않는다. 건강한 다이어트를 하면 인슐린 저항이 개선되고 몸의 호르몬 균형이 잡히면서 혈당이나 혈중지질 같은 많은 대사 지표가 개선된다. 식곤증이나 만성피곤증, 우울증도 좋아진다. 체중 감량은 결과적으로, 자연스럽게 선물로 따라오는 것이다. 체중 감량을 억지로 하면 몸의 체 단백질이 줄어들면서 심장이나 신장 같은 기관의 기능은 떨어지고 몸이 망가진다. 또 기초대사량이 줄면서 오히려 살이 더 찌기 쉬운 몸으로 바뀌게 된다. 요요현상을 필수적으로 겪게 되어 다이어트를 하면 할수록 살이 찌는 악순환을 거치게 된다.

시중에는 한 달에 20kg, 30kg 감량한 체험기가 헤아릴 수 없이 많다. 폭풍처럼 체중을 감량했다고 자랑하지만, 정작 1~2년 후 그들이 아직도 빠진 체중을 유지하고 있는지 알려주는 기사는 거의 찾아보기가 어렵다.

체중을 너무 빨리 빼면 체지방과 함께 근육이 많이 손실된다. 우리 몸은 이것을 비축해두었던 비상식량이 없어진 위기 상황으로 간주한다. 기초 에너지 소비를 줄이고, 움직이기 싫게 만들며, 조금만 많이 먹어도 몸에 저장한다. 체중을 빨리 감량하면 할수록 더 빨리 몸은 옛날의 체중으로 돌아가려고 한다. 어느 날, 파도처럼 밀려오는 식욕을 감당하기가 어려워 폭식을 하게 되고, 폭식 후에는 후회와 자책감이 들면서 다이어트 자체를 포기하게 된다.

대체로 체중을 빼는 데 걸린 기간만큼, 그 기간 안에 원래 몸무게로 돌아가기가 쉽다. "난 한 달에 20kg을 뺏어요."하고 자랑하는 것은 실제로 "난 한 달 안에 예전 몸무게로 돌아갈 거예요."라고 외치는 것과 비슷하다. 주변의 빠른 감량 이야기에 현혹되지 말자!

건강한 다이어트를 할 때는 체중의 10% 정도 빼는 것을 목표로 삼는다. 예를 들어 80kg인 사람은 우선 8kg 감량을 목표로 삼는다. 일주일에 체중 0.5kg 줄이는 것(한 달에 2kg)이 몸이 최대한 상하지 않으면서 줄일 수 있는 체중 감량 최대치로 본다. 그러니 8kg 줄이는 데는 적어도 4달을 잡아야 한다.

이상 체중은 본인의 키에서 100을 뺀 다음 0.9를 곱해주면 된다. 만약 160cm, 62kg인 여성이 있다면 이상 체중은 (160 − 100)×0.9 = 54kg가 된다. 이 여성은 현재 체중의 10%만 줄여도 이상 체중에 근접한다.

일차적으로 체중 감량에 성공했다면, 빠진 체중을 그냥 유지하는데 2~3달은 보내야 한다. 보통 이 시기를 체중이 빠지지 않는 정체기로 보고 체중 감량이 잘 안 되는 것으로 간주하여 조급해하는 경우가 많다.

그런데 이 시기는 정체기가 아닌 유지기로 보아야 한다. 이 시기를 통해 우리 몸은 빠진 체중에 적응하고, 새로운 체중을 설정값으로 리셋하기 때문이다. 이 시기를 느긋하게 보내는 것이 좋다. 호르몬 균형을 되찾고 체중 감량에 성공한 것에 무한한 자부심을 느끼고, 자신을 칭찬해 주면서 몸이 적응하는 시간을 주어야 한다. 우리 몸은 정교한 면이 많지만 엄밀하게 말하면 기계는 아니다. 우리 몸은 항상성이 있어 빨리 대사 과정을 바꾸기가 힘들다는 것이 기계와 다르다.

일단 몸이 설정값을 낮추면 보통 때보다 조금 더 먹었다고 해서 금방 살이 찌진 않는다. 별로 힘들이지 않고 빠진 체중을 유지할 수 있을 때, 꼭 필요하다면 2차 감량계획을 세우고 다시 10% 감량할 수 있도록 다이어트를 1단계부터 계획하는 것이 좋다. 이렇게 하면 시간은 걸리지만 요요를 방지하는 좋은 방법이다.

밸런스 다이어트
실천 편

밸런스 다이어트 1단계

: 7일까지 하루 탄수화물 50g 이하,
  단백질은 체중 1kg당 1.5g

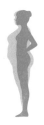

호르몬 균형 되찾기 첫번째 프로젝트는 우리 몸이 인슐린 저항에서 벗어나는 것이 목표이다(전 장 참고). 그동안 너무 과다한 인슐린에 시달리던 세포들을 안심시키기 위해서는 약간의 쇼크 요법이 필요하다. 탄수화물을 하루에 50g 이하로 떨어뜨려 인슐린 분비를 극도로 억제하는 것이다.

그동안 탄수화물에 빠져서 살았던 사람이 맛있게 먹던 밥, 떡, 빵, 면 등의 정제된 복합 당과, 과일주스, 음료수, 과자, 초콜릿 등 단순 당을 끊을 수 있을까? 그걸 가능하게 해주는 게 바로 고단백식이다(전 장 참고).

단백질은 대사시키는데 에너지를 많이 쓰기 때문에 단백질 섭취가 증가하면 하루에 100kcal 정도 더 소비하게 된다.

이때 고단백식은 다이어트 동안 잃어버린 근육 단백질을 보충하는 데도 도움이 된다. 즉, 근육 손실을 최대한 막아준다.

그런데 무슨 단백질 식품을 먹어야 할까? 종류는 많지만, 처음부터 시작하려니 엄두가 나지 않는다. 이때 고단백식을 수월하게 할 수 있도록 도와주는 것이 바로 단백질 셰이크이다.

1~2일

: 매끼 단백질 셰이크, 달걀과 방울토마토(혹은 채소)로 구성된 식사

단백질 셰이크

단백질 보충제인 셰이크는 종류가 아주 많지만, 그중에서 4가지 정도가 많이 사용된다.

유청 단백질 우유로부터 치즈를 만드는 과정에서 얻은 부산물로 단백질 함량이 높고 질이 좋다. 분리 유청 단백질은 단백질 파우더로, 가공하는 과정에 대부분의 유당이 제거되므로 유당불내증인 사람에게 좋다. 특히 근육 단백질을 합성하는데 중요한 필수 아미노산인 루신을 많이 함유하고 있다. 식욕 감소 효과가 있고, 주로 근육 만드는 사람들이 많이 섭취한다. 값은 카세인보다 비싸다.

카세인 단백질 우유의 주 단백질인 카세인을 분리한 것으로 유청 단백질보다 소화 흡수 속도가 느려 포만감이 오래간다. 식욕 억제 효과가 유청 단백질보다 더 좋아 다이어트에 많이 사용된다.

대두 단백질 콩에서 분리한 단백질로 카세인이나 유청 단백질보다 필수 아미노산인 메티오닌과 루신 함량은 다소 떨어진다. 그렇지만 달걀 같은 완전단백질과 같이 먹으면 필수 아미노산을 충분히 보충받을 수 있다. 식물성 단백질이라 채식주의자들에게 인기가 있고 혈액의 콜레스테롤을 떨어뜨리는 부가적 효과도 있다. 이소플라본 같은 유사 에스트로겐이 여성호르몬으로 작용을 하여 여성에게는 갱년기 증후군도 줄여준다. 체지방 감소에 효과가 있으면서 콩가루 맛을 가지고 있어 쉽게 먹을 수 있다. 요즘은 일반 대두보다는 완두콩이나 병아리콩에서 분리한 단백질 보충제가 시판되고 있는데 아미노산 구성이 대두 단백질보다 좋지만 값은 더 비싸다.

달걀 단백질 달걀에서 분리한 단백질은 체내흡수율이 높아, 소화율로 보정된 아미노산 점수가 가장 높고 질이 좋은 단백질이다. 필수 아미노산인 루신도 유청 단백질 다음으로 높다. 그렇지만 포만감은 카세인보다 낮다.

요즘은 난백, 대두 단백질, 닭가슴살 파우더 등에 검정콩이나 검정깨, 쌀가루 등을 섞어 미숫가루 맛을 내는 제품도 많다. 코코아 맛, 초콜릿 맛, 바닐라 맛, 미숫가루 맛 등 여러 맛에서 본인과 가장 잘 맞는 것으로 선택하면 된다.

단백질 셰이크는 1인분 분량 당 적어도 단백질이 20g 이상이고, 탄수화물은 3g 이하인 것이 하루 탄수화물 섭취량 50g 이하를 맞추기에 좋다.

극 저탄수화물식에서 단백질 셰이크는 우유보다는 따뜻한 물에 타서 먹는다. 우유 한잔도 탄수화물을 11g이나 가지고 있기 때문이다. 단백질 셰이크를 만들 때마다 우유를 사용하면 하루 3끼 탄수화물 양이 33g이 추가되어 하루 탄수화물 50g 이하로 섭취하기가 힘들다.

단백질 셰이크는 우유보다는 물에 타서 먹는 것이 식욕 억제나 포만감을 유지하는데 더 효과적이다. 우유의 유당이 혈당을 조금이라도 높여, 혈당이 출렁거리면서 배가 더 빨리 고파지기 때문이다. 나중에 인슐린 저항이 충분히 개선되면 그때는 우유에 타서 먹어도 상관이 없다. 우유와 같이 먹으면 여러 가지 비타민과 무기질을 함께 섭취할수 있어서 좋다.

(아침) 달걀은 비만 킬러

달걀은 한 개 무게가 평균 50g으로, 보통 껍질이 5g, 난황 15g, 난백 30g으로 구성되어 있다. 달걀에는 난황과 난백이 같이 엉겨 붙어있지만, 영양성분은 판이하게 서로 다르다. 난황에는 병아리가 생길 때 필요한 거의 모든 영양소가 농축되어 들어있다. 특히 병아리의 신경을 구성하는 지방과 콜레스테롤이 듬뿍 들어있고, 비타민 A나 D도 풍부하다. 철과 칼슘 같은 미네랄이 풍부하고 드물게 엽산도 다량 들어있다.

이에 비해 난백은 거의 수분과 단백질로 구성되고, 나트륨과 칼륨을 제외하고는 비타민과 무기질이 거의 없다. 만약 달걀 한 개의 단백질이 6g(달걀 종류와 크기에 따라 조금씩 다르다)이라고 하면, 60%가량인 3.6g 정도가 난백에 들어있고 나머지 40%인 2.4g 정도가 난황에 들어있어 단백질의 양은 난백이 더 많다. 반면에 지방과 콜레스테롤은 난황에만 들어있다. 따라서 난백은 아무리 먹어도 콜레스테롤 걱정을 할 필요가 없다. 요즘은 달걀 난백만 분리해서 액상으로 팔고 있으므로, 요리에 쓰면 지방은 늘리지 않으면서 단백질만 쉽게 늘릴 수 있다.

노른자의 콜레스테롤이 문제가 되자, 냉면에 유일하게 올라오는 단백질 식품인 달걀을 안 먹는 사람이 많았다. 최근에는 우리가 섭취하는 콜레스테롤이 혈액의 콜레스테롤에 크게 영향을 끼치지 않는다고 밝혀지면서 달걀은 면죄부를 받았다. 실제로 당뇨나 고지혈증이 없는 일반인들은 하루에 한 개 정도의 달걀 섭취는 오히려 건강에 좋다고 알려졌다. 고단백식을 위해 달걀을 많이 먹고 싶을 때 콜레스테롤이 신경이 쓰인다면, 1개까지는 전란을 먹고 2개째부터는 난백만 먹는 것이 좋다.

달걀은 값이 저렴하면서도 질 좋은 단백질이 풍부해 고단백식에서는 필수품이다. 특히 아침에 달걀을 먹는 고단백식을 하면, 종일 포만감을 주고 허기지지 않게 하여 점심과 저녁에 과식하는 것을 막아준다. 저녁에 달걀을 먹으면 야식을 줄여준다.

실제로 아침에 달걀 같은 단백질 음식을 먹느냐 아니면 베이글 빵 같은 탄수화물 음식을 먹느냐에 따라 체중 감량 정도에 차이가 난다. 25~60세의 비만한 여성 152명을 대상으로 한 연구[16]에서 아침에 달걀을 2개 먹은 그룹은 베이글을 먹은 그룹에 비해, 8주 후 체중이 65%나 더 많이 빠졌고, 체지방은 16% 더 많이 빠졌다고 한다.

아침 식사에 따른 포만감

종일 포만감을 주는 아침 식사	종일 공복감에 시달리게 하는 아침 식사
달걀 2개 (완숙, 구운 달걀, 스크램블드에그, 오믈렛) 달걀과 단백질 셰이크 샐러드와 견과류 치즈와 토마토 단백질 바와 원두커피	떡과 과일 우동 김밥과 커피믹스 떡국 밥과 김치 시리얼 수프 베이글 빵과 오렌지 주스 토스트와 커피믹스 삶은 고구마와 김치

달걀은 완숙, 구운 달걀, 스크램블드에그, 오믈렛, 달걀프라이 등으로 먹는 것이 포만감이 오래간다. 스크램블드에그나 달걀프라이를 만들 때는 올리브유나 카놀라유를 사용하면 좋은 지방을 보충할 수 있다. 올리브유는 발연점이 낮다고 알려졌지만 실제로 발연점이 180° 정도이기 때문에, 120~150°로 올라가는 달걀프라이에 사용해도 좋다. 올리브유와 카놀라유에는 단일 불포화지방산이 많아 인슐린 저항 개선에도 도움이 된다.

오믈렛에는 토마토, 피망, 버섯 등 채소들을 다양하게 넣어주고 소량의 다진 고기를 넣으면 포만감이 오래간다. 이러한 요리조차도 귀찮다면 한 번에 달걀을 많이 삶아 완숙으로 만들어 두거나(적어도 끓기 시작하여 15분 삶아야 한다), 마트에서 구운 달걀을 구매하는 것도 괜찮다.

개인적으로는 구운 달걀이 딱딱해서 포만감이 제일 오래가는 것 같아 가끔 이용한다. 그렇지만 구울 때 생기는 여러 가지 발암물질(굽거나 튀길 때는 거의 항상 발암물질이 생긴다고 봐야 한다)이 신경이 쓰여, 평소에는 완숙으로 먹다가 가끔 시간 없을 때만 구운 달걀을 먹는다. 요즘은 편의점에서 완숙 달걀을 팔기도 하나 유통기한이 구운 달걀에 비해 짧다.

달걀은 조리 상태에 따라 위에 머무르는 시간이 차이가 난다. 푹 삶은 완숙 혹은 구운 달걀, 기름을 넣어 조리한 스크램블드에그, 오믈렛, 달걀프라이 등은 위에 오래 머물면서 소화가 천천히 된다. 특히 완숙이나 구운 달걀은 질감이 치밀해져, 소화액이 속까지 침투하는 시간이 오래 걸린다. 따라서 소화에 시간이 걸려 포만감도 오래간다. 기름을 써서 요리한 달걀도 마찬가지이다.

다이어트에 달걀 활용하기

- 완숙 달걀, 구운 달걀, 스크램블드에그, 오믈렛, 달걀프라이 : 적극 권장
- 반숙 달걀, 계란찜 : 약간 권장
- 생달걀, 수란은 권장 안 함
- 달걀 조리에 따라 위에 머무르는 시간의 예 (1개 기준)
  반숙 달걀 : 1시간 30분, 달걀 프라이 : 2시간 45분, 완숙 : 3시간

생달걀이나 수란은 권장하지 않는다. 생달걀은 액체에 가까워서 위벽을 늘리는 포만감 효과가 거의 없고, 자칫하면 살모넬라균에 오염될 수 있다. 수란은 살짝 익혀 거의 생달걀에 가까우므로 포만감이 오래가지 않는다. 달걀 반숙도 부드러워 소화 시간이 빠르다. 달걀찜은 달걀에 물을 부어 조리하게 되므로 더 부드러워져서 빨리 소화된다. 달걀찜은 소화가 잘 안 될 때 먹을 수는 있지만, 소금이 많고 포만감이 오래가지 않는다.

과일은 방울토마토, 채소는 섬유소가 높은 것으로 선택

토마토는 다이어트 할 때 언제나 또 어디서나 먹을 수 있는 유일한 과일이다. 토마토는 꽃에서 자라고, 씨가 있어 식물학적으로는 과일에 속한다. 그러나 토마토는 과일 특유의 달콤하거나 새콤한 맛이 없고 오히려 채소처럼 당과 열량이 낮아 채소로 분류되기도 한다.

토마토는 혈당지수(GI)와 탄수화물 함량이 낮아 혈당부하지수(GL)는 0.9~2로 아주 낮다. 이것도 토마토를 작은 것 2개를 먹었을 때이고 만약 1개만 먹으면(실제로 토마토는 달콤한 맛이 없어 1개 이상 먹기 힘들다), GL은 0.5~1 정도로 혈당을 거의 올리지 않는다고 보면 된다. 이처럼 토마토는 GI와 GL이 너무 낮아 국제혈당지수(International GI)표와, 우리나라에서 2012년 논문에 발표된 한국인 상용 식품의 혈당지수 목록에서도 빠져있다.

이처럼 토마토(작은 것 1개 100g)나 방울토마토(약 20알)는 설탕 없이 먹으면, 혈당에 전혀 부담이 없고 인슐린 저항을 일으킬 염려도 없다. 그래서 방울토마토를 가지고 다니면서 배가 고플 때마다 먹어도 부담이 없고 허기를 달래기에 좋다.

이렇게 좋은 토마토이지만 단맛이 없어 먹기가 힘들다는 사람들도 있다. 만약 달콤한 토마토를 원하면 허브 추출물인 스테비아를 처리한 토마토가 괜찮다. 스테비아는 아주 적은 양으로도 설탕과 비슷한 단맛을 내지만 장내에서 소화되지 않아 혈당을 높이지 않는다.

다이어트 시작 후 첫 이틀간 먹는 채소는 섬유소가 풍부한 것으로 선택하면 좋다. 섬유소는 장내 미생물 특히 유익균의 먹이가 되어 유익균의 증식을 도와주게 된다. 유익균은 섬유소로부터 단쇄 지방산을 만들어 간의 지방 합성을 방해하기 때문에 지방간을 예방하고 인슐린 저항성을 줄이는 역할을 하게 된다. 이처럼 채소의 식이섬유소는 살찌지 않는 몸을 가지는 데 중요한 역할을 하게 된다.

채소는 뿌리채소인 감자나 고구마를 제외하고는 대부분 1회분 분량(약 70g)에 탄수화물이 약 3g 정도로 매우 낮다. 또 탄수화물의 많은 부분이 섬유소라 1회분을 먹어도 혈당을 올리는 정도는 미미하다.

식이섬유소가 특히 많은 채소는 양배추, 브로콜리, 오이, (오이)고추, 당근 등이다. 채소는 대부분 생으로 먹어도 좋다. 그렇지만 양배추와 브로콜리처럼 십자화과 채소는 섬유소가 너무 많아 생으로 먹으면 소화 기능이 약한 사람들에겐 소화불량을 일으키고 가스가 차기 쉽다.

양배추의 황화합물인 일명 비타민 U 성분은 위점막을 강화하여 위궤양 치료에 도움이 되는 것으로 알려져 있으나, 생으로 먹었을 때 오히려 고섬유소가 위벽을 자극할 수도 있다.

브로콜리는 생으로 먹었을 때 목이 메고, 작은 꽃봉오리의 오돌토돌한 부분이 식도나 위점막을 긁을 수 있다. 따라서 소화기가 좋지 않고 설사를 자주 하는 사람들은 양배추나 브로콜리를 2~3분간 찌거나 살짝 데쳐서 먹으면 좋다.

이처럼 채소는 인슐린 저항 개선으로, 호르몬 균형을 되찾고 탄수화물 중독에서 벗어나는 데 꼭 필요한 식품이다. 그러나 채소를 좋아하는 사람은 정말 드물다. 섬유소가 많아 씹기가 힘들고, 과일과는 다르게 단맛이 거의 없으면서 풋내가 나기 때문이다. 왜 몸에 좋은 음식은 맛이 없다고 느낄까?

양배추나 브로콜리를 익혀 먹을 때의 tip

- 양배추나 브로콜리는 생으로 먹는 것보다는 2~3분간 쪄서, 만능소스인 초고추장이나 쌈장에 찍어 먹는 것이 손쉽게 먹을 수 있다.

- 브로콜리는 크고 단단한 것을 고른다. 그래야 익혔을 때 식감이 아삭하다.
- 2~3분간 찌게 되면 항산화 작용이 증가하면서 영양소 파괴를 최소한으로 할 수 있다.
- 너무 오래 찌면 채소가 물러져서 식감이 좋지 않고, 섬유소가 너무 부드러워지면 원래 식이섬유소 역할을 제대로 하지 못한다.
- 시간이 없을 때는 전자레인지를 사용해도 무방하다. 전자레인지는 영양소 파괴를 줄이면서 채소를 부드럽게 만들어 준다. 식감은 찐 것보다는 약간 떨어진다.

생각해보면 채소가 건강식품이 된 것은 현대인에게 비만과 같은 질병이 많아졌기 때문이다. 채소는 먹으면 배는 부르지만, 열량은 별로 없어 많이 먹어도 살은 찌기 싫은 현대인에게 딱 맞는 좋은 식품이 된 것이다.

채소가 맛이 없다고 느껴지면, 매끼 코끼리처럼 억지로 많이 먹으려고 하지 않아도 된다. 처음 1~2일은 1끼에 1~2회분이라도 먹는 것이 좋다. 천천히 오래 씹으면서 채소가 가지고 있는 싱그러운 향기를 음미해본다. 쌈장이나 초고추장은 웬만한 채소는 맛있게 만드는 만능소스이다. 요즘 오이고추는 맵지 않아서 먹기도 좋다. 당근은 약간 달콤한 맛이 있어 얇게 썰어 가지고 다니면서 스낵처럼 먹으면 좋다. 채소 먹기가 힘들면 채소 대신 방울토마토를 먹으면 된다.

채소는 항상 씹을 수 있을 정도로 식감이 살아있어야 채소 본연의 역할을 할 수 있다. 채소가 먹기가 힘들다고 믹서에 갈게 되면 채소가 작은 알갱이로 적어져서 섬유소가 제대로 구실을 못하게 된다. 또 씹지 않고 마시게 되면 식사 시간이 빨라져서 혈당을 자극할 수 있다. 따라서 채소즙은 채소 역할을 제대로 하지 못한다. 시판되는 채소즙이나 주스는 당이 많이 첨가되어 과일주스와 비슷해진다.

하루는 어떤 유명인이 방송에 나와서 본인은 '하루 1끼 식사'로 건강을 유지한다고 하길래 고개가 갸우뚱해졌다. 아침에는 채소를 갈아서 마시고, 늦은 점심 겸 이른 저녁을 딱 1끼 먹는다고 했다. 운동은 싫어해서 거의 하지 않으며 과일은 가끔 먹는다고 했다. 그런데도 몸집이 상당히 있어 보였다. 만약 이렇게 먹는다면 하루에

2끼를 채소즙이나 과일로 때우게 되며, 전체적으로 고탄수화물, 저단백, 저열량식을 하고 있다고 생각된다. 본인은 건강식을 하고 있다고 생각하지만, 인슐린 저항은 증가하고 운동과 단백질 부족으로 근육은 줄어들어 기초대사량은 감소하게 된다. 아침에 채소즙한 가지만 먹는 것은 하루 식사를 상당한 불균형식으로 만들기 쉽다.

견과류 간식은 신의 선물

우리가 다이어트를 하면서 가장 힘든 것이 공복감이다. 따라서 다이어트 시에 먹는 식품은 포만감을 나타내는 포만지수가 중요하다. 포만지수에 가장 영향을 많이 주는 것이 고단백과 고식이섬유소인데, 이 두 가지를 동시에 만족하는 것이 견과류이다. 견과류는 다이어트 하는 사람에게 '신이 보낸 선물' 같다는 생각이 든다. 실제로 하루에 아몬드를 간식으로 1회분씩 먹으면 이후의 열량 섭취량이 줄어든다. 견과류는 포만감을 줄 뿐 아니라, 견과류의 풍부한 단백질과 섬유소는 혈당을 천천히 상승시켜 혈당 조절에도 도움이 된다. 또 단일불포화지방산이 풍부해서 혈중 콜레스테롤이 개선되고, 뱃살을 빼는 데도 효과적이다.

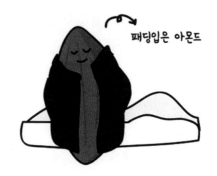

패딩입은 아몬드

최강자 견과류는 아몬드

대부분 견과류는 탄수화물 함량은 적고 단백질은 풍부하나, 견과류 종류에 따라서 함량이 조금씩 다르다. 탄수화물이 낮은 것에 중점을 두고 선택하려면, 한주먹(28g)당 탄수화물이 4g 이하인 브라질너트, 마카다미아, 호두, 피칸 등이 좋다. 브라질너트는 셀레늄이 너무 많아 하루에 2개까지만 권장한다.

영양성분에 따른 견과류

- 탄수화물이 낮은 견과류 : 브라질너트, 마카다미아, 호두, 피칸
- 단백질이 많은 견과류 : 땅콩, 아몬드, 피스타치오, 캐슈넛
- 섬유소가 풍부한 견과류 : 아몬드, 피칸, 땅콩
- 오메가-3 지방산이 풍부한 견과류 : 호두, 아몬드
- 포화지방이 낮은 것 : 피칸, 호두, 아몬드, 피스타치오

단백질이 풍부한 견과류를 택하고 싶으면 한주먹당 단백질 5g 이상인 땅콩, 아몬드, 피스타치오, 캐슈넛 등이 좋다. 섬유소가 풍부한 견과류로는 한주먹당 2.5g 이상이 들어있는 아몬드, 피칸, 땅콩 등이 있다. 이 중에 아몬드는 단백질, 섬유소, 오메가-3 지방산이 풍부하면서 포화지방산까지 낮아 매우 좋은 견과류임을 알 수 있다. 고지혈증이 신경이 쓰이면, 오메가-3 지방산이 특히 풍부하고 포화지방이 낮은 호두가 좋다(부록 참고).

3~4일

: 점심에 샐러드

시판되는 샐러드는 먹기 전 고단백 음식으로 만들어야

이틀 동안 단백질 셰이크와 달걀, 방울토마토(혹은 채소)로 구성된 3종 세트 메뉴를 삼시 세끼 먹었다면 이젠 변화를 줄 시간이다. 경험상 단조로운 식사는 이틀 이상 견디기 어렵다. 슬슬 싫증이 나고, 그동안의 극 저탄수화물 고단백식으로 인해 식욕도 많이 떨어져 있기 때문이다. 이제부터는 좀 산뜻한 식품으로 대체해야 즐거운 마음으로 다이어트를 할 수 있다.

3일째부터는 점심에 단백질 셰이크 대신 샐러드를 먹는다. 샐러드는 대부분 단백질 식품과 채소로 구성되어 있고, 거기에 드레싱이 추가되어 밥 없이 맛있게 먹을 수 있는 저탄수화물 음식이다. 채소를 싫어하는 사람은 많아도 샐러드는 대부분 좋아한다. 샐러드는 직접 만들어 먹기도 하지만 사 먹을 수도 있다.

시판되는 식사용 샐러드에는 대부분 각종 채소와 닭고기 가슴살 등이 들어있다. 어떤 것은 돈가스나 구운 베이컨을 잘게 잘라 넣어둔 것도 있다. 즉석식품이라 그런지 영양표시가 아예 없거나 열량 정도만 표시해 둔 것이 많다. 대부분 300~400kcal(드레싱 포함) 정도로 일반식사보다 열량이 낮다. 그런데 이 열량의 50% 정도가 드레싱인 지방으로부터 오기 때문에, 드레싱을 잔뜩 끼얹은 샐러드는 사실상 고지방식이 된다.

샐러드 1회분에는 닭고기나 돼지고기 튀김 등의 고기류가 들어

있지만, 단백질이 약 14g 정도밖에 되질 않아 1끼에 권장하는 단백질 30g을 채우기가 힘들다. 드레싱은 대부분 마요네즈나 올리브유를 베이스로 만들어져 드레싱에서 오는 단백질은 거의 0에 가깝다. 단백질을 채우기 위해 가장 쉽게 하는 방법은 완숙 달걀을 1개 으깨어 추가로 넣는 것이다. 완숙 달걀을 1개 추가하면 단백질은 22g 정도가 되어 샐러드는 고단백식이 된다. 만약 단백질을 더 늘리고 싶으면 연두부를 숟가락으로 조금씩 더 넣어 섞어주면 된다. 연두부 1회분은 150g 정도로 단백질이 8g이 추가되어 샐러드의 단백질이 30g을 넘게 된다.

필자의 경험으로는 시판되는 샐러드를 그냥 먹었을 때는, 단백질의 양이 적어 1~2시간 후에 배가 고파 자꾸 다른 음식을 먹게 된다는 것이다. 1끼에 적어도 단백질 30g이 넘어야 혈당이 천천히 상승하면서 포만감도 오래 지속되어 간식을 하지 않게 된다.

1끼 단백질 30g 이상은 야식을 하지 않는 보증수표이다. 밤늦도록 작업해야 하는 경우엔, 저녁으로 단백질 30g 이상(저탄수화물이면서 고단백)을 꼭 지키는 게 좋다. 그렇지 않으면 자꾸 밤에 군것질하게 된다.

이때 빵이나 케이크, 과자, 말린 과일 등의 탄수화물 간식을 먹으면 혈당 출렁거림이 심해진다. 이렇게 되면 계속 탄수화물 식품에 생각이 사로잡히면서 자신의 의지와 싸움을 벌여야 한다. 결국엔 선택 피로증이 오면서 자포자기로 이어진다.

샐러드의 운명은 드레싱이 좌우

샐러드는 생채소를 맛있게 먹을 수 있는 음식이다. 울긋불긋한 각종 생채소에 맛있는 드레싱을 얹어서 먹으면, 평소에 별로 맛없게 여겨지던 채소를 맛있게 또 많이 먹을 수 있다. 이렇게 맛있는 드레싱이지만 드레싱을 샐러드에 잔뜩 끼얹는 순간, 열량, 나트륨, 당, 포화지방이 순식간에 첨가된다. 드레싱으로 추가된 이러한 영양소들은 원래 채소가 가지고 있는 항산화제나 비타민, 무기질, 섬유소 등의 좋은 영양소 작용을 덮어버려 채소를 먹는 이점이 사라지게 된다.

"아니 몸에 좋은 음식이라고 해서 먹었는데..."

샐러드에 어떤 드레싱을 쓰느냐에 따라 샐러드의 운명이 갈리게 된다.

옛날에는 대부분 드레싱을 마요네즈를 베이스로 했다. 마요네즈를 베이스로 한 드레싱이 열량이나 포화지방, 당, 나트륨이 높다고 알려지면서 요즘은 콩이나 견과류, 카놀라유, 올리브유로 만든 드레싱이 많이 시판되고 있다. 이러한 드레싱들은 과거의 마요네즈 베이스 드레싱보다 불포화지방산이 풍부하고 콜레스테롤이 낮다. 그렇지만 맛을 내기 위해 많은 인공향, 인공색소, 방부제, 나트륨, 고과당 시럽을 쓰고 있는 경우가 많다. 구매 시에 이러한 식품 정보를 꼼꼼히 살피는 것이 좋다.

하버드 대학 공중보건대학에서는 좋은 샐러드의 조건으로 다음을 제시하고 있다.

대부분의 드레싱은 좋은 드레싱 1인분 기준인 열량 120kcal 이하는 충족하지만, 당 2g 이하, 포화지방 1g 이하는 만족하지 못하는 경우가 많다.

사우전드 아일랜드는 열량을 제외한 다른 영양소 대부분이 기준치를 초과하고 있다. 국내산 아몬드 호두 드레싱은 열량과 나트륨은 괜찮으나, 당과 포화지방이 기준치를 초과하고 있다. 건강에 좋다고 알려진 발사믹 올리브유 드레싱은 그나마 열량도 제일 낮고 포화지방도 적지만, 나트륨과 당은 기준치를 초과했다. 발사믹 올리브유의 당 함량(1인분 기준)은 오히려 사우전드 아일랜드 보다 더 많았다. 이는 발사믹 올리브유 드레싱의 지방함량을 대폭 줄이다 보니, 맛을 위해 당을 더 첨가한 것으로 볼 수 있다. 따라서 당에 신경을 쓰는 사람은 발사믹 올리브유보다는 아몬드 호두 드레싱이 더 나아 보인다.

시판하는 드레싱이 싫으면 집에서 간단하게 만들어 먹어도 된다. 가장 쉬운 것이 플레인 요거트에 레몬즙(혹은 사과 식초)을 넣거나, 두유에 땅콩가루, 사과식초, 메이플 시럽 등을 넣어 사용한다.

1인분 분량(2 큰 숟가락, 31g) 기준 드레싱의 영양소

드레싱 종류	열량 (kcal)	나트륨 (mg)	탄수화물 (g)	당 (g)	지방 (g)	포화지방 (g)	단백질 (g)
사우전드 아일랜드 (미국산)	115	269	4.5	4.5	10.3	1.5	0.3
아몬드 호두 드레싱 (국내산)	89	131	6	3.6	7	1.9	1.1
발사믹 올리브유 드레싱 (국내산)	49	266	5.7	5.7	2.8	0.4	0.5

출처 : 시판제품의 영양정보

5~7일

: 점심에 단백질 주식

5일째부터는 점심에 단백질 식품을 밥 대신 주식으로 먹기 시작한다.

단백질 식품은 탄수화물이 거의 없어 혈당지수와 혈당부하지수가 0에 가깝다. 물론 단백질 식품도 혈당을 높이기는 하지만 높이는 정도가 탄수화물을 반밖에 되지 않고 혈당을 올리는 속도가 느려 4시간 후에야 혈당이 정상에 도달한다. 그래서 보통 식후 2시간 이후 혈당을 기준으로 잡는 혈당지수에는 잘 잡히지 않아 혈당지수는 0에 가까워진다. 따라서 단백질 식품을 주식으로 먹으면 전체 식사의 혈당지수가 많이 떨어진다.

그렇지만 단백질 식품을 조리하면서 소금이나 간장, 고춧가루를 많이 쓰면, 맵고 짠맛을 중화시키기 위해 자꾸 밥을 찾게 된다. 따라서 단백질 식품을 주식처럼 먹으려면, 그 자체는 싱겁고 맛이 강하지 않게 담백하게 조리하는 것이 중요하다. 단백질 식품과 채소를

섞고 소량의 올리브유 같은 좋은 지방으로 맛을 내면 좋다. 이때 소금이나 간장은 소량 사용하거나 굳이 추가하지 않아도 된다. 단백질 음식이 너무 싱겁다고 느끼면 간장소스나 겨자소스, 우스터 소스에 살짝 찍어 먹는 것이 맛은 좋게 하면서 소금은 적게 섭취하는 길이다.

고기류

고기류 중에 별 조리과정 없이 쉽게 먹을 수 있는 것이 구이 종류이다. 구운 고기를 상치에 놓고 거기에 쌈장, 실파, 마늘 등을 얹어 한입 가득히 먹으면 그 맛이 과히 환상적이다. 그러나 고기 종류는 단백질에 동물성 지방을 항상 같이 가지고 있는 것이 문제이다. 또 고기의 지방에는 사육 시 동물에게 투여되었던 각종 합성 에스트로겐이나 환경 오염물질이 축적되어있기 쉽다.

고기 종류는 일반적으로 약 20%의 단백질을 가지고 있다. 따라서 고기 100g(여성 손바닥 크기) 정도 먹으면 단백질 20g을 쉽게 얻을 수 있다. 그렇지만 고기 종류에 따라 단백질의 양이 약간씩 달라진다. 부위에 따라 다르지만, 일반적으로 닭고기가 100g에 단백질 함량이 가장 높아 20g이 넘고 쇠고기는 20g 정도, 돼지고기는 20g 이하이다. 고기 종류별로 단백질 함량이 다른 것은 지방함량과 수분량이 다르기 때문이다.

지방의 순위는 단백질과 반대이다. 돼지고기의 지방함량 비율이 가장 높고(20% 내외), 다음이 쇠고기(10% 내외), 닭고기(1% 내외)이다. 이상과 같은 수치는 대부분 날것을 기준으로 했으나, 같은 고기류라도 부위에 따라 조리 방법에 따라 영양소 차이가 크게 나타난다(부록 참고).

쇠고기와 돼지고기, 어느 것이 다이어트에 더 좋을까?

쇠고기는 우리나라 사람들이 좋아하는 대표적인 고기류이다. 쇠고기는 돼지고기보다 단백질 함량이 높고 지방함량이 낮아 고단백식을 섭취하기에 좋은 식품이다.

쇠고기 중에 지방이 적은 부위로 우둔살, 홍두깨살 등이 있다. 이 부위는 건강에는 좋지만, 식감이 조금 퍽퍽해서 살짝 양념하면 맛있게 먹을 수 있다. 산적이나 불고기까지는 주식으로 먹을 수 있지만, 장조림, 육개장 등 양념이 진한 음식은 주식으로 먹기가 힘들다.

지방이 많지 않으면서 육질이 부드러워 진한 양념 없이 구이에 적합한 것은 안심, 등심, 채끝살 부위이다. 그중에서도 안심과 채끝살은 지방함량이 비교적 낮으면서 단백질이 풍부하다. 그런데 한우와 수입 육은 같은 부위라도 지방함량에 차이가 많이 난다.

한우와 수입육은 다양한 경로를 통해 유통되고 있다. 외국의 데이터를 살펴보았을 때 등심은 호주산이 지방함량이 4%, 미국산이 14%로 나와 있다.

호주산은 지방이 적은대신 단백질은 아주 높다. 호주산 쇠고기 100g(보통 음식점에서 파는 1인분)만 먹어도 단백질 30g을 섭취하게 되어, 1끼에 필요한 단백질을 채우게 된다. 맛도 담백하고 가격도 싼 편이다. 미국산은 지방이 많은 대신 풍미가 좋고 부드러워, 맛 위주로 선택하는 소비자들에게는 나름대로 인기가 있다.

호주산과 미국산 쇠고기(100g)의 영양 비교

식품명	열량(kcal)	단백질(g)	지방(g)	탄수화물(g)
호주산 쇠고기	163	30	4	0
호주산 등심	126	23	4	0
미국산 쇠고기	250	26	15	0
미국산 등심	244	27	14	0

호주산 데이터 : myfitnesspal (2020)
미국산 데이터 : USDA (2020)

한우는 지방이 약 10% 정도(갈비 제외)였으나 등급에 따라 차이가 난다. 쇠고기 등심은 지방이 2.9%인데, 마블링이 잘되어 아주 맛이 있는 1++등급은 지방함량이 22.8%로 무려 10배정도 차이가 난다. 쇠고기 등심 1++등급의 지방 비율은 한우 갈비의 지방 비율과 비슷하다. 고기를 선택할 경우 너무 높은 등급보다 중간 정도의 등급이 오히려 단백질이 많고 지방이 적으면서 맛도 괜찮다.

돼지고기는 어떨까? 돼지고기는 한국 사람들이 제일 많이 섭취하는 고기로 전반적으로 지방함량이 높아 부드럽다. 그런데 어떤 전문가가 TV에 나와서 돼지고기가 소고기보다 불포화지방이 더 많아 오히려 건강에 더 좋다고 이야기하는 것을 보았다.

그 전문가는 돼지고기의 불포화지방이 많은 것만 강조했지 포화지방도 쇠고기보다 더 많은 것은 쏙 빼고 이야기했다(물론, 인터뷰 내용을 편집했을 수도 있다).

쇠고기도 돼지고기보다 포화지방이 적다는 것이지 상당량 들어

있어, 쇠고기든 돼지고기든 붉은 육류의 섭취를 통해 단백질을 섭취하는 것은 일주일에 1~2회 정도로 하는 것이 좋다.

돼지 삼겹살은 먹어도 될까?

돼지 삼겹살은 돼지의 복부살로서 우리나라 사람들이 가장 좋아하는 고기류이다. 삼겹살을 구우면 수분이 날아가면서 지방이 녹아내리고, 그 지방이 뜨거운 열에 타면서 특유의 고소한 맛이 난다. 삼겹살을 계속 구우면 흘러나오는 육즙에 의해 고기가 다시 튀겨지면서 더 고소해지고 바삭해진다.

　돼지 삼겹살은 문헌에 따라 지방 비율이 매우 다르게 나타난다. 성분분석 시에 사용한 돼지 삼겹살이 서로 다르기 때문이다. 필자가 참고한 자료집에는 돼지 삼겹살의 지방 비율이 28.4%로 다른 부위에 비해 가장 높았다. 구웠을 때는 수분량이 줄어들면서 지방의 함량이 29.8%까지 높아졌다. 이는 지방이 많다고 알려진 돼지 갈비보다 더 높은 수치이다(부록 참고).

　돼지 삼겹살보다는 돼지 등심이나 돼지 안심을 먹는 것이 지방 섭취는 줄이면서 단백질 섭취를 높이는 길이다. 돼지 등심이나 안심은 굽거나 수육으로 삶으면 무게당 지방함량은 줄어들고 단백질 함량이 두 배 이상으로 늘어나는 이점이 있다.

베이컨, 햄, 소시지의 선택

베이컨이나 햄, 소시지는 우리나라 염장식품처럼 서구에서 고기를 오랫동안 보존하기 위해 가공해서 만들었던 것으로 우리나라로 치면 젓갈과 비슷한 것이다. 특히 베이컨이나 소시지는 지방함량이 20% 이상으로 높은 고지방 가공식품이다.

이러한 가공식품들은 구우면 상당한 양의 수분이 빠져나가고 지방이 농축된다. 특히 베이컨은 구우면 지방이 25.5%에서 41.8%로 증가하게 된다. 따라서 베이컨은 단백질 주식으로 먹지 않는 것이 좋고, 살짝 구워서 잘게 부수어 샐러드에 약간 뿌려서 맛만 보는 것이 좋다.

요즘은 햄이나 소시지를 이용한 제품들이 시중에 다양하게 팔리고 있고 맛도 있어 저탄수화물 고단백식에 많이 활용되는 것 같다. 특히 소시지는 몸에 지니고 다니기도 쉬워 끼니 대신에 다이어트에 많이 이용하는 것 같다. 언젠가 모 TV 프로그램에서 한창 인기 있는 가수가 다이어트 중이라고 하면서, 양복 안주머니에서 소시지를 갑자기 꺼내 먹는 것을 보고 놀란 적이 있다. 소시지는 가공 과정에 많은 염분이 추가되고, 몸에 좋지 않은 동물성 지방이 많으므로 조심해야 한다. 맛을 위해 소시지를 잘게 채 썰어 샐러드에 조금 섞어 먹는 정도는 괜찮겠지만, 주식이나 간식으로 먹기에는 곤란하다.

반면 햄은 소시지보다 고기 질이 양호하고 지방함량이 4.2%로 훨씬 낮아, 얇게 썰어 새싹채소와 같이 쌈을 싸서 가끔 주식으로 먹어도 무난하다.

하지만 햄이든 소시지든 질산염, 아질산염 같은 보존제, 발색제 등 많은 첨가물이 들어가 있어, 체내에서 니트로사민 같은 발암물질을 형성하게 된다. 니트로사민이 암을 유발하는지에 대한 많은 논란이 있지만 조심하는 것이 좋다. 또 햄이나 소시지, 베이컨은 일단 스모킹 과정을 통해 만들어지는데, 그을리는 스모킹 과정에서도 발암물질이 생성되는 것으로 알려져 있다.

닭고기와 오리고기 중 어느 것을 선택할까?

닭고기는 쇠고기, 돼지고기보다 지방함량이 매우 낮다. 닭고기 살코기(날것)의 경우에는 100g당 단백질이 24.0%로 높고 지방은 2% 미만이다. 닭고기의 지방은 대부분 껍질에 있어, 껍질을 벗겨낸 살코기는 지방함량이 대폭 낮아지게 된다. 살코기 외에도 다이어트하면 의례 닭가슴살이 떠오른다. 닭가슴살(날것)은 단백질은 23.3% 정도로 높으면서 지방이 가장 낮은 부위로, 100g 중 지방함량이 0.4g밖에 되지 않는다. 따라서 포화지방, 불포화지방이 모두 낮다. 지방함량이 낮은 대신 퍽퍽하고 먹기가 힘들다.

KFC에서 파는 닭고기 가슴살은 튀김옷 때문에 100g당 지방이 15.7g까지 높아지고, 튀김옷의 전분으로 인해 탄수화물 양도 10.4g으로 높다. 시중에서 일반적으로 팔리고 있는 닭튀김(프라이드 치킨)도 수분함량이 낮고, 100g당 지방함량이 17.1g까지 높아진다. 따라서 닭튀김의 지방함량은 한우 등심 혹은 수입육 등심보다 높다. 이렇게 되면 원래 닭고기가 가지고 있던 저지방 고단백 식품의 매력이 거의 없어진다고 보면 된다(부록 참고).

매콤하면서 달콤한 양념치킨은 어떨까? 이것은 닭고기를 튀기거나 구운 다음 더 진한 양념을 하게 되어 혀에서 느끼는 맛은 황홀할지 모르겠지만, 100g당 지방함량이 25.2g까지 높아지고 단백질은 상대적으로 16.8g까지 낮아진다. 결과적으로 쇠고기 한우 갈비 수준이 된다. 본인은 건강에 좋은 닭고기를 먹고 있다고 생각하겠지만 실제는 소갈비를 먹고 있는 셈이 된다.

양념치킨의 탄수화물(여기서는 대부분이 당) 양도 12.1g으로 상당히 높아 혈당 상승을 일으킨다. 또한 양념치킨은 특유의 진한 맛 때문에 많이 먹게 된다.

닭고기를 먹을 때는 가슴살을 삶거나 구워 찢은 다음, 샐러드나 냉채로 먹는 것이 좋다. 닭가슴살을 샐러드로 먹기가 싫증나면, 오븐에 구워서 핫소스에 찍어 먹거나 상추쌈을 싸서 먹어도 좋다. 외식이나 배달 시에는 프라이드보다는 오히려 통닭구이를 먹는 것이 지방이 적고 단백질은 더 많다. 또 닭을 푹 삶아서 백숙으로 한 다음 껍질을 제외한 살코기만을 먹으면 지방이 낮은 고단백식을 즐길 수 있다.

닭고기 오리고기의 조리법에 따른 지방과 단백질 순서

- 지방 많은 순(100g당)
  오리고기(집오리) 구운 것 > 닭고기 hot & spicy 넓적다리 KFC > 프라이드 치킨 > 닭고기 가슴 KFC > 통닭구이 > 닭고기 > 닭고기 가슴살 튀긴 것 > 닭고기 가슴살 구운 것

- 단백질 많은 순(100g당)
  닭고기 가슴살 구운 것 > 닭고기 가슴살 튀긴 것 > 통닭 > 프라이드 치킨 > 오리고기(집오리) 구운 것 > 닭고기 hot & spicy 넓적다리 KFC

오리고기(날 것)는 지방함량(100g당 27.6g)이 높아 쇠고기 갈비나 돼지 삼겹살 수준이다. 그렇지만 오리고기는 불포화지방이 포화지방의 2.2배 정도로 높아 건강에 좋다고 알려져 있다. 그런데 이때 비율과 양을 혼동해서는 안 된다. 전체 지방함량이 많아 포화지방도 높다(100g당 8.0g, 오리고기 날 것). 따라서 오리고기는 단위 무게당 수입산 쇠고기 등심이나 쇠고기 갈비보다도 포화지방이 더 많다.

이렇게 지방이 많은 오리고기도 껍질을 벗겨내어 살코기만 섭취한다면 지방함량이 8.1%(날 것), 11.2%(구운 것)로 떨어진다. 그렇지만 이 양도 닭고기보다는 여전히 높다. 따라서 오리고기는 닭가슴살만 먹어 싫증이 났을 때, 가끔 오븐에 구워 껍질을 벗긴 후 살코기로 먹거나 불고기로 조리하여 섭취하면 좋다.

주식으로 권장하는 고기요리

- 쇠고기 : 등심구이, 안심구이, 안심 스테이크, 우둔살 불고기, 채끝살 스테이크, 쇠고기 편육 겨자채, 쇠고기 완자전
- 돼지고기 : 등심구이, 안심구이, 돼지고기 양파 볶음, 돼지고기 수육 보쌈, 햄 채소볶음, 햄 채소 쌈
- 닭고기 : 닭가슴살 샐러드, 닭가슴살 새송이버섯 구이, 백숙
- 오리고기(껍질 벗긴 살코기) : 오리 부추 불고기

생선과 해산물

흰살생선과 등푸른생선, 어느 것이 다이어트에 더 좋을까?

생선이 고기에 비해 좋은 점은 무엇일까? 생선은 고기보다 100g당

단백질은 많으면서 포화지방함량이 낮다. 그중에 등푸른생선은 전체 지방함량이 높아 고기 수준과 맞먹을 수도 있지만, 현대인들이 가장 모자라기 쉬운 오메가-3 지방산을 많이 가지고 있어, 심혈관 질환의 예방에 오히려 도움이 된다. 그렇지만 등푸른생선은 흰살생선에 비해 얕은 바다에서 살아, 상대적으로 납이나 수은, 카드뮴 같은 중금속오염에 취약하다. 따라서 주로 흰살생선을 섭취하되, 등푸른생선은 반찬으로 일주일에 2회 정도로 먹는 것이 좋다. 등푸른 생선을 일주일에 2~3회 먹으면 비만과 심혈관질환 예방에 도움이 된다.

생선이 가지는 이러한 영양학적인 이점에도 불구하고 주식처럼 먹기가 어려운 이유는 특유의 비린내와 더불어 생선 살이 너무 적기 때문이다.

필자가 미국에 있을 때 금요일이 Fish day라고 해서 맛있는 생선구이 모습을 기대했으나, 카페테리아에 정작 나온 것은 생선 살만 발라서 네모 모양으로 튀기거나, 생선 살로 만든 필레 등이었다. 비린 맛을 최대한 줄이기 위한 조리법이지만, 생선이 온전한 모습으로 식탁 위에 올라오는 것을 미국 사람이 싫어한다는 이야기를 들었다. 특히 생선 눈이 자기를 노려보는 것 같아 약간은 무섭기도 하면서 싫다는 것이다.

요즘은 러시아나 노르웨이 같은 나라에서 수입되는 냉동 생선이 가격 면에서 접근하기가 쉽다. 생선 살만 발라서 냉동시킨 것을 구매하면 실속있는 구매를 할 수 있다. 흰살생선에는 가자미, 광어, 대구, 명태, 병어, 조기 등이 있다.

흰살생선은 대부분 단백질이 20% 전후로 높고, 말리면 단백질 함량이 단위 무게당 2~3배로 높아진다. 흰살생선은 단백질은 이처럼 풍부하지만, 지방함량은 3% 내외로 낮다. 깊은 바다에 살기 때문에 운동을 많이 하지 않아도 되어 살이 부드럽다.

가자미는 지방이 3.7%로 낮으면서 단백질은 22.1%로 닭가슴살 수준으로 높다. 맛이 담백하면서 살이 많고 냉동으로 구매하면 값도 비싸지 않아 주식으로 이용할 수 있다. 가자미 같은 생선을 주식으로 할 때는 구이나 찜 요리가 좋다. 이탈리아 요리에 많이 사용하는 올리브 마늘소스를 사용하면 소금으로 간하지 않아도 맛있게 먹을 수 있다. 올리브 마늘소스는 고추의 매콤한 맛과 레몬의 상큼한 맛이 어우러져 비린내를 잡아 준다.

가자미 다음으로 주식으로 먹을 수 있는 생선은 명태이다. 명태는 지방함량이 0.7g으로 포화지방은 0에 가깝고 단백질은 17.3%로 다른 흰살생선과 비슷하다. 이렇게 명태는 저지방 고단백 식품으로 안성맞춤이고, 무엇보다 값이 비싸지 않아 좋다.

명태를 손쉽게 먹기 위해서는 냉동된 동태 편으로 전을 만들어 먹거나, 명태 연육(알래스카에서 수입되는 명태살, 양념이 약하게 되어있어 조리하지 않고 먹을 수 있음) 혹은 동태살을 버터구이로 먹으면 주식처럼 먹을 수 있다.

명태를 살짝 말린 코다리는 지방의 함량은 여전히 낮으면서 단백질은 약 21.7%로 증가하여 약간 꼬들꼬들한 식감이 주식으로 하기에 좋다. 그러나 고춧가루나 고추장을 이용한 진한 양념의 코다리 찜은 오히려 밥도둑이 된다.

코다리를 주식으로 먹으려면 코다리 지리가 좋다. 지리를 만들 때 두부와 무, 콩나물, 미나리 같은 채소를 많이 넣어주고 홍고추를 넣어 매콤한 맛을 내면 소금을 덜 넣어도 맛있다. 코다리 지리는 국물은 남기면서 건더기 위주로 먹고, 코다리 살은 겨자 간장에 찍어 먹으면 주식으로 맛있게 먹을 수 있다.

북어는 명태를 해풍에서 더 건조하여 단백질 비율은 한층 높아져 61.7%까지 상승한다. 단순히 무게 당으로 따지면 100g당 북어의 단백질은 쇠고기 등심의 약 3배가 되어 초 고단백 식품이 된다(부록 참고). 지방은 여전히 낮고 탄수화물은 0에 가까워 혈당지수가 낮은 고단백 식품으로 아주 좋다. 조리할 시간이 없을 때, 혹은 닭가슴살 먹기가 싫증이 날 때는 북어포를 간식처럼 그냥 먹거나, 버터나 올리브유에 살짝 구워 먹으면 주식으로도 괜찮다.

북어 달걀 국 북어를 싱겁게 만들어 주식처럼 먹을 수 있는 음식이 북어 달걀국이다. 포화지방함량도 낮아서 탄수화물을 낮추는데 아주 좋은 음식이다.

북어 미역국 북어 국을 끓이기가 힘들다면 시판되고 있는 간편식인 쇠고기미역국을 구매한 다음 물을 넉넉히 붓고 북어포를 듬뿍 넣어 끓이면 북어 미역국이 된다. 북어 미역국은 단백질과 섬유소를 한 번에 많이 섭취할 수 있다. 이때 나트륨 섭취를 줄이기 위해서는 국물을 남기는 것이 좋다.

동태살 마늘 버터구이 동태살로 전을 부쳐 먹는 것도 좋지만, 전 부칠 때 들어가는 밀가루가 마음에 걸리면 동태살 마늘 버터구이가 훌륭한 주식이 될 수 있다. 이때 버터의 포화지방이 마음에 걸리면 스프레드 타입의 부드러운 마가린을 사용해도 된다.

어묵은 생선 살을 발라 밀가루와 양념 등으로 조미한 다음, 열을 가해 묵처럼 만든 것이다. 우리나라는 일본어인 '오뎅'과 같은 말로 쓰인다. 어묵에는 등푸른생선보다는 흰살생선과 잡어가 주로 사용되기 때문에 단백질이 10% 정도이면 준수한 편이다.

어묵을 구매할 때는 어육함량이 70% 이상인 것을 확인하는 것이 좋다. 어육함량이 낮으면 밀가루 양이 많아지면서 어묵이 단백질 식품이 아니라 오히려 탄수화물 식품이 된다. 달걀과 닭가슴살만 먹어 싫증이 났다면, 한 번씩 어묵탕이나 어묵튀김을 만들어 주식처럼 먹을 수 있다.

연어 스테이크와 연어회 연어는 지방함량이 날것 100g당 1.9g 수준으로 등푸른생선 중 가장 낮은 편에 속한다. 일반적으로 등푸른생선이 흰살생선보다 지방 비율이 높지만, 연어는 등푸른생선에 속하면서도 지방 비율은 가자미나 도미보다 더 낮다. 따라서 쉽게 산패가 되지 않고 비린내도 덜 나서 주식으로 먹을 수 있다.

연어는 살이 많아 스테이크로 만들면 주식으로 먹기에 좋다. 연어(생것)은 단백질 비율이 20.6%로 높아 가끔 연어 스테이크를 먹으면 맛도 있고 기분 전환도 된다.

요즘은 에어프라이어기가 나와서 연어를 쉽게 조리할 수 있다. 연어 스테이크를 만들 때는 요리하는 동안 기름이 많이 빠지게 되므로, 연어에 올리브 기름을 발라 주면 불포화지방산을 보충할 수 있다. 소금과 후추로 살짝 간을 하고, 먹고 싶은 채소를 듬뿍 넣어서 같이 조리하면 채소도 함께 먹을 수 있어 좋다.

연어 스테이크를 만들 시간적인 여유가 없다면, 연어를 깨끗이 씻은 다음 썰어서 연어회로 먹을 수도 있다. 연어회로 먹을 때는 초고추장 혹은 겨자 간장에 찍어 상추, 깻잎 등으로 몇 장씩 겹쳐서 쌈으로 먹으면 주식으로 먹을 수 있다. 이렇게 먹으면 섭취하는 채소의 양도 많아져 섬유소 섭취가 늘어나면서 포만감이 오래간다.

우리나라는 삼면이 바다로 둘러싸여 있어 생선 외에 오징어, 낙지, 주꾸미, 새우, 굴, 조개류 등 다양한 해산물이 풍부하다. 이러한 해산물들은 질 좋은 단백질이 많고 지방함량이 1% 내외로 매우 낮아, 저탄수화물 고단백식에 아주 좋은 식품이다.

서구 사람들은 단백질 급원으로 거의 고기류밖에 없는 데 반해, 우리는 너무나 다양한 해산물을 가지고 있으니, 어느 걸 고를까 하는 것도 행복한 고민이다. 고기로 고단백식을 하다 보면 동물성 지방 섭취량도 덩달아 높아져 포화지방 때문에 항상 문제가 된다. 그런데 해산물들을 활용하면 그런 문제가 없고, 식단이 단조롭지 않아 즐거운 마음으로 다이어트를 할 수 있다. 그리고 비린내가 별로 없어 생선을 싫어하는 사람도 맛있게 먹을 수가 있다.

오징어, 낙지, 문어 모두 지방함량이 매우 낮은데, 그중에 오징어가 1.3% 정도이고, 문어, 낙지, 주꾸미 등은 지방이 1% 미만으로 거의 없다고 보면 된다. 오징어는 다른 해산물에 비해 단백질 함량이 상당히 높아 고기류와 비슷하다. 오징어 1마리가 200g 정도 되니 1마리만 먹어도 단백질을 40g가량 섭취하게 되어 1끼에서 권장하는 30g을 넘게 된다. 오징어는 문어나 낙지보다 값도 싸기 때문에 오징어를 많이 활용하는 것이 좋다.

오징어의 유일한 단점은 콜레스테롤이 100g(오징어 반 마리)당 228mg으로 높다는 것이다. 그렇지만 많은 연구에서 식사로 섭취하는 콜레스테롤이 실제로 혈액 콜레스테롤 상승에 별 영향을 미치지 않는다는 사실이 밝혀졌다(고지혈증 환자나 당뇨 환자는 조절 능력이 떨어지므로 콜레스테롤 섭취량을 하루 200mg 이하로 섭취할 것을 권장한다). 따라서 건강한 사람들은 오징어를 콜레스테롤 때문에 기피할 필요가 없다. 또 이들 해산물에는 타우린이 같이 들어있고 타우린은 혈액의 콜레스테롤이 높아지는 것을 상쇄하는 효과가 있다.

오징어찜과 오징어순대 오징어를 주식으로 먹을 수 있는 좋은 방법은 오징어찜이나 오징어순대로 쪄서 먹는 것이다. 오징어찜은 내장을 빼지 않은 채로 찜기에 통째로 쪄서 초고추장에 살짝 찍어 먹으면 그 자체로 맛이 있어 주식으로 삼을 수 있다.

오징어순대는 오징어의 내장을 빼고 거기에 잡채 재료인 당면, 쇠고기, 당근, 버섯 등으로 속을 만들어 넣고 쪄내는 것이다. 맛은 있지만, 당면이 들어가 자칫하면 탄수화물이 높아질 수 있고, 또 손이 많이 가서 자주 먹기는 쉽지 않다.

낙지는 콜레스테롤 함량이 100g당 104mg으로 오징어의 반밖에 되지 않는다. 또 단백질은 10g 정도로 고기보다는 적지만 포화지방이 거의 없다. 요즘엔 냉동 낙지가 수입되고 있으나 오징어보다 값이 비싼 것이 흠이다.

낙지와 주꾸미는 간장, 식초, 생강 등으로 맵지 않게 볶아서 먹을 수도 있지만, 데쳐서 숙회로 먹는 것이 간편하다.

새우는 오징어 다음으로 단백질이 많으면서 지방은 여전히 1%로 낮지만, 콜레스테롤이 100g당 152mg으로 해산물 중에서는 높은 편에 속한다. 모처럼 일식집에서 비싼 음식을 시켜놓고도, 콜레스테롤이 무서워 새우튀김을 못 먹는 사람들이 있었다. 그럴 때 필자는 상대방이 당뇨나 고지혈증이 아니라면

"자주 먹지도 않고 어쩌다 한번 먹는 것인데 마음 편히 드시라"고 했다.

집에서도 가끔 식단에 변화를 주고 싶을 때, 새우를 주식으로 튀겨 먹는 것도 괜찮다. 오메가-3 지방산이 많고 발연점이 높은 카놀라유나, 퓨어 올리브유(엑스트라 버진은 발연점이 낮아 튀김에는 적당하지 않다)를 사용해서 튀겨먹으면 좋다. 그렇지만 튀김에는 탄수화물 식품인 밀가루, 빵가루 등이 들어간다. 또 좋은 지방산을 가진 기름이라고 해도, 튀길 때 트랜스지방산과 여러 가지 발암물질이 만들어지므로 가끔 먹는 것이 좋다.

요즘 마트에서 비교적 싸게 살 수 있는 냉동 새우살을 살짝 데쳐, 초고추장이나 토마토소스와 먹으면 주식으로 손쉽게 먹을 수 있다. 여러 가지 채소와 함께 볶은 새우볶음도 맛이 연해서 주식으로 쓰인다.

멍게나 조개, 굴 등은 수분 비율이 높아 단백질 함량은 100g당 10g 미만이다. 단백질은 다른 해산물보다 다소 떨어지지만, 지방이 2g 내외로 낮다. 특히 콜레스테롤이 오징어나 주꾸미보다 현저히 낮아서 다이어트 식품으로 제격이다. 조개는 주식으로 먹기에는 살이 적지만, 홍합탕은 그래도 주식으로 먹을 수 있다. 홍합 자체에 맛이 있으므로 그냥 끓이거나 쪄내면 된다. 굴은 생으로 먹을 수도 있지만, 생것을 싫어하는 사람들은 굴전이나 굴국을 끓여 먹으면 좋다.

해삼은 수분함량이 90% 이상으로 높아 질감이 부드럽고 지방 비율이 0.4%, 콜레스테롤이 0에 가까워, 혈액 콜레스테롤이나 지방을 걱정하는 사람들에겐 최상의 식품이다. 그렇지만 단백질 비율이 3.7%로 낮아 채소와 비슷하여 단백질 식품이라고 부르기 힘들다. 열량도 100g에 25kcal로서 채소만큼 낮다. 그러니 해삼을 주식으로 먹었을 때는 다른 단백질 식품만큼 포만감이 오래 느껴지지 않는다. 게다가 값도 비싸다. 해삼은 주식으로 먹기보다는 그냥 반찬으로 가끔 맛있게 먹는 것이 좋겠다.

피해야 할 해산물 음식 - 생선조림, 간장게장, 젓갈

단백질 식품(고기, 생선, 알 및 콩류)은 대부분 탄수화물을 아주 소량 가지고 있어서 탄수화물을 계산할 때는 0으로 계산해준다. 따라서 혈당부하지수(GL)는 자연스럽게 0이 되어 거의 혈당에 영향을 미치지 않는 것으로 간주한다. 그러나 단백질 식품 중에서 대두 같은 콩 종류는 실제로 탄수화물이 무게당 약 31%나 되어, 혈당지수(GI)가 30으로 나타난다.

콩 조림 같은 경우에는 설탕이 추가되어 혈당지수가 40 정도로 높아진다. 그렇지만 콩 조림 1인분 분량이 적어(20g), 실제 1인분 먹었을 때 혈당을 올리는 정도인 GL은 3.8로 매우 낮다. 그 밖에 오징어 조림, 메추리알 조림, 고등어조림에도 설탕이나 물엿이 소량 추가되지만, 생선이나 메추리알 등은 탄수화물이 거의 없어 전체적으로 GL이 매우 낮다.

그러나 외식 시 생선조림은 조심해야 한다. 음식점에서 주메뉴로 팔고 있는 생선조림은 맛을 진하게 만들기 위해 고추장, 간장, 설탕 등을 지나치게 많이 넣는 것이 문제이다.

우리 집 근처에 고등어조림, 갈치조림으로 유명한 음식점이 있어, 소모임을 그 집에서 자주 했다. 그런데 이상하게도 그 집에서 식사(특히 저녁)만 하면 과식을 했고, 다음날 체중이 어김없이 0.5~1kg 올라가 있었다. 주 반찬이 맵고 짜서 그런지 딸려 나오는 반찬도 모두 짭짤했다. 묵은지 김치, 젓갈 등... 입안에 남아있는 짜고 매운 맛을 희석하고 싶어 자꾸 밥을 먹었다. 주변 사람들도 추가로 공깃밥을 시켜서 먹고 있었다.

밥을 많이 먹으면서 소금 섭취까지 많으니 다음날 얼굴이 많이 붓고 체중이 올라갈 수밖에 없었다. 등푸른생선에서 섭취한 오메가-3의 좋은 작용이 고탄수화물, 고염 식사 때문에 다 가려질 것이 뻔했다. 다음 모임을 할 때는 그 집에서 유일하게 맵지 않은 반찬인 뚝배기 달걀찜을 시켰다. 그것으로 우선 배를 채우고 다른 반찬은 소량씩 맛만 보면서 밥양을 줄였다. 그렇게 했더니 다음날 체중이 불어나지 않았다.

생선을 외식에서 먹으려면 조림보다는 구이가 낫다. 설탕이 추가되지 않기 때문이다. 그래서 대부분의 갈치구이, 꽁치구이 같은 것은 GL이 0이다. 그렇지만 자반고등어 구이처럼 소금이 지나치게 많은 구이류는 조심해야 한다. 짠 반찬으로 인해 밥을 많이 먹기 때문이다.

어느 날 TV에서 요리 프로그램을 진행하는 유명한 여배우가 집으로 손님들을 초대해서 대접하는 장면을 보게 되었다. 밥상에는 맛있는 반찬들이 즐비했다. 그중에서도 간장게장과 굴비가 돋보였고, 각종 장아찌류, 묵은지 김치 등이 청국장찌개와 함께 놓여있었다. 평소에 잘 먹어보지 못하는 귀한 반찬이라 손님들은 맛있게 식사를 했지만

"저분들 내일 아침이면 부종이 엄청 심해지겠네." 하고 걱정이 되었다.

내 눈에는 소금이 너무 많은 밥도둑 반찬들로 보였지만, 그 여배우는

"난 이렇게 짭짤한 반찬이 없으면 밥을 먹은 것 같지 않아요." 했다. 순간

"저런 반찬을 거의 매일 먹는다면 건강이 정말 큰 일이지." 생각했다. 그러다 우연히 다른 프로그램에서 그분이

"온갖 만성 질병을 다 달고 산다." 하고 고백하는 것을 보고 안타까운 마음이 들었다.

간장게장이나 굴비 등 모두가 옛날에 냉장고가 없던 시절에 식품을 오래 보존하기 위해 만든 것이다. 게는 1년 중 수확 시기가 몇 달밖에 없는 데다, 게살이나 내장에 불포화지방산이 많아 금방 산패

되면서 부패한다. 그래도 간장에 담아서 짜게 해두면 오랫동안 먹을 수 있다. 굴비나 자반 고등어 역시 마찬가지이다. 특히 내륙지방에 사는 사람들은 교통수단이 발달하지 않았던 시절에 신선한 생선을 구하기 어려워 생선에 소금 간을 해서 꾸덕꾸덕 말려서 먹었다.

어릴 때 어떤 음식을 먹고 자랐느냐가 커서도 그 사람의 입맛에 두고두고 영향을 미치게 된다. 그 여배우도 어릴 때 먹던 그 짭조름한 반찬에 미각이 적응되어, 싱거운 반찬은 맛없게 느껴지게 된 것이리라.

식사할 때 짜고 매운 반찬을 먼저 먹고 나면, 나머지 반찬들이 싱겁게 여겨지면서 계속 짠 반찬을 찾게 된다. 결과적으로 밥의 섭취량이 많아지면서 다른 싱거운 반찬은 먹지 않게 되어, 식사의 다양성이 떨어진다. 이렇게 되면 식사는 지나치게 고탄수화물 식사가 되면서 비타민, 무기질이 부족해지기 쉽다.

어느 날 지방의 '전문 농업인 최고경영자과정'에 식생활 강연을 간 적이 있었다. 전문 농업인 대부분이 50~60대로 보이는 남성들이었다. 강연 후 점심 회식에 참여하게 되었다. 최고위 과정의 마지막 식사라 그런지, 식탁 위에는 각종 고기요리, 생선요리, 나물, 냉채, 잡채 등 반찬들이 정말 많았다.

필자의 앞에 앉은 회장이라고 하는 분은 그 많은 반찬 중 첫 젓가락으로 오징어젓을 듬뿍 집더니, 밥에다 비벼 먹기 시작했다. 그런 그의 모습에 짐짓 놀라서 그가 식사하는 것을 안 보는 척하면서 계속 관찰했다.

"젓갈 다음에는 무엇을 드실까?" 다음은 김치였다.

그 회장님은 젓갈과 김치를 먹으면서, 숟가락으로 밥을 수북이 떠서 먹었다. 금방 밥 반 공기(1/2공기) 정도가 없어졌다. 다음에는 남은 밥을 된장국에 휙 부어 말아서 후루룩 먹으니, 밥 1공기가 순식간에 없어졌다. 식사를 마치는데 채 5분이 걸리지 않았다.

요즘에는 냉장고가 보급되어 얼마든지 신선하게 먹을 수 있지만, 일부 사람들은 여전히 염장식품의 짭조름하면서도 자극적인 맛에서 벗어나지 못하고 있다. 특히 나이가 들수록 이런 경향이 강하다.

콩과 콩 제품

콩과 콩 제품의 논란

우리나라 사람들은 옛날에 고기를 일 년에 1~2번밖에 먹질 못해도 단백질 결핍이 심하지 않았다. 그것은 식물성 단백질 중에서도 상당히 질이 좋은 콩과 두부, 된장 같은 콩 제품을 먹었기 때문이라고 생각된다. 밥이 주식인 우리나라에서 콩과 쌀은 단백질의 질적인 면에서 서로 궁합이 잘 맞는다. 왜냐하면 쌀 단백질에 부족한 필수아미노산인 라이신과 트레오닌이 콩에는 풍부하기 때문이다. 따라서 그냥 쌀밥보다 콩밥을 먹으면, 쌀과 콩 단백질의 상호보완작용으로 인해 콩밥의 단백질 질이 월등히 높아진다.

우리 선조들은 땅을 활용하는 지혜가 출중하여 논두렁이나, 자투리땅도 밭으로 만들어 콩을 심었다. 그래서 옛 노랫말에도 콩밭이 곧잘 등장한다. 하지만 최근엔 생산량이 많지 않아 콩을 식재료로 쓰는 대부분의 가공품에서는 수입산 콩을 활용하고 있다(국산 콩은 국내산이라고 하여 비싼 값에 팔리고 있다).

수입 콩은 유전자 조작을 한 GMO 콩들이 많은데, 특히 미국에서 수입한 콩은 거의 유전자 조작 콩이라고 생각하면 된다. 'GMO 콩이 유해한가'에 대한 논란이 많지만, 아직 과학적으로 증명된 것이 별로 없다. 대부분 동물실험 데이터가 많으며, 사람을 대상으로 한 대규모 데이터는 구하기가 힘들다. 더구나 세대를 거쳐 다음 세대까지 미치는 유해성 효과에 대해서는 알기가 어렵다.

미국처럼 동물성 단백질이나 지방을 너무 먹어서 골치가 아픈 나라에서는 일찍이 콩이나 두부를 약간은 신비한 동양의 건강식품으로 소개했다. 요즘은 미국의 작은 마트에서도 두부를 팔고 있어 손쉽게 구할 수 있다. 미국 사람들은

"콩이나 두부가 몸에 좋은 건 알지만, 맛이 없어 못 먹겠다."라고 한다.

또한 남자들 상당수는 콩이나 두유의 항산화제인 이소플라본이 유사 에스트로겐으로 작용하여, 남자의 남성성이 줄어들거나 근육이 저하된다는 두려움을 가지고 있다.

그렇지만 2018년에 '차바로' 박사는 공동저자로 참여한 연구에서,

"콩이나 콩 제품이 남성의 생식기능 저하와 관련이 있다는 근거가 없다"라고 발표했다. 반면에 콩과 콩 제품은 오히려 불임 치료를 받는 여성에게는 좋은 효과가 있다고 결론을 내렸다.[17] 이로써 콩과 콩 제품 논란에 종지부를 찍었으니 콩이나 두부, 두유 같은 좋은 식물성 단백질을 적극적으로 식단에 활용하는 것이 좋다.

두부는 불린 콩을 갈아서 끓인 다음, 비지를 짜내고 남은 두유를 응고시킨 식품이다. 두부는 콩보다 수분이 많고 만드는 과정에 상당량의 식이섬유가 비지로 빠져나가 부드러운 식감을 가지게 된다. 두부는 100g당 단백질은 콩에 비해 적지만, 1인 1회분 분량으로 따지면 두부 1/5모(약 80g)에 단백질이 7~8g 정도 들어있고 먹기가 쉽다는 것이 장점이다. 콩(대두)은 20g을 먹어야 단백질을 7~8g 정도 섭취하게 되는데 실제 20g은 큰 숟가락으로 2.5숟가락 정도가 되어 일상 식사에서는 이만한 양의 콩을 먹기가 힘들다.

두부를 만드는 과정에서 두유(콩물)를 응고시킬 때 두유의 지방 성분이 단백질에 싸여 같이 응고되기 때문에, 두부의 지방 비율은 식물성 식품치고는 꽤 높다. 쇠고기, 돼지고기 안심, 햄, 달걀, 등푸른생선 등과 함께 중지방 어육류에 속한다. 하지만 두부의 지방량은 서구 사람들이 많이 먹는 스테이크, 소시지, 베이컨 등에 비해 적으면서 불포화지방산이 많다. 그래서 서양에서는 두부를 '살이 찌지 않는 치즈'(실제로 페타치즈와 모습이 비슷하다)로 부른다.

두부를 이용한 요리는 무수히 많지만, 두부를 주식으로 먹을 만한 요리는 많지 않다. 간단하게는 두부를 납작하면서도 큼지막하게 썰어, 올리브유나 카놀라유, 혹은 아보카도유에 지져 두부전을 만들어 먹으면 좋다. 또 두부를 으깨어 달걀 물과 함께 섞고, 다진 양파나 파프리카 같은 채소를 넣어 전으로 만들어도 된다.

필자가 먹어본 것 중에서 가장 쉽고 잘 먹을 수 있는 것은 삶은 두부에 열무김치를 얹어서 먹는 것이었다. 두부의 담백한 맛과 열무

김치의 매콤한 맛이 잘 어울렸고 무엇보다 쉽게 질리지 않아 좋았다.

비지는 두부를 만들고 남은 찌꺼기로, 값이 싸서 예로부터 가난한 사람들이 먹는 식품이라는 생각이 강했다. 오죽하면 '싼 게 비지떡'이란 말이 있지 않은가! 그런데 비지의 단백질은 두부보다 적지만(두부의 1/3수준), 콩 껍질 성분인 섬유소가 다량 포함이 되어있고 지방함량도 적어, 최근에는 다이어트 식품으로 자리 잡게 되었다. 그렇지만 비지에 김치나 고기를 썰어 넣어 매콤한 비지찌개로 만들어 먹게 되면, 자칫 밥을 많이 먹을 수 있어 싱겁게 조리하는 것이 좋다. 비지에 튀김가루를 약간 섞고 달걀, 부추나 쪽파 등을 넣은 다음 비지전으로 만들어 먹는 것이 주식으로 좋다.

순두부찌개와 연두부

순두부는 제조 과정에서 두유가 조금 덩어리진 상태에서 그대로 윗물과 함께 떠서 먹는 것이다. 두부보다 수분함량이 많고 부드러워, 찌개 등 요리에 많이 쓰인다. 순두부찌개는 프랜차이즈가 생길 정도로 한국 사람이 좋아하는 메뉴이다.

필자가 근무했던 학교 인근에는 매운 순두부찌개만 팔았고, 달걀도 미리 찌개 속에서 아주 단단하게 익어있어 맛이 별로 없었다. 그런데 이상하게도 매운 순두부찌개만 먹고 나면, 식후에 맥박이 뛰고 현기증이 나면서 시야가 뿌옇게 흐려지는 식후 반응성 저혈당 증세가 심하게 나타났다. 당시에는 이유를 잘 몰랐는데 지금 생각해보니, 매운 순두부찌개를 먹느라고 밥을 1그릇을 다 먹은 데다(다른 반찬은 별로 없었다), 혈당이 가파르게 올랐다 다시 떨어질 때 활성화되는 교감신경계가 순두부의 매운맛에 더 자극되어 일어난 것이었다. 그런 일이 반복되면서 자연스럽게 매운 음식을 별 좋아하지 않게 되었다.

따라서 순두부찌개를 주식으로 하려면 순두부 지리가 좋다. 채소와 해산물을 듬뿍 넣어 맵지 않게 끓이고, 싱거운 반찬과 같이 먹는 것이 좋다. 두부 전문점에서 직접 제조한 순두부는 아무것도 넣지 않고 그냥 끓여도 맛있다. 순두부 지리가 맛있으려면 싱싱한 순두부를 사는 것이 다른 무엇보다 중요하다.

연두부는 두유의 단백질이 응고되면서 생기는 맑은 물을 완전히 빼지 않고, 어느 정도 남아 있을 때 플라스틱 주머니에 넣어 응고시킨 것이다. 상당히 부드럽고 말랑말랑해서 먹기가 좋다. 요즘은 식사 대용 혹은 간식용으로 숟가락으로 떠먹을 수 있는 연두부가 많이 팔리고 있다. 연두부에 초간장을 뿌려 먹으면 맛있게 먹을 수 있다.

연두부의 좋은 점은 다른 반찬에 넣어주면 무슨 반찬이든 고단백식이 된다는 점이다. 채소 샐러드에도 넣고, 볶음밥이나 카레라이스 등 일품요리 먹을 때 혹은 맑은국에도 마지막에 넣고 살짝 끓이면 고단백식이 된다. 연두부 자체가 맛이 순하고 특징적인 맛이 없어 웬만한 다른 식품과 맛이 어울린다. 값도 아주 비싸지 않으니 다이어트 시에 많이 이용하는 것이 좋다.

콩을 닮은 팥은 단백질 식품일까?

우리나라 사람들은 예로부터 팥밥이나 팥죽을 잔칫날에 먹었다. 팥의 생산량이 많지 않아 팥이 귀했고 붉은색이 귀신을 쫓는다는 믿

음까지 있었다. 팥으로 만든 음식은 좋은 운을 가져다주는 음식으로 간주했다. 필자도 어릴 적 가을 추수할 때 먹었던 팥밥을 아직도 잊을 수가 없다.

팥은 두류로 분류하지만, 영양소 측면에서 콩과 다르다. 콩은 말린 것 기준으로 단백질 함량이 35%, 지방은 18% 정도로 높지만, 탄수화물은 30% 정도로 낮다. 이에 비해 팥은 단백질이 20% 이하이면서 지방이 0.1%로 매우 낮고, 대신 탄수화물은 67~68% 정도로 높아 곡류에 가까운 느낌이 든다. 녹말이 많은 팥은 삶았을 때 부드럽게 잘 으깨어지고 약간의 단맛이 있다. 그래서 팥을 소로 만들어 떡이나 빵 속에 넣어서 먹었고, 동지엔 팥죽을 쑤어먹었다. 팥은 섬유소가 곡류보다 훨씬 많아 팥밥은 흰밥보다 혈당지수가 낮고, 먹고 난 뒤 포만감을 많이 느끼게 된다.

이처럼 팥은 콩과 비슷한 모습을 하고 있고 같은 두류에 속하지만, 단백질이 콩의 반밖에 되지 않아 단백질 식품으로 보기 어렵다. 단백질과 섬유소를 동시에 많이 먹고 싶으면 팥보다는 콩을 택하는 것이 훨씬 좋다.

1~2일(극 저탄수화물 고단백식) 식단의 예: 인슐린 저항을 떨어뜨리는 응급식사

단백질 셰이크, 완숙 달걀, 방울토마토(혹은 채소)가 기본이 됨.

끼니	식단	영양소
아침	단백질 셰이크 1잔, 완숙 달걀 1개, 방울토마토 5개	단백질 : 33g, 탄수화물 : 4g, 열량 : 191kcal
점심	단백질 셰이크 1잔, 완숙 달걀 1개, 양배추 데친 것 1접시(쌈장)	단백질 : 35g, 탄수화물 : 6g, 열량 : 209kcal
오후 간식 (4시)	무가당 요플레 1개, 아몬드 1주먹, 방울토마토 5개	단백질 : 3g, 탄수화물 : 13g, 열량 : 201kcal
저녁	단백질 셰이크 1잔, 완숙 달걀 1개, 브로콜리 데친 것 1접시(쌈장)	단백질 : 35g, 탄수화물 : 6g, 열량 : 209kcal
저녁 간식	카페라테(무카페인, 무설탕), 아몬드 반 주먹, 방울토마토 5개	단백질 : 1.5g, 탄수화물 : 3.1g, 열량 : 78kcal
합계		단백질 : 108g, 탄수화물 : 32g, 열량 : 888kcal

* 영양소 : 식품교환표에 따라 계산(식사요법, 교문사). 시판제품은 영양 정보 참고

단백질 셰이크 1잔	30g	단백질 25g	탄수화물 3g	113kcal
달걀 1개	55g	단백질 8g	탄수화물 0g	75kcal
방울토마토 5개	15g	단백질 0g	탄수화물 0.7g	3kcal
양배추 1접시	70g	단백질 2g	탄수화물 3g	20kcal
브로콜리 1접시	70g	단백질 2g	탄수화물 3g	20kcal
아몬드 1주먹(20알)	20g	단백질 0g	탄수화물 0g	112.5kcal
무가당 요플레 1개	85g	단백질 3g	탄수화물 12g	85kcal
카페라테 1잔 (블랙커피에 지지방 우유 사용)	50g	단백질 1.5g	탄수화물 2.5g	20kcal

1~2일(극 저탄수화물 고단백식) 식단의 원칙

- 아침, 점심, 저녁은 기본적으로 단백질 셰이크, 완숙 달걀, 방울토마토(혹은 채소)로 구성한다.

- 간식으로는 무가당 요플레, 견과류, 방울토마토, 채소, 카페라테 등을 먹고 허기질 때도 먹는다. 계속 허기지면 단백질 셰이크나 달걀을 먹는다.

- 저녁 간식은 취침 전 적어도 4시간 전에 먹는다.

- 단백질 셰이크 : 1인분(보통 30g)당 단백질 20g 이상, 탄수화물 3g 이하 들어있는 것이 좋다.

- 완숙 달걀 : 달걀은 완숙이거나 구운 달걀이어야 포만감이 오래 간다

- 채소 : (방울토마토), 양배추, 브로콜리, 오이, 오이고추, 당근 등에서 선택, 이때 양배추나 브로콜리는 데쳐서 먹는 것이 먹기가 수월하다.

- 과일 : 과일은 방울토마토 외에는 제한한다.

- 하루 탄수화물 섭취량을 50g 미만으로, 단백질 섭취량은 90g(체중 60kg 기준) 이상으로 유지한다.

- 물은 하루에 5~6잔 충분히 마신다. 물 대신 엷은 차도 괜찮다.

- 취침 4시간 전부터는 아무것도 먹지 않는 것을 원칙으로 한다.

- 밥, 떡, 빵, 면류, 케이크, 과자, 초콜릿, 쿠키 등과 가당 음료수는 피한다.

- 종합비타민은 하루에 1번, 프로바이오틱스는 아침, 저녁으로 2번 먹는다.

주의점
하루에 단백질 섭취량을 약 90g 이상으로 유지하면서, 탄수화물 섭취를 하루 50g 미만으로 섭취하면 허기가 지지 않아야 정상이다. 만약 이때 크래커나 빵, 떡 같은 곡류를 조금이라도 먹으면, 혈당이 출렁거리면서 배가 고프게 된다. 혹시 배가 고프면 무가당 요플레, 견과류, 방울토마토, 카페라테 등을 선택해서 먹는다.

3~4일(극 저탄수화물 고단백식) 식단의 예: 인슐린 저항을 떨어뜨리는 응급식사

점심을 샐러드로 바꾸어 식단에 변화를 줌.

끼니	식단	영양소*
아침	단백 셰이크 1잔, 완숙 달걀 1개, 방울토마토 5개	단백질 : 33g, 탄수화물 : 4g, 열량 : 191kcal
점심	샐러드 1인분**(주로 닭가슴살 제품 선택) (달걀 완숙 으깬 것 추가)	단백질 : 22g, 탄수화물 : 24g, 열량 : 410kcal
오후 간식 (4시)	무가당 요플레 1개, 호두 1주먹, 방울토마토 5개	단백질 : 3g, 탄수화물 : 13g, 열량 : 201kcal
저녁	단백질 셰이크 1잔, 완숙 달걀 1개, 오이고추 2개, 쌈장 소량	단백질 : 35g, 탄수화물 : 6g, 열량 : 209kcal
저녁 간식	카페라테 1잔, 무카페인, 무설탕, 호두(반 주먹), 방울토마토 5개	단백질 : 1.5g, 탄수화물 : 3.1g, 열량 : 84kcal
합계		단백질 : 95g, 탄수화물 : 50g, 열량 : 1089kcal

* 영양소 : 식품교환표에 따라 계산(식사요법, 교문사). 시판제품은 영양 정보 참고

단백질 셰이크 1잔	30g	단백질 25g	탄수화물 3g	113kcal
달걀 1개	55g	단백질 8g	탄수화물 0g	75kcal
방울토마토 5개	15g	단백질 0g	탄수화물 0.7g	3kcal
시판 샐러드**	277g	단백질 14g	탄수화물 24g	335kcal
오이고추 2개	70g	단백질 2g	탄수화물 3g	20kcal
호두 1주먹(20알)	20g	단백질 0g	탄수화물 0g	112.5kcal
무가당 요플레 1개	85g	단백질 3g	탄수화물 12g	85kcal
카페라테 1잔 (블랙커피에 저지방 우유 사용)	50g	단백질 1.5g	탄수화물 2.5g	20kcal

3~4일(극 저탄수화물 고단백식) 식단의 원칙

- 아침, 저녁은 기본적으로 단백질 세이크, 완숙 달걀, 방울토마토(혹은 채소) 로 구성한다.

- 점심에는 샐러드로 다양하게 섭취. 닭가슴살 샐러드 혹은 리코타 치즈 & 치킨 샐러드 등으로 취향에 맞게 섭취, 1인분에 단백질 함량이 10g 이상인 것을 선택하고 여기에 완숙 달걀을 으깨어 넣어 단백질 20g 이상으로 만든다.

- 간식으로는 무가당 요플레, 견과류, 방울토마토, 채소, 카페라테 등을 섭취하고, 허기질 때도 이 중에 골라서 먹는다. 계속 허기지면 단백질 세이크나 달걀을 먹는다.

- 저녁 간식은 취침 전 적어도 4시간 전에, 배가 고플 때만 먹는다.

- 단백질 세이크 : 1인분(보통 30g)당 단백질 20g 이상, 탄수화물 3g 이하 들어있는 것이 좋다.

- 완숙 달걀 : 달걀은 완숙이거나 구운 달걀이어야 한다.(포만감이 오래 간다.)

- 채소 : 방울토마토, 양배추, 양상추, 브로콜리, 오이, 오이고추, 당근 등에서 선택, 이때 양배추, 브로콜리는 데쳐서 쌈장에 살짝 찍어 먹는 것이 먹기가 수월하다.

- 과일 : 과일은 방울토마토 외에는 제한한다.

- 하루 탄수화물 섭취량 50g 이하로, 단백질 섭취량은 90g(체중 60kg 기준)으로 유지한다.

- 물은 하루에 5~6잔 충분히 마신다. 물 대신 엷은 차도 괜찮다.

- 취침 4시간 전부터는 아무것도 먹지 않는 것을 원칙으로 한다.

- 밥, 떡, 빵, 면류, 케이크, 과자, 초콜릿, 쿠키 등과 가당 음료수는 피한다.

- 종합비타민은 하루에 1번, 프로바이오틱스는 아침, 저녁으로 2번 먹는다.

5~7일(극 저탄수화물 고단백식) 식단의 예: 인슐린 저항을 떨어뜨리는 응급식사
점심을 단백질 주식과 채소로 바꾸어 식단의 다양성 높임.

끼니	식단	영양소*
아침	단백질 셰이크 1잔, 구운 달걀 1개, 방울토마토 5개	단백질 : 33g, 탄수화물 : 6g 열량 : 190kcal
점심+	+단백질 주식(고기, ++생선, 해산물, 두부, 달걀 등)과 생채소 2접시 이상(쌈장 포함)과 김치 등으로 양껏 먹는다.	단백질 : 34g, 탄수화물 : 9g 열량 : 323kcal
오후 간식	무가당 요플레 1개, 마카다미아 1주먹, 방울토마토 5개	단백질 : 3g, 탄수화물 : 15g 열량 : 205kcal
저녁	단백질 셰이크 1잔, 구운 달걀 1개, 오이고추 2개, 쌈장 소량	단백질 : 35g, 탄수화물 : 6g 열량 : 209kcal
저녁 간식	카페라테 1잔(무카페인, 무설탕), 아몬드 1주먹, 방울토마토 5개	단백질 : 1.5g, 탄수화물 : 5.5g 열량 : 84kcal
합계		단백질 : 106.5g, 탄수화물 : 41.5g 열량 : 1,011kcal

* 영양소 : 식품교환표에 따라 계산 (식사요법 교문사). 시판제품은 영양 정보 참고

+고기 1접시(100g)와 달걀찜(달걀 1개), 생채소 2접시, 김치 1접시 섭취 시 계산
++단백질 주식의 예
　고기 : 쇠고기 등심, 안심, 채끝살 중 선택(갈비 제외)
　　　　돼지고기 안심, 등심 중 선택(돼지 삼겹살 제외), 닭고기(껍질 제외), 오리고기
　　　　생선 : 생선회, 훈제연어, 흰살생선구이
　　　　해산물 : 오징어, 문어, 낙지 숙회, 조개찜, 굴전 등
　두부 : 생두부(양념장), 두부 전, 순두부 지리, 비지 전 등
　달걀 : 달걀찜(물 많이), 스크램블드에그, 달걀말이 등

단백질 주식의 양과 영양소 보기

고기 1접시	100g	단백질 20g	탄수화물 0	188kcal
달걀 1개	55g	단백질 8g	탄수화물 0	75kcal
두부 반 모(1/2모)	200g	단백질 20g	탄수화물 0	188kcal
흰살생선(1접시)	125g	단백질 20g	탄수화물 0	125kcal
등푸른생선(1접시)	125g	단백질 20g	탄수화물 0	188kcal

5~7일(극 저탄수화물 고단백식) 식단의 원칙

- 아침, 저녁은 기본적으로 단백질 셰이크, 완숙(구운) 달걀, 방울토마토(혹은 채소)로 구성한다.

- 점심에는 고기, 생선, 두부, 달걀 등에서 1~2가지 이상을 주식으로 선택한다.
  - 고기는 지방이 적은 것으로 택하고 눈에 보이는 지방은 떼어낸다.
  - 쇠고기는 양념하기보다는 구이나 샤부샤부로, 돼지고기는 구이나 수육으로 해서 먹으면 좋다. 닭고기는 껍질 제거 후 구이나 백숙으로 한다.
  - 오징어, 문어, 낙지, 조개 등은 자체가 짠맛이 있으므로, 별다른 양념 없이 살짝 데쳐서 초고추장과 함께 먹는다. 초고추장의 설탕은 무시해도 된다. 홍합은 찜으로, 굴은 전으로 하는 것이 주식으로 먹기 적합하다.
  - 주식으로 먹는 달걀은 완숙이나 구운 달걀, 달걀찜이 좋다.

- 채소는 종류에 제한 없이 양껏 먹되 상치, 근대, 쌈 채소, 청경채 같은 채소를 곁들이면 좋다.

- 과일은 방울토마토 외에는 제한한다.

- 간식으로는 무가당 요플레, 견과류, 채소, 방울토마토, 카페라테 등을 섭취하고, 허기 질 때도 먹는다.

- 저녁 간식은 취침 전 적어도 4시간 전에 먹는다.

- 물은 하루에 5~6잔 충분히 마신다. 물 대신 엷은 차도 괜찮다.

- 단백질 셰이크 : 1인분(보통 30g)에 단백질 20g 이상, 탄수화물 3g 이하 들어있는 것이 좋다.

- 하루 탄수화물 섭취량 50g 미만, 단백질은 90g(체중 60kg 기준)으로 유지한다.

- 취침 4시간 전부터는 아무것도 먹지 않는 것을 원칙으로 한다.

- 밥, 떡, 빵, 면류, 케이크, 과자, 초콜릿, 쿠키 등과 가당 음료수는 피한다.

- 종합비타민은 하루에 1번, 프로바이오틱스는 아침, 저녁으로 2번 먹는다.

밸런스 다이어트 2단계

: 8일~4주까지 하루 탄수화물 100g 이하,
　단백질은 체중 1kg당 1.5g

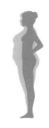

8일~4주 점심은 밥 중심 식사

: 현미(잡곡)밥 반 공기(1/2공기), 단백질 반찬 2가지 이상,
　채소 반찬 2가지 이상

점심에 어떤 밥을 선택할 것인가?

그동안(프로그램 시작 후 7일간)에는 밥을 먹지 않고 단백질 식품과 채
소 위주로 3끼 식사를 했다. 하루 탄수화물 섭취량을 50g 이하로
유지하는 극 저탄수화물 고단백식을 한 것이다. 프로젝트를 열심히
실천했다면 이제는 인슐린 저항이 상당히 개선되어, 호르몬 균형이
잡혀가고 체중도 많이 감량되었을 것이다.

　극 저탄수화물 고단백식을 앞으로도 계속하면 체중은 더 내려가
겠지만, 케토시스와 체 단백 분해(고단백식을 먹어도 근육의 손실을 완전
히 제로로 만들긴 힘들다)로 건강에 좋지 않은 악영향을 끼칠 수 있다.
체 단백 분해가 계속 진행이 되면 단백질이 많이 필요한 피부, 머리

카락, 손톱 등이 나빠진다. 아무리 인슐린 저항이 개선되어 호르몬 균형이 잡히고 체중이 빠진다고 해도, 머리카락과 피부가 푸석푸석해지고 손톱이 자꾸 부러진다면 무슨 의미가 있을까?

어떤 유명 방송인은 탄수화물을 극도로 제한하는 다이어트를 10개월 실시하여 12kg을 감량했지만, 어느 날 목소리가 나오지 않는 황당한 일을 겪었다고 한다. 성대를 진동시키는 성대 근육이 손상된 것이다.

따라서 8일째부터는 탄수화물 양을 기존의 50g 내외에서 100g 정도로 증가시킨다.

탄수화물을 증가시키기 위해서는 밥 반 공기(1/2공기) 정도를 점심에 추가하게 된다.

우리가 먹는 밥 1공기는 쌀 90g이 기준이며, 밥 1공기에는 약 300kcal의 열량과 탄수화물 69g 정도가 들어있다. 따라서 밥 반 공기(1/2공기)를 추가하면 탄수화물이 35g 정도 증가하게 된다.

밥은 탄수화물이 내는 열량이 전체 열량의 93%가 될 정도로 고탄수화물 식품이다. 만약에 밥을 김치 한 접시와 같이 먹었다면, 밥과 김치 모두 탄수화물 식품으로 약 90%의 열량을 탄수화물로 섭취하는 초 고탄수화물 식사가 된다.

밥 중에서도 가장 혈당을 빨리, 많이 높이는 것이 찰밥이다. 찰밥의 찹쌀은 아밀로펙틴이 풍부하여 더 부드럽고 소화 흡수 속도가 빨라 GI가 86, GL이 63으로 밥 중에서는 가장 높다.

돌솥밥은 두 번째로 GL이 높다. 돌솥밥에는 보통 밥맛을 좋게 하려고 찹쌀과 밤, 은행 등이 추가되기 때문이다. 또한 돌솥밥은 두꺼운 돌솥에서 짓게 되어, 더 부드럽고 뜨거운 상태로 유지된다. 부드럽고 뜨거운 밥은 소화가 잘 되는 데다 잘 씹지 않고 삼키게 되어 소화 흡수 속도가 더욱 빨라진다. 돌솥밥은 소금으로 미리 간이 되어있어 밥 자체가 맛이 있어 반찬을 적게 먹게되어 자칫하면 불균형한 식사가 되기 쉽다.

약밥은 밥에다 약간의 색소, 설탕, 잣 등으로 단맛을 낸 것이다. 1인분에 당이 37g이나 포함되어 있어 케이크보다 당 함량이 더 높다. 거기다가 간식처럼 반찬 없이 먹게 되므로 혈당 스파이크를 일으키는 대표적인 음식이다.

현미밥, 보리밥, 팥밥, 완두콩 밥, 검정콩 밥 등은 식이섬유가 풍부한 보리, 팥, 콩 등을 섞게 되어, 밥 1그릇을 먹어도 흰밥보다 배가 더욱 부르다. 이때 진밥보다는 된밥으로 먹는 것이 혈당이 천천히 상승하여 인슐린 스파이크를 줄이고 포만감이 오래 유지된다. 콩나물밥도 마찬가지로 백미를 줄이면서 콩나물, 돼지고기 등이 추가되기 때문에 GL이 자연히 낮아진다(부록 참고).

귀리는 벼과에 속하는 곡물로, 과거엔 인간의 먹이보다는 동물의 사료로 더 많이 쓰이던 약간은 천대받던 식품이었다. 그러다 귀리가 현대인의 심혈관 질병이나 당뇨, 고혈압에 효과가 있다고 알려지면서 슈퍼푸드로 격상했다.

귀리는 겉모습은 곡류지만, 내부는 곡류와 전혀 다른 이단아 같은 모습을 하고 있다. 쌀, 밀, 보리 같은 곡류들 사이에서 왕따를 당할 정도다. 가장 큰 차이점은 귀리의 단백질이 약 17%, 지방이 7% 정도로, 다른 곡류에 비해 월등히 높다는 점이다. 귀리의 영양성분은 탄수화물만 제외하면 오히려 견과류에 가깝다. 지방도 견과류처럼 불포화지방산과 비타민 E, 식물성 스테롤을 가지고 있는 좋은 지방의 모습을 하고 있다.

귀리가 만약 본인 소개를 한다면, 눈은 내리깔고 약간은 수줍은 모습을 하면서

"제 이름은 약간 촌스럽지만, 사실은 제 속은 견과류거든요."

"요즈음 인기 좋은 견과류에 저를 넣어주세요."할 것 같다.

귀리의 또 하나의 이점은 수용성 섬유소인 베타글루칸이 매우 높아서 혈당을 천천히 높여 포만감이 오래 유지된다는 점이다. 귀리밥의 GI는 57, GL이 28로 곡류 중에서는 가장 낮은 편에 속한다. 귀리는 이처럼 영양적인 면으로 우수하지만, 섬유소가 많다 보니 통으로 먹기가 힘들다. 만약 귀리 100%로 지은 밥이 먹기 힘들다면, 귀리에 보리나 콩을 섞어서 먹으면 좋다. 쌀과 섞을 때는 귀리를 30%로 낮추면 먹기는 좋지만, 혈당지수는 높아진다.

시중에는 귀리를 찌거나 볶고, 부수거나 납작하게 만들어 먹기

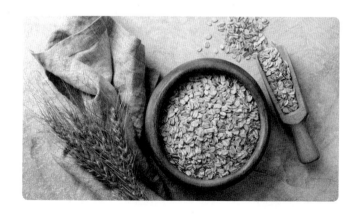

좋게 가공한 오트밀이 많이 나와 있다.

스틸컷 귀리 귀리를 그냥 잘게 절단한 것
귀리 플레이크 귀리를 쪄낸 후 납작하게 압착하여 플레이크 모양으로 만든 것
인스턴트 귀리 귀리를 더 많이 쪄내고 압착해서 부드럽게 만든 후, 맛을 위해 설탕과 소금 등이 추가된 것

스틸컷 귀리는 질기지만 쫀득한 맛이 나고, 귀리 플레이크는 스틸컷보다는 부드럽지만, 혈당지수는 55 정도로 원래 귀리와 차이가 별로 없다.

그렇지만 아침 대용으로 많이 먹고 있는 인스턴트 오트밀은 물만 부어도 죽처럼 부드러워져서 혈당지수가 75까지 올라가 쌀밥과 비슷해진다. 이렇게 되면 귀리의 낮은 혈당지수가 갖는 장점이 모두 없어진다.

시판되는 인스턴트 오트밀 1회분은 보통 단백질 5g(150kcal) 정도밖에 되지 않아 우리가 원하는 1끼, 적어도 30g 이상의 단백질 기준에도 상당히 모자란다. 따라서 인스턴트 오트밀의 혈당지수를 낮추고 단백질을 보충하기 위해서는 견과류와 삶은 달걀을 추가하는 것이 포만감을 유지하는 데도 좋다.

누룽지는 고소하고 맛은 있지만, 물을 많이 부어 끓인 상태로 부드러워 술술 잘 넘어간다. 소화 흡수 속도가 상당히 빨라 혈당지수는 76으로 흰밥과 비슷하게 혈당을 빨리 높인다. 또 밥 대신 누룽지

를 먹을 때는 다양한 반찬을 먹지 않고 김치 정도만 곁들여서 먹는 경우가 많아 상당히 고탄수화물 식사가 된다. 누룽지는 1회분 쌀의 양이 50g 정도로 적어 GL은 30이지만, 누룽지를 잘 씹지 않고 반찬을 적게 먹어 자연히 누룽지 섭취량이 많아지게 된다. 따라서 2단계에서는 밥 대신 누룽지는 피해야 한다. 누룽지는 체중조절이 잘 될 때 맛으로 어쩌다 한 번 먹는 편이 좋다.

밥은 그 자체가 고탄수화물 식품이기 때문에 밥만으로 맛을 내는 일품요리는 인슐린 스파이크를 일으키기 쉽다. 밥은 항상 채소나 단백질 반찬 등 다양한 반찬과 곁들여 먹어야 자연스럽게 섭취량이 줄어든다. 다양한 반찬(단백질 반찬 2가지 이상, 채소 반찬 2가지 이상)을 곁들인 식사는 밥 섭취량이 반 공기(1/2공기) 정도로 줄어들어 탄수화물 에너지비가 50% 정도로 낮아져서 훌륭한 저탄수화물 고단백식이 된다.

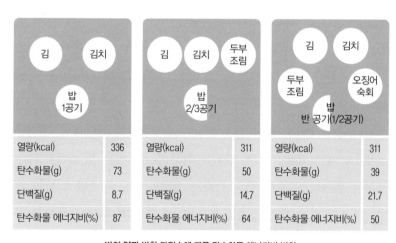

열량(kcal)	336	311	311
탄수화물(g)	73	50	39
단백질(g)	8.7	14.7	21.7
탄수화물 에너지비(%)	87	64	50

밥의 양과 반찬 가짓수에 따른 탄수화물 에너지비 변화

김밥 VS 유부초밥 VS 생선초밥

어릴 적 김밥은 소풍날에나 먹는 엄마표 귀한 음식이었다. 소풍 가기 전날 밤엔 다음 날 먹을 김밥과 사이다 생각 때문에 밤잠을 설치고 마음이 설레었던 기억이 난다. 소풍날 아침 새벽같이 일어나 김밥을 싸시던 어머니 모습도 생각난다.

요즘은 김밥 전문점이 생기면서 김밥을 아무 때나 먹을 수 있게 되었다. 김밥점에서 채소나 소시지, 달걀 등을 대량 구매해 쓰고 쌀값은 상대적으로 싸지면서, 김밥이 이젠 값싼 음식의 대명사가 되었다. 즉석에서 말아주니 요즘은 대표적인 한국식 패스트푸드로 불린다. 전철역 주변에는 사람들이 빨리 먹고 갈 수 있도록 김밥집들이 많다.

김밥은 밥과 반찬이 함께 어우러져 있어 미생물이 빨리 번식할 수 있는 최적의 요건을 갖추고 있다. 더구나 여름에는 미생물의 번식 속도가 빨라, 자칫하면 식중독 원인이 되기도 한다. 냉장 유통으로 이러한 점을 해결한 것이 삼각김밥인데, 편의점을 통해 많이 팔리고 있다. 삼각김밥은 일반김밥보다 밥의 양이 많고, 들어가는 소의 양은 적다. 따라서 단가는 싸지만, 탄수화물 에너지 비율은 더 높다.

유부초밥 1회분 쌀의 양은 80g으로 김초밥과 비슷하다. 그러나 유부초밥에는 밥을 맛있게 만들기 위해 김초밥에는 잘 쓰이지 않는 물엿이 들어가고, 요리 시 추가되는 설탕의 양도 김초밥에 비해 많다. 또 우엉 다진 것과 참깨 등을 넣은 다음 튀긴 두부인 유부로 감싸서 만들게 되어, 김초밥보다 소의 양이 훨씬 적다. 따라서 유부초밥은 김초밥보다 탄수화물 양, 혈당지수(GI), 혈당부하지수(GL) 등이 모두 높다. 따라서 꼭 먹고 싶으면 가급적 유부초밥보다는 김초밥을 먹는 것이 좋다.

생선초밥에는 문어, 새우, 장어, 다랑이 등의 생선을 사용하여 얼핏 보기에는 탄수화물 함량이 낮을 것으로 보인다. 그렇지만 밥을 뭉쳐서 양이 적어 보일 뿐, 1인분 쌀 양은 김밥 1인분과 비슷한 80g이다. 또 밥을 맛있게 하려고 사용하는 설탕으로 인해 김초밥과 비슷한 GI와 GL을 보인다(부록 참고).

김초밥, 유부초밥, 생선초밥의 공통점은 무엇일까? 그건 세 가지 모두 밥을 뭉쳐서 만들었고 밥과 반찬이 함께 있다는 점이다. 우리가 밥과 반찬을 따로 먹을 때는 젓가락으로 밥을 콩알만큼 떼 내 먹으면서 한 번에 먹는 양을 조절할 수 있다. 또 밥과 반찬을 따로 먹느라 천천히 먹게 된다. 그런데 반찬과 함께 뭉쳐져 있는 밥은 한 개를 한 번에 다 먹게 되어 한꺼번에 먹는 밥 양이 많고 식사 속도 조절이 힘들다. 따라서 밥과 반찬이 미리 함께 뭉쳐져 있는 밥 종류는 식사에 걸리는 시간이 짧고 밥을 빨리 많이 먹는 효과가 나타나 혈당을 빨리 올리게 된다.

그러니 점심에는 항상 밥과 반찬을 따로 먹는 습관을 들이는 것이 좋다. 현미(잡곡)밥 반 공기(1/2공기)에 단백질 반찬 2가지, 채소 반찬 2가지 이상을 따로 섭취하면서 충분한 시간 동안 천천히 먹는 것이 중요하다. 이때 전 장에서 언급한 것처럼 채소 반찬, 단백질 반찬, 밥 순으로 먹는 거꾸로 식사가 좋다.

밥 대신 죽은 괜찮을까?

2단계에서 점심에 밥 대신 죽을 먹으면 다이어트에 더 효과적일까? 요즘은 시판되는 죽을 이용한 죽 다이어트가 인기를 끌고 있다. 죽은 밥보다 열량과 탄수화물이 적어 다이어트에 좋다고 옹호한다. 과연 그럴까?

죽은 밥보다 물을 많이 붓고 오랫동안 끓여서 만들기 때문에, 부드럽고 소화가 잘된다. 물로 많이 희석되기 때문에 열량, 탄수화물 양과 혈당지수(GI), 혈당부하지수(GL)이 낮다고 생각하기 쉽다.

죽은 더하는 물의 양에 따라 다르지만, 일반적으로 흰 죽 1공기(210g, 150kcal, 탄수화물 34.5g)는 밥 1공기(210g, 300kcal, 탄수화물 69g)에 비해 열량이나 탄수화물이 절반이다. 그렇지만 이러한 점이 모든 죽에 해당하는 것은 아니다. 우리가 별미로 혹은 좋아해서 사 먹는 호박죽은 흰 죽보다 맛이 더 진하다. 맛을 위해 상당량의 설탕과 소금이 가미되어 있어 호박죽 1그릇(210g)은 밥 1공기와 비슷한 탄수화물을 가지고 있으며 GL도 53으로서 쌀밥과 비슷하게 높다(부록 참고).

팥이 80% 이상 들어있는 팥죽 1그릇은 탄수화물 66.5g, GL 29로 의외로 낮다. 팥에 섬유소가 풍부하기 때문이다. 하지만 팥죽에 찹쌀로 된 새알심이 들어있으면 탄수화물 양과 GL이 높아지게 된다. 단팥죽은 팥에 찹쌀가루, 설탕, 감자전분 등이 가미되어 팥죽과 탄수화물 양에 차이가 크게 난다. 단팥죽 1그릇은 탄수화물이 70.7g, GL 41로 상당히 높다.

닭죽이나 버섯죽은 호박죽보다 탄수화물 함량이나 GL이 뚝 떨

어진다. 닭고기나 버섯은 탄수화물이 거의 0에 가까워 희석 효과가
있기 때문이다. 따라서 꼭 죽을 먹어야 할 때는 호박죽이나 단팥죽
보다는 단백질 식품과 채소가 듬뿍 들어간 죽을 먹는 것이 좋다.

아침 대용으로 마트에서 시판되는 가공식품 죽의 영양정보

음식명	중량 (g)	칼로리 (kcal)	탄수화물 (g)	탄수화물 에너지 (%)	단백질 (g)	지방 (g)	나트륨 (mg)	당류 (g)
야채죽	270	155	30	77.4	4	2.2	680	2
전복버섯죽	270	155	27	69.6	4	3.4	550	3.8

출처 : 시판 식품의 영양 정보

마트에서 시판되는 포장 죽(채소죽)의 경우에는 1인분(270g)에
155kcal, 탄수화물 30g, 나트륨 함량이 680mg으로(소금으로 1.7g)으
로 비교적 높다. 시판 죽은 대부분의 열량이 탄수화물로부터 오게
되어 탄수화물로부터 섭취하는 에너지가 채소죽의 경우 77.4%로서
매우 높아 고탄수화물식이 된다.

저탄수화물·고단백 식사에서는 적어도 1끼에 단백질 30g은 섭
취해야 하는데, 시판되는 죽은 1인분 분량에 단백질이 4g 정도로 매
우 낮다. 전복 버섯죽은 이름 탓에 은근히 단백질이 많을 것으로 기
대했으나 단백질 함량은 다른 죽과 같았다. 만약 시판 죽으로 1끼
식사를 대신하고 싶으면 달걀이나 두부를 곁들여 단백질을 꼭 채워
주어야 한다.

시중의 죽 전문집에서 팔고 있는(채소) 죽은 1회분이 680g가량으

로(시판 죽의 2.5회분) 양이 어마어마하게 많다. 한때 매스컴에서 죽집의 죽이 사실은 열량 덩어리라고 보도되면서 사람들은 뒤통수를 맞은 느낌이었다.

"죽은 환자식이고 밥보다 물을 훨씬 많이 붓고 끓이는데"

"그만큼 희석되어 열량이 낮은 줄 알았는데"

중량 100g 기준으로는 죽은 밥보다 분명히 열량과 탄수화물 양이 적다. 그렇지만 밥 1그릇은 210g이고, 죽집의 죽 1그릇은 보통 680g이다. 우리는 중량을 재어 식사하지 않는다. 그냥 1그릇을 먹게 된다.

회사 홈페이지에도 정확한 영양 정보가 제시되어 있지 않아 자세한 것은 알 수 없었다. 그렇지만 죽집에서 파는 죽 보통 680g이면 600~800kcal 정도로 보여, 보통 한식의 1끼 기준인 500~600kcal에 비해 오히려 높다.

죽집에서 팔고 있는 죽은 1회분 용량이 커서 1그릇에 소금이 4.3g 정도로 예상되며, 하루 섭취기준(충분섭취량)인 3.75g을 넘어버린다. 죽집에서 죽을 먹을 때는 김치, 장조림 등의 짭조름한 반찬 2~3가지와 함께 먹게 된다. 따라서 1끼 죽 식사에서 섭취하는 소금의 양은 5g을 넘을 것으로 보인다. 하루에 1끼라도 죽집에서 죽을 먹었다면 다음날 몸이 붓는 것을 각오해야 한다(특히 신장 기능이 떨어진 사람).

고탄수화물식은 고인슐린 반응을 통하여 인슐린 저항만 일으키는 게 아니다. 인슐린은 신장에서 물과 나트륨의 배설을 줄여 부종을 가져온다. 또 탄수화물이 체내에 저장될 때 글리코겐으로 저장되는데, 이 글리코겐은 물과 결합하여 저장되므로 부종을 잘 일으킨다. 게다가 죽은 고염식이다. 따라서 고탄수화물에 고염식인 죽은 양면 작전으로 부종을 일으킨다.

필자도 한때 소화가 잘 안 되는 날 죽집에서 죽을 먹었는데, 다음 날엔(죽을 반쯤 남겼는데도) 어김없이 0.5kg 정도 체중이 올라가 있었고, 혈압도 약간 상승하여 이상하게 생각했다. 곰곰이 생각해보니 소금과 탄수화물 과다 섭취로, 부종 때문에 체중이 증가한 거였다. 소금 섭취가 많아지면 혈액의 양이 증가하여 혈압은 높아지게 된다. 결국엔 부종이 오면서 체내 대사기능이 저하되어 전반적인 몸 상태가 나빠진다. 필자는 죽으로 높아진 체중을 원상태로 돌리는 데만 사흘이 걸렸다. 과잉 섭취된 나트륨이 모두 몸에서 빠져나가는 데는 시간이 필요하다. 우리는 매일 나트륨(소금)을 먹고 있는 데다가, 나이가 들면 나트륨 배설 능력이 떨어지기 때문이다.

죽집에서 죽을 먹을 때는 남기는 것이 좋다(남은 것은 싸 달라고 하면 된다). 메뉴는 쇠고기나 닭고기, 굴이나 낙지 등이 들어간 죽을 택하고, 반드시 단백질 반찬을 같이 먹어야 한다. 죽은 소화기가 좋지 않을 때 잠깐 먹는 것으로 해야 한다.

밥 대신 죽을 먹으면 다이어트에는 오히려 방해된다. 죽을 먹고 난 직후에는 수분 때문에 배가 부른 것처럼 느껴지지만 단백질 부족으로 포만감이 오래가지 못해 금방 배가 고파진다. 배가 고픈 다이어트는 오래 할 수가 없다.

꼭 죽을 먹어야 하는 상황이라면, 죽을 끓일 때 소금을 넣지 말아야 한다. 그래야 반찬을 많이 먹을 수 있다. 죽도 쌀보다는 밥 반 공기(1/2공기)에 물을 2~3배 부은 후 뭉근히 끓이는 것이 좋다. 그래야 탄수화물 양을 맞출 수 있다. 흰 죽보다는 달걀이나 고기 다진 것, 굴 등 단백질 식품을 꼭 넣는 것이 좋다. 반찬도 밥을 먹을 때처럼 단백질 반찬 2회분, 채소 반찬 2회분을 지켜야 한다.

코로나가 돌기 전 병원에 입원한 친지를 방문한 적이 있었다. 식사로 미음이 나왔는데, 반찬이 간장과 물김치인 걸 보고 적잖이 놀랐다. 환자의 상태를 정확하게 몰랐기 때문에 뭐라 평가하기는 어렵겠지만, 그렇게 먹으면 고탄수화물식이 되면서 단백질, 무기질, 비타민이 부족한 지독한 불균형식이 된다.

떡은 인슐린 폭탄

다이어트 2단계에서는 점심에 잡곡밥 반 공기(1/2공기)를 먹게 된다. 이때 떡은 밥을 대신할 수 있을까?

떡도 쌀로 만들지만, 밥과는 매우 다르다. 밥은 알갱이 모습이 온전히 남아있고 알갱이 사이사이에 약간의 공간도 있다. 반면, 떡은 꽉꽉 다져져서 쫄깃해지지만, 알갱이 모습은 사라지고 부피는 적어진다.

포만감을 느끼려면 위가 팽창하는 것이 중요하다. 위가 팽창되면 위벽이 늘어났다는 신호를 뇌에 있는 포만중추로 보내 포만감을 자극하게 된다. 따라서 포만감을 위해서는 음식의 부피가 커야 하는데, 떡은 뭉쳐져 있어 쉽게 포만감을 느끼지 못해 자꾸 더 먹게 된다. 그리고 알갱이가 부서져 부드러워진 떡은 소화 흡수 속도가 빨라서 혈당을 더 빨리 높이게 되어 혈당지수(GI)가 밥보다 더 높다.

팥이나 호박 같은 다른 식재료가 섞이지 않고 거의 100% 쌀로 만들게 되는 가래떡이나 백설기는 떡 중에서도 GI가 82로 최고로 높아 포도당 용액(GI : 100)에 가까워진다. 쌀 양이 많은 데다 맛을 내려고 약간의 설탕과 소금을 가미하게 되어 혈당부하지수(GL)도 55~56으로 높다(부록 참고).

떡을 먹을 때는 떡 자체의 맛이 있어 반찬을 거의 먹지 않는다. 목이 메어 물김치를 먹기도 하지만, 떡으로 하는 식사는 엄청난 고탄수화물식이 된다.

어느 날 재래시장에 갔다가 채소를 파는 할머니가 기다란 가래떡을 통째로 들고 꿀에 찍어 먹는 모습을 보았다.

"인슐린 폭탄인 가래떡을 당이 많은 꿀에 찍어 드시다니!"

머릿속이 하얘졌다.

아직도 시골에서는 떡을 건강식으로 생각하여, 식사 대신 떡과 과일을 먹는 집이 많다. 떡에는 탄수화물과 더불어 약간의 단백질이라도 있지만, 과일은 오로지 탄수화물(그것도 과당이나 포도당 등 당의 형태)만 있다. 과일의 단백질은 아주 무시할 정도로 적어 아예 계산에서 뺀다. 어떻게 보면 과일은 탄수화물에서 오는 에너지가 96%로 초 고탄수화물 식품이다. 하지만 과일은 당과 함께 섬유소와 항산화제가 풍부해, 성인이 과일을 하루에 한두 번 정도 먹는 것은 건강상의 혜택이 더 많다.

떡과 함께 먹는 과일도 건강에 좋을까? 과일을 먹으면 탄수화물을 거듭 더하게 되어 떡과 과일로 구성된 식사는 탄수화물에서 얻는 에너지가 90% 이상으로 초 고탄수화물식이 된다.

떡과 과일의 조합 : 탄수화물에서 오는 에너지 비율 93%

예

절편 3개	열량 300kcal, 탄수화물 69g, 단백질 6g
귤 작은 것 2개	열량 100kcal, 탄수화물 24g
합계	열량 400kcal, 탄수화물 93g, 단백질 6g

더구나 떡과 과일을 함께 먹을 때는 다른 단백질 반찬이나 채소 반찬을 거의 먹지 않게 된다. 소화 흡수 속도를 떨어뜨리는 단백질이나 지방이 부족해진다. 따라서 떡과 과일로 된 식사는 혈당을 빨리, 또 많이 올려 순간적으로 인슐린 스파이크를 크게 유발하는 식사가 되어 살이 찌는 지름길이 된다.

그렇다면 떡을 후식이나 간식으로 먹는 것은 어떨까?

예전에 강남의 어느 이름난 음식점에서 오랜만에 점심으로 한식으로 먹었다. 필자는 당시 다이어트로 빠진 체중을 2년 넘게 유지하고 있어서, 점심은 반찬 중심으로 양껏 먹었다. 그런데 후식으로 두텁떡이 나왔다. 그렇게 좋아했던 떡을 금기시하여 한동안 먹지 않았지만, 그날 너무나도 먹음직스러운 두텁떡을 보니 마음의 갈등이 일어났다.

"이걸 먹으면 식후에 혈당이 너무 많이 올라가겠지?"

"그렇지만 너무 맛있어 보이네."

순간적으로 음식점 주인을 약간 원망하기도 했다.

"왜 하필 식후에 떡을 주어 이렇게 선택의 갈림길에 서게 하는지?"

고민 끝에 유혹에 못 이겨 덥석 두텁떡을 베어 물었다. 오랜만에 맛보는 쫀득함, 그 위에 뿌려진 고슬고슬한 고물, 거기다가 입안 가득히 퍼지는 은은한 향과 맛까지...

"그래 이 맛이야!" 잠시 너무 황홀했다.

그렇지만 그날 점심 후 어김없이 심장이 뛰고 힘이 쫙 빠지는 식후 반응성 저혈당 증세가 나타났다. 정신이 몽롱해지면서 시야가 흐려지고 몸살 기운이 있는 것처럼 삭신이 쑤시는 증상이 나타났다. 고혈당으로 인해 인슐린이 너무 과다하게 분비되면서 식후 혈당이 급격히 떨어진 것이다. 잠깐 입은 호강을 했지만, 식후 1~3시간을 컨디션이 엉망인 채로 보내야 했다. 도무지 집중이 잘 안 되고 몸이 둔해지면서, 극단적인 업무의 비효율성이 나타났다. 그래도 이젠 이유를 알고 있으니 다행이다.

식후에 떡을 먹었다고 모든 사람이 식후 저혈당증이 오는 것은 아니다. 건강한 사람은 탄수화물을 많이 먹어도 췌장이 잘 적응해서 인슐린을 적당히 분비하며 별일 없이 넘어간다(췌장이 좀 더 힘들 뿐이다). 그렇지만 인슐린 저항이 있거나, 췌장이 잘 적응하지 못하는 사람들은 췌장에서 필요량보다 더 많은 인슐린을 한 번에 분비한다는 데 문제가 있다. 평소에 탄수화물 식품을 유난히 좋아하여 중독된 사람, 식후에 식곤증이 유난히 심한 사람, 배가 조금이라도 고프면 견디기 어려운 사람 등은 떡을 더욱 조심해야 한다.

2단계 다이어트 중에, 마트에 진열되어있는 떡이 자꾸 눈에 들어

오고 먹음직스럽게 보여 사고 싶은 충동을 느낀다면, 이는 현재 탄수화물 섭취량이 너무 많고, 단백질 섭취량은 너무 적다는 것이다. 이러한 상황이 발생하면 자신의 탄수화물과 단백질 섭취량을 점검해 보아야 한다. 현재 탄수화물 섭취량이 너무 많으면 하루에 100g 이하로 줄이면서 단백질 섭취량을 늘려야 한다.

만약, 현재 탄수화물과 단백질 섭취량이 2단계에 부합하는 데도 탄수화물 식품이 자꾸 먹고 싶고 끌린다면, 이는 인슐린 저항이 충분히 개선되지 않은 채로 2단계로 넘어온 것이다. 이때는 다시 1단계를 실시해 본다.

결론적으로 떡은 2단계에서는 식사 대신으로, 또 간식이나 후식으로 먹기가 힘들다.

최근에는 현미, 귀리, 곤약 등으로 떡을 만들어 혈당에 좋은 떡으로 팔리고 있다. 아무리 현미나 귀리를 사용해도 갈아서 찌고 찧는 정제 과정을 거치게 되면 현미나 귀리의 섬유소도 맥을 못 춘다. 탄수화물의 형태도 중요하지만 제일 중요한 것은 1끼에 먹는 탄수화물의 양이다. 아무리 떡에 귀리와 보리를 섞어도 흰떡 100%에 비해 혈당을 조금 덜 올린다는 것이지 여전히 혈당부하지수가 상급에 속하게 된다.

그렇다면 어떤 떡이 그래도 좀 나을까? 떡이 꼭 먹고 싶을 때는 가래떡이나 백설기보다는 시루떡이나 콩떡같이, 팥이나 콩이 들어가거나 호박이나 쑥이 들어간 것으로 오후 간식 때 1~2점만 먹는 것이 좋다. 호박오가리떡이라고 해놓고 치자로부터 얻은 노란 색소(아니면 인공 식용색소)를 쓰고, 쑥떡이라고 해놓고 푸른 잎 채소로부터 얻은 초록색소를 떡에 넣어서 만드는 경우도 많아 꼼꼼히 살펴야 한다.

명절에 밥 대신 먹는 떡국은 GI는 81, GL은 65로 쌀밥보다 훨씬 높다. 떡은 부피가 작아져, 떡국 1그릇은 밥 1그릇보다 탄수화물이 더 많고, 질감은 더욱 부드러워 소화 흡수가 빠르다. 특히 떡국의 GL 은 가장 혈당을 많이 올리는 찰밥보다 더 높다. 떡국은 그 자체로도 소금을 넣어 맛이 있으므로, 반찬과 같이 먹기보다는 떡국 위주로 먹게 된다. 특히 명절에 먹는 반찬은 잡채나 식혜 등 고탄수화물 음식이 많아 더욱 탄수화물 섭취량이 많아진다.

부득이 떡국을 먹어야 할 때는 떡을 반쯤 덜어내고 두부를 길게 썰어 넣으면 좋다. 반찬 가짓수는 다양하게 먹되, 반찬 중에 잡채, 감자조림, 감자전, 묵무침 같은 탄수화물 반찬은 피하는 것이 좋다. 만약 명절날 떡국 1그릇과 잡채, 김치를 먹고 후식으로는 식혜를 먹었다면, 고탄수화물로 융단폭격을 당한 것이나 다름이 없다. 입은 즐겁지만, 췌장은 엄청나게 시달림을 받았을 것이다.

점심의 단백질 반찬과 채소 반찬

2단계 점심은 단백질 반찬 2회분 이상, 채소 반찬 2회분 이상, 잡곡밥은 반 공기(1/2공기)로 '둘둘반'의 원칙에 따른다. 단백질 반찬은 1단계의 단백질 주식에서 제시했듯이, 고기, 생선, 해산물, 달걀, 두부 등 단백질 반찬을 2회분 이상 택한다.

2단계 점심에서 채소는 종류에 상관없이 모두 먹을 수 있다. 채소는 생채소 쌈이나 샐러드로 먹을 수 있다. 식탁 위에 항상 채소 바구니(락앤락 통도 괜찮다)를 마련해서 싱싱한 상추, 깻잎, 고추, 파프리카, 당근 등으로 항상 가득 채우자. 채소 바구니도 매일 쳐다보면 정이 든다. 채소의 베타카로틴이 만들어 내는 녹색과 황색, 안토시아닌의 자주색, 리코펜이 만드는 빨간색 등을 보고 있으면 현기증이 날 만큼 예쁘다. 색깔만 예쁜 게 아니라 이러한 색소들은 항산화제 역할까지 하면서 우리를 각종 질병으로부터 보호한다.

채소가 몸에 좋은 줄은 알지만, 맛이 없어 싫어하는 사람도 많다. 이때는 텃밭을 만들어 직접 채소를 키우면서, 본인이 농사지은 채소를 맛보면 맛있게 느껴진다. 정원이나 아파트 베란다 공간을 이용해서 채소를 키우면 항상 싱싱한 채소를 먹을 수 있어 좋다. 봄동, 시금치나 근대, 아욱 등 생으로 먹기 힘든 것은 데쳐서 초고추장과 먹으면 대부분 채소를 맛있게 먹을 수 있다.

채소를 나물로 먹을 때는 어떤 장점이 있을까? 나물로 먹으면 한 번에 많은 양을 쉽게 섭취할 수 있다. 우리가 먹는 샐러드는 생채소 부피가 커서 많이 들어있는 것처럼 보이지만, 실제로 무게를 재보면 약 70g밖에 되지 않는다. 당근 반개에 해당하는 무게이다. 반면에 나물은 만드는 과정에서 채소를 데치게 되어 부피가 대폭 줄어든다.

시금치 한 단을 데쳐보면

"그 많은 시금치가 어디로 갔을까?"싶을 정도로 부피가 작아진다. 꼭 짜서 나물로 만들면 작은 한 접시밖에 되지 않는다.

따라서 나물로 한 접시를 먹으면, 실제는 생채소 한 단을 먹은 것이나 마찬가지이다. 물론 데치는 과정에서 영양소가 소량 파괴되기도 하고, 수용성비타민이 물에 녹아 빠져나갈 수 있다. 그렇지만 나물에 소금이나 고춧가루는 적게쓰고 들깨가루나 들기름 등을 살짝 쳐서 먹으면 모자라기 쉬운 오메가-3 지방산 등 필수 지방산도 보충할 수 있다. 또 채소에 풍부한 베타카로틴 같은 지용성 항산화 영양소의 흡수율도 높이게 된다.

이렇게 장점이 많은 나물이지만, 차츰 인기를 잃어가고 있다. 만드는데 손이 많이 가고 젊은 세대들이 채소의 풋내나 씁쌀한 맛을 별로 좋아하지 않기 때문이다. 그런데 나물은 별로 좋아하지 않아도 대부분 비빔밥은 좋아하기 때문에, 비빔밥으로 먹으면 채소를 많이 먹을 수 있다. 단 이때 밥 분량은 정확하게 반 공기(1/2공기)로 해야 한다.

삼면이 바다로 둘러싸인 우리나라는 다행히 해조류를 먹을 수 있다. 대부분 김이나 미역 등은 좋아한다. 김은 기름(특히 들기름)을 칠해서 굽거나 그냥 생김을 구워서 참기름 한 방울 떨어뜨린 간장에 찍어 먹어도 맛있다. 김은 건조된 상태로 섭취하므로 큰 것 한 장만 먹어도 장내에서 물에 부풀면, 생미역 70g 먹은 효과가 난다. 미역은 미역국으로 먹거나 생미역 쌈 또는 데쳐서 초고추장과 먹어도 맛이 있다.

8일~4주(저탄수화물 고단백식) 식단의 예: 호르몬 균형을 잡는 식사
점심에 현미(잡곡)밥을 반 공기(1/2공기) 먹기 시작함.

끼니	식단	영양소*
아침	단백질 셰이크 1잔, 삶은 달걀 1개, 방울토마토 5개	단백질 : 33g, 탄수화물 : 6g 열량 : 190kcal
점심+	현미밥 반 공기(1/2공기), 단백질 반찬 2가지 이상(고기, 생선, 해산물, 두부, 달걀 등), 해조류와 채소로 2가지 이상으로 양껏 먹는다.	단백질 : 23g, 탄수화물 : 39g 열량 : 333kcal
오후간식	무가당 요플레 1개, 아몬드 1주먹, 블루베리 반 컵	단백질 : 3g, 탄수화물 : 15g 열량 : 205kcal
저녁	단백질 주식(고기, 생선, 해산물, 두부, 달걀 등)과 채소(생채소 2접시 이상, 김치 등)로 양껏 먹는다.	단백질 : 34g, 탄수화물 : 9g 열량 : 323kcal
간식	카페라테 1잔(무카페인, 무설탕), 아몬드 반 주먹, 방울토마토 5개	단백질 : 1.5g, 탄수화물 : 5.5g 열량 : 84kcal
합계++		단백질 : 94.5g(33.3%), 탄수화물 : 74.5g(26.2%) 열량 : 1,135kcal

* 영양소 : 식품교환표에 따라 계산(식사요법, 교문사). 시판제품은 영양정보 참고

+ 점심 메뉴 보기

현미밥 반 공기(1/2공기)		100g	단백질 3g	탄수화물 33g	열량 143kcal
반찬:	등심구이 작은 1접시	40g	단백질 8g	탄수화물 0g	열량 75kcal
	고등어조림 1토막	50g	단백질 8g	탄수화물 0g	열량 75kcal
	미역 나물 1접시	70g	단백질 2g	탄수화물 3g	열량 20kcal
	콩나물무침 1접시	70g	단백질 2g	탄수화물 3g	열량 20kcal

++ 단백질 식품과 채소류를 양껏 먹으면 하루 섭취 영양소 합계는 달라질 수 있음

8일~4주(저탄수화물 고단백식) 식단의 원칙

- 아침은 단백질 셰이크, 달걀 요리, 채소(방울토마토 포함) 1가지로 구성한다.

- 점심에는 현미(잡곡)밥과 단백질 반찬 2가지 이상, 채소 반찬 2가지 이상을 양껏 먹는다. 이때 밥은 1/2공기(100g)을 정확하게 지키는 것이 좋다. 밥을 적게 먹기 위해 채소 반찬, 단백질 반찬, 밥 순으로 거꾸로 먹는 식사를 한다. 물은 식전에 마시거나, 식후 2시간 후에 마신다. (식품선택과 조리 법 참고)

- 채소는 종류에 상관없이 양껏 먹되 상치, 근대, 케일, 쌈 배추, 청경채 같은 섬유소가 많은 채소를 곁들인다.

- 과일은 방울토마토와 블루베리로 제한한다.

- 간식으로는 무가당 요플레, 견과류, 채소, 방울토마토, 블루베리, 카페라테 등을 섭취하고, 허기질 때도 먹는다.

- 저녁은 단백질 주식으로 고기, 생선, 해산물, 두부, 달걀 중에서 1~2가지 선택한다. 상치, 근대, 케일, 쌈 배추, 청경채 같은 채소를 곁들이면 좋다. 단백질 식품을 주식으로 먹기가 힘들면 샐러드로 대체한다.

- 저녁 간식은 취침 전 적어도 4시간 전에 먹는다.

- 물은 하루에 5~6잔 충분히 마신다. 물 대신 엷은 차도 괜찮다.

- 단백질 셰이크 : 1인분(보통 30g)에 단백질 20g 이상, 탄수화물 3g 이하 들어있는 것이 좋다.

- 취침 4시간 전부터는 아무것도 먹지 않는 것을 원칙으로 한다.

- 죽, 떡, 빵, 면류, 케이크, 과자, 초콜릿, 쿠키, 초콜릿 등과 가당 음료수는 피한다.

- 종합비타민은 하루에 1번, 프로바이오틱스는 아침, 저녁으로 두 번 먹는다.

- 하루 탄수화물 섭취량 100g 이하, 단백질 90g(체중 60kg 기준) 이상으로 유지한다.

밸런스 다이어트 3단계

: 4주 이후는 체중 유지식 실천 : 한국형 지중해식

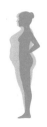

소량의 탄수화물 추가

직전 2단계에서는 점심에 잡곡밥 반 공기(1/2공기) 정도를 반찬과 함께 먹는 저탄수화물 고단백 다이어트를 3주 동안 실시했다. 그동안 1단계와 2단계를 모두 합쳐 약 한 달 동안 극 저탄수화물 혹은 저탄수화물 고단백식을 했으니, 이젠 인슐린 저항이 더 많이 개선되었을 것이다. 인슐린 분비량이 더 줄어들면서, 체중도 1단계보다 추가로 상당량 빠졌을 것이다. 인슐린 저항이 더욱 개선되면서 렙틴 저항도 개선되어, 포만감을 잘 느끼게 되어 다이어트를 쉽게 할 수 있게 되었을 것이다.

다이어트 3단계에서는 탄수화물 섭취량을 더 늘려 에너지비가 50%에 가까워지도록 한다. 사실상 거의 일반식에 가까워져 실천하는데 부담이 현저히 줄어든다. 여전히 고단백을 유지하고 좋은 지방도 충분히 섭취한다. 과일도 종류에 상관없이 모두 먹을 수 있게 되어 한국형 지중해식을 하게 된다.

아침에 소량의 탄수화물(전곡류 빵)을 추가

빵은 밀가루가 주재료이면서 떡과는 매우 다른 모습을 하고 있다. 빵을 만들 때는 버터나 마가린 같은 유지류가 많이 들어가기 때문이다. 빵은 겉으로는 순한 탄수화물 같은 모습을 하고 있으나, 속은 지방으로 꽉 차 있다. 겉 다르고 속 다른 식품이다. 지방이 많이 들어가서 부드러워질수록 탄수화물 양은 적어지고, 소화 흡수 속도도 늦어져서, 혈당지수(GI)나 혈당부하지수(GL)가 떨어진다. 그렇지만 포화지방의 양이 많아져 결국엔 건강에 좋지 않은 영향을 끼친다.

아침에 어떤 빵을 선택하는 것이 당장에 혈당을 많이 올리지 않으면서 장기적으로도 건강에 좋을까? 호밀이나 통밀, 귀리 등 전곡류로 된 빵을 추가하면 건강한 탄수화물 섭취를 늘릴 수 있다. 통밀빵을 삶은 달걀, 우유, 과일 등과 함께 먹는다.

이때 물론 빵 대신 떡이나, 고구마, 감자 등을 선택할 수도 있다. 그렇지만 떡이나 고구마 등은 자체에 맛이 있다 보니, 반찬 없이 혹은 (물)김치와 함께 먹는 경우가 많다. 달걀이나 우유(혹은 단백질 셰이크), 과일 등과 곁들이지 않으면 탄수화물이 지나치게 많고 단백질은 부족해서 금방 배가 고프게 된다.

옥수수빵이나 식빵은 지방이 덜 들어가 건강빵처럼 보이지만, 1회분(100g, 약 2쪽)당 탄수화물 함량이 50g 정도로 GI가 각각 72, 65로 높다. 1회분 먹었을 때 혈당이 올라가는 정도인 GL도 각각 35, 33으로 높다(부록 참고). 따라서 식이섬유소가 풍부해 천천히 혈당을 높이는 호밀빵이나 귀리빵, 통밀빵 등을 선택하는 것이 좋다.

막상 제과점에서 맛도 있고 먹기에도 좋은 통밀빵을 찾기가 쉽지 않다. 이러한 빵들이 건강에는 좋지만, 섬유소가 많고 거칠어서 먹기가 쉽지 않기 때문이다. 아무리 건강에 좋다고 소문이 나도 막상 맛이 없으면 팔리지 않으니, 제과점에서는 일종의 트릭을 쓴다. 실제로 도정된 가루를 쓰면서 설탕 대신 당밀을 넣어 색이 진한 빵을 만든다. 빵이 브라운 색을 띄고 있으면 왠지 건강에 좋은 것처럼 보이기 때문이다.

식재료도 꼼꼼하게 살펴보아야 한다. 강화 밀가루를 사용했다고 되어있으면 그것은 흰 밀가루에 영양제를 넣어서 만들었다는 이야기이다. '100% 내추럴'이라는 표시도 자세히 봐야 한다. 빵에 사용된 곡물이 아니라, 꿀이 '100% 내추럴'일 수도 있다.

만약 7가지 곡물, 10가지 곡물로 빵을 만들었다고 해도, 주 식재료가 무엇인지 살펴봐야 한다. 호밀빵이라고 쓰여 있어도 식재료에 호밀가루가 3번째 정도에 쓰여 있으면 100% 통곡물빵이라고 보기 어렵다. '100% 통밀빵'이라면, 적어도 제일 처음 적혀 있는 식재료가 통밀가루이어야 한다. 또 통밀가루가 주 식재료이면 적어도 빵 한쪽에 섬유소가 2g 이상 들어있어야 한다.

호밀빵은 옛날 독일이나 러시아에서 먹던 빵으로 GI가 53이고, 귀리빵은 44~51로, 귀리빵이 더 낮다(참고로 햄버거 빵 61, 바게뜨 빵 95). 두 가지 모두 흰식빵에 비해 탄수화물은 적고, 식이섬유소는 월등히 높아 한쪽에 약 2~3g 들어있다. 식이섬유소뿐 아니라 비타민 E, 철, 칼슘 등의 미네랄도 풍부하다.

귀리빵, 호밀빵, 통밀빵은 땅콩버터를 발라 먹으면 맛도 좋을 뿐 아니라 단백질과 섬유소가 더해져서 혈당지수를 더욱 낮추게 된다.

파운드 케이크나 치즈케이크는 우유나 치즈 같은 유제품이 더욱 추가되어 더 부드러워지고, GI와 GL이 다른 빵에 비해 낮다. 특히 치즈케이크는 GL이 12로 다른 빵보다 월등하게 낮다.

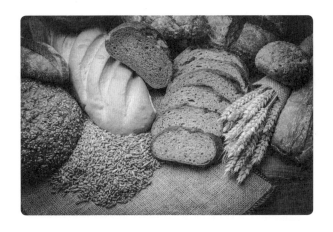

혈당 올라가는 것이 신경이 쓰이거나 포만감이 오래 가길 원하는 사람들은 떡보다는 오히려 빵이나 케이크가 더 좋다. 다만 빵이나 케이크 종류는 떡보다 포화지방이 상당히 높으므로, 결국엔 인슐린 저항을 높일 수 있다. 또 많이 먹었을 때 혈액의 콜레스테롤을 높일 수가 있으므로, 고지혈증이 있는 사람들은 과식하지 않도록 해야 한다.

피자는 GI가 80으로 쌀밥과 맞먹지만 GL은 25로 쌀밥의 54보다 훨씬 낮아 GI와 GL의 차이가 큰 식품이다. 대부분 식품의 경우 GI가 높으면 GL이 높은 경우가 많지만 이렇게 GI와 GL의 차이가 큰 식품이 가끔 있다. 왜냐면 GI는 탄수화물 50g이 포함된 식품을 섭취한 후 혈당을 측정하고, 이것을 포도당 50g을 먹었을 때의 혈당과 비교하기 때문이다. 탄수화물 50g에 맞추려면 피자를 훨씬 많이 먹어야 한다. 그런데 실제 피자 1인분(약 115g, 1조각)의 탄수화물 함량이 낮아서, 1인분 섭취를 기준으로 하는 GL은 낮아지게 된다. 만약 앉은 자리에서 피자 한 조각 대신 2~3조각 먹었다면, GI는 그대로지만 GL은 한없이 높아져서 혈당이 많이 치솟게 된다.

피자는 빵의 두께에 따라 GL이 상당히 달라진다. 따라서 푹신푹신하고 두꺼운 피자 빵보다는 얇고 바삭바삭한 피자 빵을 선택하는 것이 GL을 낮추는 길이다.

한편 피자는 빵도 중요하지만, 치즈와 토핑이 좌우한다. 피자 치즈가 쭉쭉 늘어나는 모습을 보면 더욱더 군침이 돈다. 빨갛고 노란 파프리카, 양파, 버섯들이 형형색색으로 얹어져 있으면 맛이 배가된다.

치즈와 토핑은 피자의 GI를 낮추는 역할을 한다. 그러나 치즈는 유지방이 농축되고 수분이 적어, 자칫하면 포화지방의 과잉 섭취로 이어지기 쉽다. 유지방은 단쇄 포화지방산이라 몸에 잘 축적되지 않는다고 알려졌지만, 섭취량이 많아지면 결국 지방조직에 저장되면서 인슐린 저항을 일으킨다.

피자를 가끔 먹을 수는 있다. 단 피자 빵은 얇고, 치즈는 많지 않으면서, 버섯같은 채소 토핑이 많은 것을 선택하는 것이 좋다.

아침에 먹은 토스트(딸기 잼)와 오렌지 주스 : 종일 허기짐 유발

아침에 먹는 토스트는 대표적인 곡류 식품으로, 우리나라에서 팔리는 식빵은 대부분 흰 밀가루로 만들어져 상당히 부드럽다. 식빵을 살짝 구워 토스트를 만들면 노릇노릇 맛이 좋아진다. 그렇지만 식빵의 녹말이 호화된 알파전분으로 바뀌면서, 소화 흡수 속도가 매우 빨라져 혈당을 금방 높이게 된다. 거기다가 딸기잼까지 바르면 혈당이 더욱더 많이 올라간다. 딸기잼은 딸기에 설탕을 넣고 계속 졸여서 만들기 때문에, 딸기의 비타민 C나 B는 거의 파괴되었다고 본다. 대신 딸기의 향과 섬유소가 조금 남는다. 딸기잼은 딸기보다는 설탕 덩어리에 가깝다.

토스트에 오렌지 주스까지 곁들인다면 어떻게 될까? 오렌지 주스 한 잔에는 콜라보다 더 많은 설탕이 포함되어있다. 그야말로 잼 바른 토스트와 오렌지 주스 조합은 인슐린 스파이크를 일으키는 최악의 조합으로 종일 허기짐을 유발한다. 빵에 뭔가를 발라서 먹고 싶으면 차라리 땅콩버터가 더 좋다. 땅콩버터는 토스트 녹말의 소화 흡수 속도를 늦추어 혈당을 천천히 상승시킨다. 인슐린 스파이크를 덜일으키고 포만감이 상당히 오래간다.

모든 종류의 과일 허용

다이어트 4주 후부터는 모든 과일을 먹을 수 있다. 과일은 비타민, 무기질, 식이섬유소 등이 많고 거기에다 항산화 물질까지 풍부하여 상당한 건강식품으로 알려져 있다. 그런데도 방울토마토와 블루베리 외의 과일들은 호르몬 균형 되찾기 다이어트 프로그램에서 4주 후에나 허용하는 이유가 무엇일까?

과일은 비타민, 무기질 등의 미량 영양소는 풍부하지만 3대 영양소인 탄수화물, 지방, 단백질 중에 오로지 탄수화물만 가지고 있다 (다른 영양소는 무시할 만한 수준임). 곡류군과 채소군은 탄수화물과 단백질이, 육류군에는 단백질과 지방이, 우유군은 탄수화물, 단백질,

지방이 골고루 들어있는 것과는 대조적이다.

과일의 탄수화물은 전분 외에 과당이나 포도당 등 흡수가 빨리 되는 당 성분이 많다. 탄수화물 양도 빵이나 떡 1인분(교환량 기준)이 가지고 있는 23g의 약 반인 12g을 가지고 있어 꽤 많은 편에 속한다. 또 과일은 곡류와는 다르게 식사로 하지 않고, 주로 식후에 먹기 때문에 탄수화물을 추가로 섭취하게 되어 혈당을 더 많이 올리게 된다. 따라서 저탄수화물식에서는 과일을 다양하게 넣기가 쉽지 않고, 3단계인 체중 유지식에 와서야 모든 과일을 허용하게 된다.

과일은 종류에 따라 탄수화물 양이 다르다. 하지만 대부분이 수분이고, 유기산과 섬유소가 많아 바나나를 제외한 거의 모든 과일이 혈당부하지수(GL)이 10 이하(1회분 기준)로 낮다. 과일을 과식하지 않고 간식으로 1~2회분 정도만 먹는다면 혈당 상승을 크게 걱정할 필요가 없다.

3단계인 체중 유지식에서는 과일을 다양하게 먹으면 식사가 한층 풍성해지지만, 과일은 맛이 너무 좋아 과식하는 것이 문제이다. 어떤 지인이 앉은 자리에서 귤을 한 번에 5개나 까먹는 걸 보았다. 과식할 기미가 보이면 귤이 다리가 있어 도망을 가면 좋으련만!

귤 5개를 먹으면 GL이 20 정도가 되어, 이는 피칸파이 1회분을 먹은 것과 같다. 과일로 식사를 때우는 것은 더욱 좋지 않다. 과일만으로 식사하면 섭취량이 많아져 GL이 2배, 3배로 높아진다. 또 단백질은 제로이면서 탄수화물만 섭취하는 극도의 불균형 식사가 된다.

바나나 같은 과일은 탄수화물 함량이 상당히 높아 바나나 중간 크기 1개(큰 것 반개)에 탄수화물이 24g이 들어있다. 이는 모닝빵 1개, 고구마 반개와 거의 맞먹는다. 만약에 바나나 큰 것 1개를 먹었다면 GL은 22가 되어 사발면 1그릇(GL : 22)을 먹었을 때와 비슷하게 혈당을 높이게 되고, 스파게티 1그릇(GL : 16)보다 오히려 더 많이 혈당을 높이게 된다.

"아니! 칼륨이 많아 혈압에 좋다는 바나나를 먹었는데 사발면과 같다고요?"

믿기지 않겠지만 혈당을 올리는 정도는 그렇다.

바나나는 이처럼 과일이지만 전분이 꽤 많아 오히려 고구마에 가깝다. 따라서 바나나는 간식보다는 아침에 식사 대용으로, 다른 우유나 견과류와 함께 먹는 것이 더 바람직하다. 또한 바나나를 먹을 때는 잘 익은 바나나보다는 약간은 녹색이 남아있는 바나나를 먹는 것이 좋다. 잘 익은 바나나는 포도당, 과당 등이 많아 혈당지수(GI)가 60으로 높아진다. 바나나는 덜 익을수록 당이 적고, 저항전분은 많다. 저항전분은 장내에서 마치 섬유소처럼 작용한다. 저항전분은 바나나에 풍부한 식이섬유소인 펙틴과 함께 작용하므로, 포도당 흡수가 천천히 일어나 GI가 30으로 낮아진다.

한편 저항전분은 장내 유익균의 먹이가 되어 장내 환경을 좋게 만든다. 덜 익은 바나나는 탄닌이 많아 설사를 완화하는 데도 도움이 된다.

수박은 GI가 80으로, 과일로서는 매우 높다. 하지만 1회분 분량의 탄수화물이 적어, GL은 9로 낮아 망고나 감과 비슷해진다. 그렇지만 앉은자리에서 수박을 2쪽 먹으면, GL이 2배가 되어(GL : 18),

파운드 케이크 1쪽(GL : 18)을 먹는 것과 비슷하게 혈당을 높이게 된다.

GI가 40 이하로 낮으면서 GL이 5 이하로 특히 낮아, 1회분 먹었을 때 혈당에 영향을 미치는 정도가 미미할 것으로 생각되는 과일에는 배, 사과, 복숭아, 자몽, 토마토 등이 있다. 특히 자몽과 토마토는 GL이 2 이하로, 혈당조절에는 아주 좋은 특급 과일이다.

과일 중에서 복숭아는 달콤하지만, 의외로 GI는 낮고 탄수화물 양도 적어 GL이 낮다. 그러나 잘 익은 복숭아(껍질 벗겨서 먹는 부드러운 복숭아)와 딱딱한 복숭아 사이에는 차이가 꽤 있을 것으로 생각된다. 혈당을 생각한다면 부드러운 복숭아보다 딱딱한 복숭아를 선택하는 것이 좋다.

주스 종류는 원래 과일보다 GI가 조금 높긴 하지만, GL은 그다지 높지 않다. 부록에 제시된 과일주스는 과일을 그냥 착즙해서 만든 주스이고, 설탕 같은 감미제를 첨가하지 않았기 때문이다. 또 기준이 되는 분량도 반 컵으로 되어있다. 실제로 우리는 주스를 마실 때 한 컵을 마시는 경우가 많은데, 이때는 주스의 GL이 두 배로 올라간다.

과일주스는 과일 대신 괜찮을까?

다이어트 3단계인 체중 유지식에서 과일 대신 과일주스는 먹을 수 있을까? 시판되는 과일주스를 볼 때마다 마음이 착잡해진다. 과일주스 팩에 그려진 과일에서는 과일즙이 금방이라도 뚝뚝 떨어질 것 같다. 가공된 과일주스는 과일즙일까 설탕물일까? 물론 과일주스에는 과일이 가졌던 비타민과 무기질, 항산화제가 소량 남아있다. 그렇지만 가공과정에 식이섬유소는 제거되고 많은 설탕과 액상과당이 추가된다.

갓 짠 오렌지 주스에는 비타민 C, 엽산, 칼륨과 항산화제가 풍부하다. 색깔도 선명한 노란색이 황홀할 만큼 좋고, 톡 쏘는 신맛에 상큼한 단맛까지 있다. 그러나 시판되는 대부분의 주스는 원가를 낮추고 제품 대량생산을 위해 수확기에 대량 구매한 과일을 짠 후, 패킹되기 전까지 무산소 탱크에 거의 1년간 저장된 것이다. 저장되는 과정에 대부분 비타민 C나 B가 파괴되고 향이 없어지게 된다. 가공과정에 각종 향료와 착색료를 넣고 맛을 위해 설탕과 액상과당, 합성감미료 등을 넣게 된다. 100% 과일주스도 마찬가지이다. '100% 과일주스'라고 하면 흔히 과일만 100% 짜서 주스를 만든 것 같은 착각을 일으킨다. 그러나 100% 과일주스도 농축된 과일즙을 정제수에 희석해서 당도를 맞추고 '100% 과일주스'로 표시하게 된다. 이 과정에서 액상과당이 추가될 수 있다.

시판되는 코카콜라 1캔(350ml)은 148kcal, 당 37g을 가지고 있고, 사과주스 1캔(350ml)은 165kcal, 당 39g을 가지고 있다. 그렇지만 우리는 과일주스를 마실 때 설탕 음료수를 마신다고 생각하지 않는다. 과일이 가지고 있는 아우라 때문에 몸에 좋은 건강음료를 마신다고 생각한다. 가공된 과일주스에는 소량의 비타민과 항산화제가 남아 있지만, 그것이 설탕이나 액상과당의 좋지 않은 작용을 상쇄시키기는 힘들다.

우리가 과일로 먹을 때는 어떨까? 과일에도 과당이나 포도당 등

빨리 흡수되는 성분이 상당량 있지만 과식하지 않으면 괜찮다. 과일에 풍부한 식이섬유소 때문에 우리는 오랫동안 씹게 된다. 또 식이섬유소는 당을 천천히 흡수시켜 서서히 혈당을 높이게 된다. 간에서는 과당이나 포도당을 대사시킬 수 있는 충분한 시간을 확보하게 되어, 당으로부터 중성지방을 과하게 만들지 않는다. 식이섬유소는 또한 장에서 물을 흡착하여 부풀어 올라 부피를 늘림으로써 포만감을 일으킨다.

이에 비해 가공된 과일주스를 마시면 매우 짧은 시간에 삼키게 되어 섬유소 없이 먹는 것과 같은 효과를 낸다. 과일주스는 달콤한 음료수처럼 간으로 빨리 흡수되어, 간에 과당이 넘치게 된다. 간은 이 넘치는 과당을 중성지방으로 바꾸어 저장하게 되어 지방간이 되기 쉽다. 지방간은 인슐린 저항을 나타내어 과체중과 각종 대사질환을 일으킨다. 실제로 아침에 그레이프 주스를 480ml씩 3달 동안 매일 마셨더니, 과체중인 사람들의 허리둘레와 인슐린 저항이 증가했다고 한다. 홀짝홀짝 주스를 들이켰다가 일 년도 안 되어 비만이 된다.

과일과 과일주스의 또 하나의 차이점은 하나는 고체이고 하나는 액체라는 것이다. 우리 몸은 고체를 통해 섭취하는 열량과 액체를 통해 섭취하는 열량을 다르게 받아들인다. 액체로 된 열량은 식이섬유소가 거의 없어 포만감 효과가 거의 없다. 포만감을 못 느끼다 보니 과일 3개 분량의 주스를 앉은 자리에서 한 번에 다 마실 수 있다. 또 과일주스는 맛이 있어 과식하기가 쉽다. 과일주스를 마실 때는 한 모금 한 모금 마시지 않고 쭉 들이키며 마시거나 빨대를 이용해서 마시게 되므로, 혈당이 갑자기 높아진다. 혈당이 갑자기 높아지면 인슐린 스파이크로 인해 혈당이 그만큼 빨리 떨어져 배가 금방 고파진다.

오래전 미국에서 공부할 때 아침을 먹으려고 카페테리아에 갔더니, 웬 건장하게 생긴 남학생이 쟁반에 오렌지 주스를 3잔 가득히 담아가는 것을 보고 놀란 적이 있다. 그때만 해도 우리나라는 열대 과일이 수입되지 않는 시절이었고, 오렌지 주스는 값이 비싸 일부 부유층만 마셨다. 그래서인지 아직도 우리나라에서는 주스류는 고급식품으로 간주하여 어린이들에게 청량음료 대신 과일주스를 주는 집들이 많다. 과일 스무디도 마찬가지이다.

과일주스가 과일을 대신할 수는 없다. 과일은 그 자체로 먹는 것이 좋다. 하루에 과일 1~3회분을 오후 4시 간식이나 식전에 먹는 것이 좋다. 식전에 과일을 먹으면 포만감 때문에 식사량이 자연스레 줄어든다.

면과 만두류는 가끔 먹는다

그동안 다이어트 2단계를 실천하면서 점심에 잡곡밥을 반 공기(1/2 공기) 정도 먹는 저탄수화물 고단백식을 했다. 이제 3단계에서도 점심은 2단계처럼 밥 중심 식사로 한다. 그렇지만 식단의 단조로움에서 벗어나 오랫동안 다이어트를 즐기면서 거의 일생 하게 되므로 그동안 잘 먹지 못했던 면류나 만두, 빵 같은 밀가루 음식도 일주일에 한 번 정도 일부 허용하게 된다.

우리가 많이 먹는 소면, 국수나 우동, 짜장면은 1인분 분량당 탄수화물이 70g 내외로 밥과 비슷하다. 그렇지만 혈당지수(GI)나 혈당부하지수(GL)가 밥보다 더 낮다. 그 이유는 무엇일까?

면을 만들 때는 우선 밀가루 반죽을 하여 치댄 다음 이것을 면발로 뽑아낸다. 밀가루로 면을 뽑아내는 과정에 저항전분이 형성되어 밥보다는 쫀득쫀득한 질감을 가지게 된다. 저항전분은 일반전분보다 소화되는 속도가 느리고, 또 일부는 소화되지 않은 채로 장내 미생물의 먹이가 된다. 마치 섬유소처럼 작용하여 식후 혈당이 과하게 치솟는 것을 막아준다. 따라서 일반적으로 면은 밥보다 GI가 낮다.

스파게티를 비롯한 파스타 종류는 저항전분이 더욱 많아 면발이 더 단단하고 쫄깃쫄깃하여, GI나 GL이 일반 국수나 우동보다 더 낮다. 스파게티의 GL은 16으로 면 종류 중 가장 낮은 편에 속한다.

스파게티는 또 면을 얼마나 오래 삶았느냐가 GI와 GL에 영향을 미치게 된다. 스파게티 면을 20분 이상 삶으면 상당히 부드러워지고 저항전분이 적어져서, 초콜릿이나 케이크보다 더 빨리 소화된다. 따라서 스파게티는 먹고 싶은데 혈당을 올리는 것이 싫다면, 면 삶는 시간을 줄이는 것이 좋다. 스파게티는 크림보다는 해물이나 토마토가 많이 들어간 것을 선택하는 것이 좋다.

물냉면이나 비빔냉면의 경우, 메밀면을 쓰기 때문에 건강에 더 좋을 것처럼 생각이 든다. 하지만 냉면 종류는 국수나 우동에 비해 GI, GL이 모두 높고 오히려 자장면과 비슷하다. 그 이유는 삶은 냉면의 GI가 59인 것에 비해, 삶은 국수는 GI가 48로, 메밀면이 오히려 GI가 높기 때문이다. 냉면에는 맛을 위해 상당량의 설탕이 추가되고 배가 몇 조각 들어가 GL을 더욱 높이게 된다(부록 참고).

국수나 우동, 파스타 등은 쌀밥보다 혈당지수가 낮은데도, 왜 다이어트 2단계까지 면류를 금할까? 밥은 다양한 반찬과 같이 먹는 것에 비해, 면은 그 자체가 조미되어 있어 반찬을 별로 먹지 않게 된다. 기껏해야 단무지나 김치, 피클 등으로 반찬을 먹으므로 자칫하면 단백질이 부족한 고탄수화물 저단백식이 된다. 또 면발을 씹지 않고 그냥 후루룩거리면서 삼키기 때문에 먹는 속도가 굉장히 빨라진다. 따라서 포만감을 느끼는데 필요한 시간(적어도 20분)을 채우지 못해 과식할 위험이 있다. 따라서 면 종류를 먹을 때는 의식적으로 다양한 반찬을 곁들여서 먹고, 특히 달걀이나 고기, 오이나 숙주나물 등을 면 위에 많이 올려놓고 천천히 먹고 면은 남기는 것이 좋다.

라면은 먹어도 괜찮을까?

라면은 유탕 처리된 면과 수프의 맛이 기막히게 어울린다. 간편하게 조리만 하면 언제 어디서든 맛있게 먹을 수 있어, 전 국민의 사랑을 듬뿍 받고 있다.

라면은 인스턴트 라면에 달걀 1개, 파를 소량 넣고 끓인 것이다. 라면은 면발의 GI가 쌀에 비해 낮은 데다 지방의 함량이 높아, GL이 유부국수와 비슷하다.

한때는 라면을 먹으면 꼬불꼬불하면서도 기다란 라면 면발처럼 키가 많이 큰다고 소문이 나면서, 청소년들이 키 크기 위해 라면을 먹는 어이없는 일이 벌어지기도 했다.

요즘처럼 과영양이 문제가 되는 시대에는 라면의 섭취가 오히려 대사증후군 같은 질병의 위험도를 높이게 된다. 혼자 사는 인구가 급증함에 따라, 시간과 돈이 빠듯한 일인 가구에서는 라면으로 1끼를 때우기 쉽다. 일주일에도 몇 번씩 라면으로 끼니를 때우고, 밤에 야식으로 라면을 즐기는 사람도 늘어났다.

라면은 일시적으로 행복감을 줄지 모르지만, 습관이 되면 건강에 악영향을 미친다. 국민건강영양조사에 참여했던 19~64세 성인 5,894명을 대상으로 조사한 결과, 일주일에 적어도 2번 이상 라면을 먹는 여성은 거의 먹지 않은 여성에 비해 복부비만 위험도가 60%나 증가하였다.[18] 라면의 GL이 쌀밥보다 낮은데도, 장기적으로 건강에 좋지 않은 영향을 끼치는 것은 소금과 포화지방이 많기 때문이다.

봉지라면 1개(120g)는 보통 500kcal, 나트륨이 1,780mg(소금으로 약 4.5g), 지방이 16g(포화지방 8g)이다. 라면 1그릇만 먹어도 나트륨은 하루 기준치의 89%, 포화지방은 53%를 섭취하게 된다. 라면에 포화지방이 많은 이유는 면을 기름에 튀길 때 팜유를 많이 쓰기 때문이다.

팜유는 식물성 유지이지만, 특이하게도 포화지방이 약 반을 차지하며 산화 안전성이 뛰어나 산패가 잘 안 되는 장점이 있다. 그렇지만 포화지방 중에서도 혈청 콜레스테롤을 높이는 팔미트산이 44%로 가장 많다. 반면에 동맥경화 예방에 도움이 되는 오메가-3 지방산이 거의 없다.

라면은 그 자체가 맛이 있다. 오히려 너무 맛이 좋은 게 탈이다.

김치 외에는 다른 반찬을 거의 먹지 않게 되어, 불균형 식사가 되면서 고탄수화물 고포화지방 고나트륨 식사가 된다. 그러니 라면은 어쩌다 한번 정말 입맛이 없거나, 집에 좋은 식재료가 떨어지고 없을 때 먹는 것이 좋다. 라면을 끓일 때는 스프를 반 정도만 넣어 싱겁게 끓인다. 이때 달걀, 두부, 고기, 해산물 같은 단백질 반찬과 양파, 버섯 같은 채소를 듬뿍 넣고, 면발과 국물은 남기는 것이 좋다.

남은 라면 국물에 밥 말아서 김치와 함께 배부르게 먹으면, 탄수화물과 소금 섭취량이 엄청나게 증가하여 최악의 조합이 된다. 다음날 어김없이 얼굴이 부석부석 부어 화난 얼굴이 되고, 반지가 잘 빠지지 않으며, 발도 부어 구두에 잘 들어가지 않는다. 몸이 부어 있으니 뒤뚱거리며 걷게 되고 조금만 걸어도 발이 아프다. 체중이 0.5~1kg 증가하는 것도 각오해야 한다. 젊을 땐 이러한 증상이 오후만 되어도 없어지지만, 나이 들면 신장의 기능이 떨어져 나트륨 추가 배설에 시간이 많이 필요하다. 부기가 완전히 빠지고 원래 체중으로 돌아가기까지 2~3일은 걸린다. 상시로 고염식을 하는 사람들은 이러한 변화를 느끼기도 힘들다. 몸이 고염식으로 거의 항상 부어 있는 상태니까.

자장면을 먹을까? 짬뽕을 먹을까?

3단계 체중 유지식 다이어트에서 자장면이나 짬뽕은 먹어도 될까? 자장면과 짬뽕 모두 다이어트에 좋은 음식은 아니다. 그렇다고 어쩌다 한번 먹을 기회마저 박차 버릴 수 있을까? 인슐린 저항이 개선되었다면 이런 음식을 한번 먹었다고 해서 금방 살이 찌진 않는다.

중국 음식점에서는 코스식사 마지막 단계에 웨이터가 수첩을 들고 나타난다.

그리고 여태까지 먹었던 것은 아무 식사도 아니라는 듯,

"식사는 무엇으로 하실까요?" 하고 꼭 물어본다. 이때 적게 먹는 척하면서(여태껏 먹었던 것은 싹 무시하고)

"전 식사 안 해요." 하고 강하게 거절할 수도 있겠지만, 그러기가 쉽지 않다. 누구나 가끔 맛있는 음식을 건강 따지지 않고 배불리 먹고 싶지 않은가! 도파민과 세로토닌 분비로 행복에 젖어, 탐스러워진 배를 한 번쯤 두들겨 보고 싶은 것이 우리의 심정이기도 하다.

식사메뉴는 대강 자장면, 짬뽕, 볶음밥으로 정해져 있다. 이 중에서도 자장면에 더 끌린다. 사실 자장면 이야기만 들어도 입에 침이 고이고 강한 향수를 느낀다.

어릴 적 바로 옆집이 중국집이었는데, 양파를 중국 된장(춘장)에 볶는 구수한 냄새가 종일 흘러나왔다. 여름에는 열어놓은 창문 사이로 주방장이 땀을 뻘뻘 흘리면서 하얀 반죽을 탕탕 치는 모습이 보였다. 두 손으로 반죽을 쫙쫙 늘리면 긴 면발이 손가락 사이에서 실타래처럼 출렁거리는 모습이 신기하기만 했다. 그 중국집을 지나갈 때마다 침이 꼴깍꼴깍 넘어갔지만, 자장면은 언제나 그림의 떡이었다. 어쩌다 하는 가족 외식에서만 먹을 수 있는 귀한 음식이었다.

그렇게 먹고 싶었던 자장면이지만 어른이 된 지금도 선뜻 선택을 못 하고

"자장면을 먹을까? 짬뽕을 먹을까?" 하며 항상 고민하는 이유는

무엇일까?

그렇게 로망이었던 자장면이 요즘은 다른 맛있는 음식에 밀리고, 건강에도 좋지 않다고 알려졌기 때문이다.

보통 자장면 1인분에 생면 200g이 들어간다. 음식점에 따라서는 생면의 양이 엄청나게 많을 수도 있다. 자장면은 맛을 위해 설탕이 상당량 들어가고, 소스가 걸쭉하도록 전분이 첨가된다. 볶을 때 사용하는 중국식 짜장에도 탄수화물(12.7%)이 상당량 포함되어 있다. 탄수화물 제로인 돼지고기가 들어가지만 20g 정도로 그 양이 적다.

반면 짬뽕은 설탕, 전분, 짜장 등은 빠지고, 대신 혈당지수(GI)를 낮추어 주는 바지락, 홍합, 오징어 등의 각종 해산물과 채소가 많이 들어간다. 따라서 짬뽕 1그릇은 자장면보다 탄수화물, GI, 혈당부하지수(GL)가 모두 낮다(부록 참고).

특히 자장면에는 특유의 감칠맛을 위해 MSG를 많이 넣어 나트륨이 많다. 짬뽕은 칼칼한 맛이 생명이므로, 고춧가루와 소금이 약간 추가된다. 짬뽕은 국물을 남기면 소금 섭취량을 줄일 수 있다.

결론적으로 혈당을 올리는 정도나 영양 균형 면에서 짬뽕이 자장면보다 낫다. 그래서 자장면을 먹고 싶은 마음을 꾹 누르고 짬뽕을 시킨다. 그렇지만 막상 다른 사람들이 자장면을 맛있게 먹는 장면을 보면, 그분들을 한없이 부러워하면서

"나도 자장면 시킬걸" 하고 후회하게 된다.

어떤 날은 어릴 때 그렇게 먹고 싶었던 자장면을

"오늘은 꼭 먹어봐야지. 어쩌다 한 번인데 어때!" 하고 먹을 때도 있다.

첫 젓가락으로 먹는 자장면은 정말 맛이 있다. 입안 가득히 퍼지는 맛과 향에 취한다. 그런데 젓가락 횟수가 거듭할수록 맛은 점점 떨어지면서

"괜히 시켰나?" 하는 후회가 들기 시작한다. 자장면을 먹고 나면 필자에게 어김없이 나타나는(특히 과식했을 때) 증상이 있다. 정신이 아득해지면서 피곤해지고 머리가 지끈지끈 아픈 것이다.

"그래 역시 자장면을 시키지 말아야 했어." 하면서 후회하게 된다.

결과적으로 짬뽕을 시켜도 후회하고 자장면을 시켜도 후회하지만, 자장면보다는 짬뽕을 선택하는 것이 체중을 유지하는데 조금은 더 나아 보인다. 단, 면발과 국물은 조금 남기는 것이 좋다.

비빔냉면과 물냉면 사이에서 갈등

여름에는 차가운 냉면을 많이 먹게 된다. 냉면집에서 항상 고민하는 것이

"물냉면과 비빔냉면 중 어느 것을 선택할까?"이다. 물냉면은 시원하고 담백해서 좋고, 비빔냉면은 매콤하면서도 달콤한 맛이 일품이다.

그렇지만 비빔냉면이 물냉면보다 설탕이 더 많이 들어간다. 또 매운맛을 내기 위해 고추장을 넣게 되니, 비빔냉면의 1인분 분량 당 혈당부하지수(GL)가 물냉면보다 더 높다. 비빔냉면은 면에 메밀이 많아 여름에 먹는 별미 건강식으로 생각하기 쉬운데 탄수화물 함량은

오히려 자장면보다 높고 GL은 자장면과 비슷하다.

비빔냉면은 또 매운맛이 강해 교감신경을 자극한다. 식후 반응성 저혈당증이 있는 사람은 심계항진(맥박이 빨리 뛰는 현상)이 더 심하게 올 수 있다.

반면 물냉면에는 설탕이 들어가긴 하나 대부분 국물에 녹아 있고 물냉면에 넣는 소고기(보통 양지)양이 보통 30g 정도로 비빔냉면의 10g에 비해 높다. 따라서 탄수화물이나 혈당이 올라가는 정도를 고려하면, 비빔냉면보다는 물냉면을 먹는 것이 더 좋고, 물냉면의 국물을 남긴다면 설탕과 소금의 섭취량을 더욱 줄일 수 있다.

한때 TV 프로그램에서 냉면의 달걀을 '식전에 먹는 것이 좋은지, 식후에 먹는 것이 좋은지'에 대해 논쟁이 있었다. 냉면을 먹을 때 달걀은 먼저 섭취하는 것이 좋다. 먼저 먹으면, 달걀이 위에 계속 머물면서 위점막을 보호하고 포만감을 주게 되어 먹는 양을 조절하는 데 도움이 된다. 또 단백질 식품을 미리 먹으면, 혈당도 천천히 상승시키게 되어 혈당 조절에도 도움이 된다.

비빔냉면이든 물냉면이든 냉면 대부분을 차지하는 것이 면이고, 반찬으로 무생채 한 접시만 달랑 주는 경우가 많다. 냉면으로 식사를 하게 되면, 탄수화물에서 오는 에너지가 약 90%로서 초 고탄수화물식이다. 따라서 냉면을 먹을 때는 면에 따라 나오는 반찬을 많이 먹어야 한다. 반찬이 별로 없으면 무생채라도 더 달라고 해야 한다. 반찬이라도 많이 먹으면 식후 혈당 상승 정도를 완화하는 데 도움이 된다.

만둣국과 떡만둣국은 하늘과 땅 차이

밀가루로 만든 음식 중에서 면류 다음으로 많이 먹는 것이 만두류이다. 만두는 떡보다 탄수화물 함량이 낮다. 떡은 속까지 꽉꽉 채워져 있지만, 만두는 얇은 만두피에 속은 두부나 김치, 돼지고기, 숙주나물 등으로 채워져 있기 때문이다. 요즘은 기술이 더욱 발달하여 만두피가 얼마나 얇은지 만두 속이 훤히 보일 정도이다. 따라서 떡 대신에 만두가 들어갈수록 탄수화물 양이 적어지며, 만두피가 얇을수록 혈당부하지수(GL)가 낮아지게 된다.

만두로만 이루어진 만둣국 1그릇의 탄수화물 양은 32.8g대로 낮다. 이는 약 밥 반 공기(1/2공기)의 탄수화물 양과 같은 것으로, 만둣국의 GL은 22 정도로 낮다.

반면 떡만둣국은 떡이 100g 추가되고 만두의 양은 줄어들어, GL이 만둣국의 2배 이상으로 높다. 따라서 식사 후 혈당 상승이 염려되는 사람들은 떡만둣국보다는 만둣국을 선택하는 것이 좋다.

4주~한국형 지중해식 식단: 체중 유지식
아침과 간식에 소량의 탄수화물 추가.

끼니	식단	영양소*
아침⁺	통밀빵 1쪽, 저지방 우유 1잔, 삶은 달걀 1개, 사과 1/3쪽	단백질 : 16g, 탄수화물 : 45g 열량 : 305kcal
점심	현미밥 반 공기(1/2공기), 단백질 반찬 2가지 이상(고기, 생선, 해산물, 두부, 달걀 등)과 해조류 혹은 채소 반찬을 2가지 이상 양껏 먹는다.	단백질 : 23g, 탄수화물 : 39g 열량 : 333kcal
오후간식	고단백 요플레⁺⁺ 1개, 오렌지 1개	단백질 : 9g, 탄수화물 : 38g 열량 : 212kcal
저녁	단백질 주식(고기, 생선, 해산물, 두부, 달걀 등)과 생채소 2접시 이상(쌈장 포함)과 김치 등으로 양껏 먹는다(샐러드로 대체가능).	단백질 : 34g, 탄수화물 : 9g 열량 : 323kcal
간식	카페라테 1잔(무카페인, 무설탕), 아몬드 반 주먹, 블루베리 1컵	단백질 : 1.5g, 탄수화물 : 23.5g 열량 : 160kcal
합계⁺⁺⁺		단백질 : 83.5g(25.0%), 탄수화물 : 154.5g(46.4%) 열량 : 1,333kcal

* 영양소 : 식품교환표에 따라 계산(식사요법, 교문사). 시판제품은 영양정보 참고

⁺아침 메뉴

통밀빵 1쪽	35g	단백질 2g	탄수화물 23g	열량 100kcal
우유 1잔(저지방)		단백질 6g	탄수화물 10g	열량 80kcal
삶은 달걀 1개		단백질 8g	탄수화물 0g	열량 75kcal
사과 1/3쪽		단백질 0g	탄수화물 12g	열량 50kcal

⁺⁺ 고단백 요플레(시판제품) : 단백질 9g, 탄수화물 14g, 열량 112kcal
⁺⁺⁺ 단백질 식품과 채소류를 양껏 먹으면 하루 섭취 영양소 합계는 달라질 수 있음

4주~한국형 지중해식 식단의 원칙

- 4주 이후의 식사는 점심과 저녁은 그동안의 식사를 유지하면서, 아침과 간식에 약간의 탄수화물을 추가하는 것이다.

아침은	통밀빵, 저지방 우유, 달걀 요리, 과일 섭취
점심은	현미잡곡밥 반 공기(1/2공기)에 단백질 반찬 2가지, 채소 반찬 2가지 이상으로 양껏 먹는다(채소, 단백질 반찬, 밥 순으로 거꾸로 식사함).
저녁은	단백질 주식과 채소를 양껏 먹는다(식사를 샐러드로 대체가능).
간식은	무가당(고단백) 요플레, 견과류, 과일류, 카페라테 등을 섭취

- 단백질 반찬이나 주식으로는 닭고기나, 생선, 해산물, 콩 제품에서 주로 선택하고, 적색육 같은 고기류는 한 달에 2~3번 섭취한다.

- 4주에는 몸의 호르몬 균형이 많이 잡힌 상태이므로(인슐린 저항이 충분히 개선)이때부터는 모든 종류의 과일을 하루에 1~3회분을 먹어도 된다. 단, 과일은 식전에 먹거나 아니면 간식으로 유제품 혹은 견과류와 함께 먹는다.

- 채소는 상추, 양상추, 쌈 배추 외에도 빨간색, 황색(파프리카, 당근 등), 초록색(브로콜리, 시금치, 청경채 등), 자주색(가지, 비트 등)의 채소를 올리브유에 볶아 충분히 섭취한다.

- 운동량이 많은 날은 일주일에 1~2번 정도 저녁에 밥과 반찬으로 구성된 식사를 할 수 있다.

- 일주일에 1번 정도는 술을 마시거나(남자 2잔, 여자 1잔 이하), 파스타(스파게티), 만두류, 피자 등을 주식으로 먹을 수 있다.

- 주말에 1끼 정도는 평소에 먹고 싶었던 음식을 식사 대신 먹어도 된다.

- 물은 하루에 5~6잔 정도 충분히 섭취한다. 물 대신 엷은 차도 괜찮다.

- 취침 4시간 전부터는 아무것도 먹지 않는 것을 원칙으로 한다.

- 떡, 케이크, 과자, 초콜릿, 쿠키 등과 가당 음료수는 피한다.

현명한 급식과
외식 선택

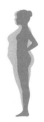

한식 반찬 속에 살짝 숨어있는 주식을 찾아라

최근 급식을 제공하는 회사가 늘어나고 있다. 대부분 점심을 제공하고 있고 약식 뷔페 스타일로 운영되는 곳이 많다. 급식에서 메뉴를 현명하게 선택하지 않으면, 아차 하는 사이에 고탄수화물식이 되어 버린다.

우리는 '탄수화물' 하면 밥이나 떡, 면 종류 등 주식을 생각한다. 하지만 주식으로 먹는 곡류군에 속하면서도, 반찬의 모습을 천연덕스럽게 한 음식도 있다. 대표적인 것이 감자(당면 포함)와 고구마, 묵 종류, 옥수수 등을 이용한 반찬이다.

감자는 감자볶음, 감자전, 감자조림 등을 해서 반찬처럼 먹는다. 감자전의 경우 혈당지수(GI)가 67로 비빔밥보다 높다. 또 감자전 한 개에 탄수화물이 약 19g이니, 만약 감자전 2개를 먹었다면 밥을 약 0.5공기(밥 1공기 탄수화물 69g)에 해당한다. 게다가 다른 반찬으로 도토리묵 1접시를 먹었다면 탄수화물이 23g으로 밥 0.3공기, 잡채 1접시를 먹었다면 탄수화물 31g으로 밥 약 0.4공기와 맞먹는다. 따라서 본인은 식사로 밥을 1/2공기 먹었다고 생각하겠지만, 반찬을 통해서 밥을 1공기보다 더 많이 먹은 셈이 된다.

국민 간식이 되어버린 떡볶이(떡 130g)는 너무나 맛있는 간식이지만, 반찬으로 먹기에는 탄수화물 양이 너무 많다. 떡볶이 1인분에 탄수화물이 약 80g이나 되어, 밥 1공기보다 더 많다. GI가 74, 혈당부하지수(GL)는 59로, 반찬류 중에서는 독보적으로 높다. 떡볶이에는 가래떡뿐 아니라 설탕과 고추장이 많이 들어가고, 고추장에도 밀가루와 설탕이 포함되어 있기 때문이다. 어떤 떡볶이점에서는 라면 면발까지 넣어준다.

반찬 속에 살짝 숨어있으면서, 밥보다 더 탄수화물이 많고 GI와 GL이 높은 음식을 잘 찾아내야 한다. 만약 오랜만에 나온 주식 같은 반찬이 꼭 먹고 싶다면, 과감하게 원래 있던 밥은 밀어내야 한다. 그리고 그 반찬을 주식의 자리로 가져와 밥처럼 먹는 것이, 탄수화물 과잉 섭취를 예방하는 길이다.

패스트푸드가 되어버린 한식 일품요리

한식이라고 하면 우리는 밥과 반찬이 잘 어우러진 밥상을 떠오르게 된다. 잡곡밥에 단백질 반찬 2가지, 채소 반찬 2가지 이상으로 어우러진 밥상은 건강에도 좋은 전통 밥상이다. 하지만 외식에서는 이러한 전통 한식을 파는 집을 찾기가 어렵다. 오히려 일품요리를 많이 팔고 있다.

우리가 외식에서 많이 먹게 되는 것은 일품요리로, 쇠고기덮밥, 오징어덮밥, 해물덮밥 등의 덮밥 종류가 많다. 그리고 볶음밥, 김치

볶음밥 등의 볶음밥 종류와 비빔밥 등도 인기가 있다. 이들은 한식이지만 패스트푸드처럼 총알같이 빨리 제공된다.

밥 중심의 일품요리는 밥 자체가 양념이 되어있고, 반찬을 따로 잘 먹지 않게 되어 자연히 밥을 많이 먹게 된다. 실제로 제공되는 밥의 양도 상당히 많다. 또 밥과 반찬이 섞여 있으니 식사 속도도 매우 빨라진다. 이래저래 혈당을 빨리 많이 올릴 수 있는 요건은 다 갖추고 있다.

따라서 밥 중심 일품요리는 '점심에 밥 반 공기(1/2공기)를 먹는 저탄수화물 고단백식의 원칙'을 따르기가 힘들다. 부득이 먹게 되는 경우에는 반드시 남겨야 한다. 배가 고프면 오후 간식을 단백질 위주로 든든히 먹으면 좋다.

일반적으로 덮밥 종류는 볶음밥보다 혈당지수(GI)나 혈당부하지수(GL)가 높다. 덮밥이나 볶음밥 모두 쌀 80g 정도에(쌀 90g이 밥 1공기) 고기나 해물, 달걀 같은 단백질 식품과 당근, 양파, 피망 같은 채소를 섞어서 볶는 것은 비슷하다.

그러나 덮밥의 경우, 탄수화물 함량이 높은 전분을 쓰게 되며, 맛을 위해 설탕도 약간 추가된다. 이에 비해 볶음밥은 탄수화물 0인 콩기름으로 식재료를 볶아 맛을 낸다. 설탕이나 전분이 들어가지 않아 덮밥보다 GI와 GL이 낮아지게 된다.

비빔밥은 각종 채소가 풍부하고 양념 고추장으로 비볐을 때 맛도 좋아 한국 사람들이 선호하는 건강 음식이다. 특히 달걀을 제외하고는 채식에 가까워, 채식주의자가 많은 외국에서도 인기가 좋다. 옛날 마이클 잭슨이 방한했을 때 즐겨 먹어 화제가 된 적도 있다.

비빔밥의 GL은 43으로 덮밥보다 낮으나, 자장면과 비슷하다. 비빔밥은 쌀의 양이 70g으로 덮밥보다 적지만, GI가 상대적으로 높은 당근이 있고, 양념 고추장에도 상당량의 탄수화물이 들어있다. 음식점에 따라서는 값이 싼 식재료인 밥을 늘리고, 채소는 줄이는 경우가 많다. 특히 채소 가격이 비쌀 때는 콩나물 약간에 무채만 잔뜩 들어있고, 그 위를 상추로 살짝 덮어서 나오는 적도 있다. 따라서 비빔밥을 먹을 때는 채소 밑에 숨어있는 밥의 양을 확인하고, 너무 많으면 밥을 덜어내는 것이 좋다.

카레라이스는 순수한 한식은 아니지만, 카레 성분의 커큐민이 항산화 작용을 하여 심혈관질환 예방 등에 좋은 건강한 음식으로 알려졌다. 대학 시절 등산을 갔을 때, 음식 솜씨가 없어도 맛있게 만들 수가 있어 너도나도 선호했던 음식이었다.

카레라이스 식재료 중 혈당에 영향을 끼치는 것은 밥, 감자와 당근이다. 식재료 중에서 밥과 감자는 GI가 상당히 높다. 식후 혈당 상승이 겁이 나는 사람은 밥과 감자는 남기고 오이피클이나 샐러드 등 반찬 종류를 많이 먹으면 좋다.

양식 VS 일식 VS 중식의 선택

한때 외국에서 들어온 프렌차이즈식 패밀리 레스토랑이 유행하면서 스테이크 종류를 많이 팔았다. 이젠 트렌드가 바뀌었는지 패밀리 레스토랑은 거의 없어지고, 일부 맛집 중심으로 양식을 팔고 있다.

양식은 외식 중에서도 저탄수화물 고단백식에 가장 알맞은 식사이다. 양식의 주요리인 스테이크, 함박스테이크 정식, 비프가스 정식 등은 소량의 콘(옥수수 통조림), 감자(보통 굽거나 찐 것), 당근들이 같이 나오기는 한다. 비프가스의 경우에는 튀기는데 들어가는 밀가루 때문에 혈당지수(GI)나 혈당부하지수(GL)가 약간 높기는 하다(부록 참고).

그렇지만 전체적으로 양식은 주요리가 탄수화물이 거의 없는 고기 종류이므로 다른 일품요리에 비해 GI나 GL이 낮다. 특히 함박스테이크 정식의 경우, GL이 6로서 매우 낮은 편에 속한다. 먹어도 혈당 상승이 미미하게 일어난다는 것이다.

그런데 양식을 먹을 때 조심할 점이 있다. 우리는 스테이크 등을 먹을 때 고기만 먹지 않는다. 본 식사 전에(혹은 함께) 빵이 나온다. 사람들은 상당히 배가 고픈 상태에서 빵부터 먹기 시작하기 때문에 자연히 많이 먹게 된다. 어떤 음식점은 건강에 좋은 메밀빵이라고 하면서 서빙을 한다. 먹어보면 폭신폭신하고 부드러워 메밀이 썩 많이 들어간 것 같지는 않다. 음식점에서 서빙하는 음식에 대해서는 영양 정보 공개가 의무사항이 아니다. 메밀이 얼마나 들어갔는지 알 수 없다. 다만 씹어보았을 때 질깃질깃한 정도에 따라 메밀의 함유량을 유추해 볼 뿐이다.

그러니 몸에 좋은 건강한 빵이라고 많이 먹으면 안 된다. 빵 2개만 먹어도 탄수화물 양은 밥 2/3 공기를 먹은 효과와 같다.

양식에는 식사와 함께 음료수를 선택하게 되는데, 음료수를 고를 때는 조심해야 한다. 물을 마시는 것이 제일 좋지만 그게 싫다면, 연한 아메리카노 커피를 달라고 해서 물처럼 마시면 좋다.

이때 냉 홍차를 특히 조심해야 한다. 홍차 자체가 씁쓰름한 맛이 있어 단맛을 느끼기가 힘들다. 따라서 달콤한 음료수가 아니라고 생각해 조심하지 않고 마음껏 먹게 된다. 실제로 냉 홍차 1잔에는 보통 각설탕이 5~6개 정도 들어있다. 한잔으로 섭취하는 설탕의 양이 15~18g으로 하루 당 허용치인 50g의 반 가까이 된다. 식후에 나오는 케이크나 젤리 등에도 설탕이 다량 함유되어 있다. 결국은 양식도 풀코스로 먹으면 고탄수화물 식사가 된다.

따라서 양식집에 갔을 때는 샐러드(이때 소스는 간장소스나 마늘소스 등으로 하면 좋다)를 먼저 먹어 포만감을 약간 준 뒤에, 주요리인 고기 요리를 먹는다. 빵은 두었다가(다시 데워달라고 해도 된다) 고기를 먹고 난 후 그래도 허전함이 채워지지 않았으면 반쪽 정도 먹는 것이 좋다. 고기를 먹고 난 후 배가 부른 상태에서 먹기 때문에 자연스럽게 빵의 섭취량은 줄어든다. 후식은 맛만 조금 보는 듯이 먹거나 생략한다.

일식은 식재료도 한식과 비슷하고 조리 방법도 비슷하지만, 한식만큼 양념을 진하게 하지는 않는다. 특히 고춧가루를 쓰지 않아 자극성이 덜한 것이 특징이다. 음식의 양념 맛이 덜하다 보니 식재료는 대체로 신선한 걸 쓴다. 조리 후에도 식재료 고유의 맛이 남아있는 경우가 많다.

특히 생선회는 싱싱하지 않으면 먹을 수 없을 만큼 신선함이 생명이다. 생선회가 처음 미국에서 소개되었을 때, 조리도 제대로 되지 않고, 비위생적이며 야만적인 음식으로 간주 되었다. 그렇지만 고기보다 생선이 건강에 좋다고 알려지면서 이제는 생선회나 생선초밥이 뉴욕의 고임금 직장인들이 먹는 고급 점심 메뉴가 되었다. 우리나라에서도 일식은 손님 접대에 많이 찾는 고급 음식이라는 생각이 강하다. 이렇듯 일식은 신선한 재료에 살짝 조미해서 먹는 음식이 많고, 1인분 분량도 작아 다이어트 시 메뉴로는 권장할 만하다.

일본인은 기름에 튀기는 요리(덴푸라)도 많이 먹는데 그중에 대표적인 것이 돈가스이다. 돈가스는 돼지고기에 밀가루와 빵가루를 입혀 튀긴 것으로, 영어의 커틀렛(cutlet)이 일본식 영어 발음으로 가스가 되었다. 값도 별로 비싸지 않으면서 맛이 있어 한국인에게도 인기가 좋다. 최근엔 돈가스 전문점이 많이 생겼으며 청년층이 특히 좋아하는 것 같다.

돈가스는 1인분의 고기 함량이 비프가스와 마찬가지로 60g 정도이며 밀가루, 빵가루를 입혀 튀기는 것도 서로 비슷하다. 그렇지만 돈가스는 튀겼을 때 바삭한 식감을 유지하기 위하여 전분을 쓴다. 자연히 돈가스의 탄수화물 함량이 높아지면서 GI, GL이 비프가스보다는 높다. 그렇지만 다른 밥 일품요리 종류보다는 GL이 월등하게 낮고, 가격부담이 없다. 따라서 단백질 주식을 외식으로 먹고 싶을 때는 돈가스를 선택하면 좋다.

요즘은 왕돈가스라고 크기가 아주 큰 것을 팔고 있다. 양이 많아지면 GL이 급격히 높아진다. 얼마 전 음식점에 갔다가, 웬 청년이 본인 얼굴보다 더 큰 돈가스를 밥과 함께 먹고 있는 것을 보았다. 그렇게 큰 돈가스는 태어나고 처음이라 깜짝 놀랐다. 크기도 크기지만 돈가스 소스가 잔뜩 뿌려져 있어 밥과 합하면 1끼 열량이 1,500kcal는 넘을 것 같았다. 거기다 반찬이라고는 단무지 몇 조각과 김치였다.

여러 메뉴를 팔고 있는 음식점에서는 돈가스 수요가 많지 않아,

튀기는 기름도 뜸하게 갈아주게 되어 기름이 산패되기 쉽다. 따라서 돈가스를 외식에서 먹고 싶으면, 되도록 돈가스 전문점을 찾는 것이 좋다. 돈가스 고기 크기가 너무 크지 않으면서 양배추 샐러드 등 채소를 듬뿍 주는 음식점이 좋다. 대부분 양배추를 더 달라고 하면 준다. 미안한 마음을 가질 필요 없이 고기와 양배추를 먼저 실컷 먹고 그래도 배가 고프면 밥을 조금 먹는 것이 좋다.

중국식은 어떨까? 중국집에서 먹게 되는 요리인 팔보채, 해파리냉채, 깐풍기 등은 좀 비싸긴 하지만 GI, GL이 상당히 낮은 편에 속한다. 팔보채의 경우, 주 식재료가 고기, 해삼, 새우, 오징어 등의 단백질 식품과 버섯, 마늘, 파, 양파 등의 채소류가 많이 들어가기 때문이다. 팔보채 중에서 유일하게 탄수화물을 가지고 있는 식재료는 음식을 걸쭉하게 만드는데 사용하는 전분밖에 없다. 그래서 팔보채의 GL은 4로 매우 낮다.

해파리냉채도 식재료인 해파리, 맛살, 돼지고기, 달걀 등은 탄수화물이 거의 없으며, 설탕과 당근에 약간의 탄수화물이 있을 뿐이다. 따라서 해파리냉채의 GL은 더욱 낮아져서 3이 된다. 중국집의 요리는 이렇듯 저탄수화물 고단백이지만 식사로 자장면이나 짬뽕, 혹은 볶음밥을 먹으면 순식간에 식사 전체는 고탄수화물 고단백질로 바뀐다. 식사 전에 여러 중국요리를 먹었다면 식사를 하지 않거나 맛만 보는 것이 좋다.

중국집에서 먹는 밥으로 된 일품요리는 이야기가 달라진다. 짜장밥은 우선 쌀이 80g 정도로 거의 밥 1공기가 들어간다. 단백질 식재료인 돼지고기는 20g 정도로 적고, 전분, 설탕, 완두콩, 감자, 호박 등은 상당량의 탄수화물을 가지고 있다. 따라서 GL이 59로 외식 중에서 거의 탑을 차지한다. 짜장밥보다는 자장면(GL : 43)을 먹는 것이 조금이나마 GL을 낮추는 길이다.

인슐린 스파크를 막기 위한 식생활 tip 정리

(복부) 비만과 고지혈증, 고혈압 등 만성 질병의 근본 뿌리는 인슐린 저항이다. 인슐린 저항을 개선하는 길은 무엇보다도, 한 번에 많은 인슐린이 솟구치도록 하지 않는 것이다. 다음과 같은 사항을 지키면 혈당이 천천히 오르고 천천히 내리게 된다.

1. 주스나 즙으로 된 식품은 피한다.
집에서는 믹서기를 치워버리자. 과일주스는 말할 것도 없이 채소 주스와 마늘즙, 칡즙 같은 건강에 좋다는 채소즙도 마찬가지이다. 상업적으로 파는 것은 맛을 내기 위해 당을 첨가한 경우가 많다. 물에 녹아 있는 당은 흡수 속도가 매우 빠르다. 채소는 즙보다는 생으로 혹은 볶음으로 섭취한다. 과일을 통째 껍질로 먹기 위해서는 껍질이 얇고 크기가 크지 않은 것으로 골라 한 번에 다 먹을 수 있도록 한다. 만약 과일의 농약이 마음에 걸린다면, 식초 1~2스푼 정도 넣은 물에 잠깐 담갔다가 흘러내리는 물에 여러 번 씻는다.

2. 고혈당지수 식품은 저혈당지수 식품과 섞어 먹는다.
빵, 떡, 과자 같은 식품을 꼭 먹고 싶을 때는 견과류 혹은 단백질 셰이크와 함께 먹는다. 고단백 요플레, 우유, 채소 등 저혈당지수 식품과 섞어 먹는 것도 좋은 방법이다.

3. 조리시나 음료에 식초나 계피 같은 향신료를 자주 사용한다.
(발효) 식초는 아세트산 등의 성분이 위에서 음식물을 천천히 내려가게 한다. 또 이당류 분해 효소의 작용을 억제할 뿐 아니라 인슐린의 작용을 도와주어 혈당을 낮춘다. 계피도 인슐린 민감성은 높이고 인슐린 저항을 개선하는 데 도움이 된다.

단, 계피의 쿠마린 성분이 간에 좋지 않은 영향을 끼치므로 하루에 1g 정도만 섭취한다.

4. 뜨거운 것보다는 차게 해서 먹는다.

뜨거운 식품의 전분은 호화되어 부드럽고 소화 흡수 속도가 빨라 혈당을 빨리 높인다. 찬 음식은 전분이 노화되어 딱딱해지고 소화가 천천히 된다. 뜨거운 밥보다는 식은 밥이 혈당을 천천히 올린다. 뜨거운 탕이나 찌개도 약간 식혀서, 밥과 따로 먹는 것이 좋다.

5. 젓가락으로만 밥을 먹는다.

반찬을 먹기 위해 밥을 먹는다는 기분으로 먹는다. 밥은 젓가락으로 적게 먹고, 밥 한번 먹을 때 반찬은 적어도 2~3가지 먹는다.

숟가락으로 먹으면 한 번에 밥을 많이 먹게 되며, 국물을 먹게 된다. 국물에는 나트륨이 많아 당의 흡수 속도를 높인다. 밥을 국에 말아 먹거나, 국밥처럼 밥이 미리 국물 속에 말아져 나오는 음식은 피한다. 씹지 않고 숟가락으로 훌훌 먹게 되어 식사 속도가 빨라진다.

6. 과음, 과식을 피한다.

술을 마시면 일시적으로 혈당은 떨어지지만, 장기간 반복적으로 마시면 지방간을 가져와 결국 인슐린 저항을 일으킨다. 술을 꼭 마시고 싶을 때는 당이 들어있는 와인이나 막걸리보다는 증류주인 소주나 위스키 등을 가끔 저녁 식사 후에 한잔 마신다. 술을 마시기 전에 북어포나, 과일, 오이나 당근 같은 채소를 미리 먹는 것이 좋다.

아무리 혈당지수와 혈당부하지수가 낮은 음식도 많이 먹으면 고 혈당부하지수 식품으로 바뀐다. 과식하지 않으려면 너무 배고픈 상태에서 먹지 않도록 하고, 허기가 질 때는 방울토마토나 견과류 등을 먹고 식사를 하는 것이 좋다.

호르몬 균형을
되찾는 운동

인슐린 저항을 개선하는
가장 효과적인 운동

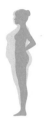

호르몬 균형을 되찾기 위해서 제일 중요한 것이 인슐린 저항성을 개선하는 것이다. 인슐린 저항을 개선하기 위해서는 저탄수화물 고단백식이 핵심이지만, 운동을 병행하는 것이 중요하다.

운동은 기초대사량 증가와 심폐기능 향상 등 수많은 좋은 효과를 가져온다. 그중에서도 우리가 평소에 잊어버리기 쉬운 것이 있는데, 그것은 바로 인슐린 저항성을 개선하는 효과이다. 인슐린 저항이 개선되면 췌장은 인슐린을 덜 분비해도 되니 그만큼 혹사당하지 않아도 된다. 또 몸에는 지방을 쌓는 인슐린의 양이 적어지니, 웬만큼 먹어도 지방이 잘 쌓이지 않아 살이 잘 안 찌는 몸으로 바뀐다.

그렇다면 운동이 어떤 과정을 통해 인슐린 민감성을 높여주게 될까?

운동으로 근육이 수축하면, 포도당 수송체(Glucose transporter : GLUT)를 카카오택시처럼 세포막으로 불러들이고 수송체의 숫자를 늘린다. 포도당 수송체는 혈액으로부터 포도당을 받아 세포 안으로 척척 운반하니 혈당이 떨어진다.

여기서 잠깐 생각해보자. 원래 혈액의 포도당이 세포 안으로 들어가도록 문을 열어주는 데 큰 역할을 하는 것이 인슐린이었다. 그런데 운동을 통해 이루어지는 포도당 운송작업은 인슐린 없이도 일어나니, 인슐린 입장에서는 얼마나 고마울까? 본인이 할 일을 운동이 대신 척척 해주고 있으니 말이다. 그래서 운동을 하게 되면 인슐린이 조금만 나와도 충분히 할 일을 하게 되어, 인슐린 민감성이 높아지고 인슐린 저항은 떨어진다.

인슐린 민감성을 높이는 운동을 하기에 가장 좋은 시간은 식후이다. 식후는 췌장이 가장 바쁜 시간이다. 우리가 먹었던 밥이나 빵, 떡 등의 탄수화물이 소화 흡수되어 혈액으로 마구마구 들어와 혈당을 높이는 시간이다. 만약 평소보다 과식하고 식후에 과일음료까지 한잔 마셨다면, 췌장은 비명을 지르고 SOS를 치고 싶을 것이다.

식후에는 소화기에 음식물이 가득 차 있어 강한 운동을 하면 복통이 오기 쉽다. 이때는 산책 정도의 가벼운 운동이라도 하면 인슐린의 작용이 증폭된다.

"췌장아! 힘들지? 내가 도와줄게."

인슐린이 적게 분비되면 세포들이 위기의식을 별 느끼지 않아, 인슐린에 별로 저항하지 않고 오히려 잘 작동하도록 받아준다. 일을 마친 인슐린은 식간의 공복 상태가 되면 더 낮게 떨어지게 되어, 쓸데없이 혈액에 남아 온몸에 비만의 씨앗을 뿌려대는 일도 하지 않을 것이다. 호르몬 환경이 개선되는 것이다.

점심시간도 아까워 입에 샌드위치나 빵을 물고 계속 작업하는 일은 없도록 하자. 식후에 20~30분이라도 가벼운 운동을 하면 식후 혈당이 덜 오르게 된다. 주변에 산책할 공간이 없으면 건물 내부를 돌아다니거나, 건물 밖으로 나와 보도블록을 걸어 다니는 것도 좋다. 정말 걸어 다닐 공간이 마땅치 않으면, 화장실에서 제자리 걷기를 하거나 스쿼트 운동을 하는 것도 도움이 된다. 어떠한 운동이라도 운동을 하면, 하지 않는 것보다 인슐린 저항이 개선된다.

식간에 하는 유산소운동 혹은 근력운동은 모두 나이에 상관없이, 현재 체중에 상관없이 인슐린 저항을 개선할 수 있다. 만약 유산소운동을 통해 체중 감량까지 일어나면 인슐린 저항이 더 큰 폭으로 개선된다. 체중 감량으로 체지방(특히 복부)이 줄어들면, 염증 물질 분비는 감소하고 인슐린 수용체는 늘어나서, 인슐린 저항이 큰 폭으로 개선되기 때문이다.

유산소운동 종류에는 빠르게 걷기, 달리기, 자전거 타기, 수영, 에어로빅 댄싱 등이 있다. 골프나 테니스, 등산 등은 움직이는 활동과 멈추는 활동이 교대로 일어나, 유산소운동이라고 보기 어렵다.

중강도의 유산소운동을 인슐린 당뇨병 전단계인 사람

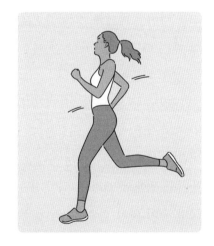

들에게 실시했을 때(일주일에 3번 이상 6개월 실시), 체중이 빠지지 않았던 사람도 허리둘레가 줄어들고 내장지방이 감소하면서 인슐린 저항이 개선되었다고 한다.[19]

중강도의 유산소운동은 최대맥박수(220 - 나이)의 60~70%를 유지하면서 적어도 20분 이상 끊기지 않고 하는 운동이다. 처음에 맥박수를 많이 올리는 것이 힘들면, 맥박수를 평소보다 10% 정도만 올리는 것도 도움이 된다. 만약 평소에 맥박을 90 정도로 유지했다면, 속도를 빠르게 하여 99 정도로 높이는 것이 좋다. 적응되면 이마나 등에 땀이 나면서 약간은 숨이 차는 정도로 1회 20분 이상(보통 일주일에 150분 정도) 충분히 하는 것이 인슐린 저항을 개선하고 체지방을 빼는 데는 더 효과적이다.

최근에는 빨리 걷다가 천천히 걷다가를 반복하는 인터벌 운동을 하는 것이 인슐린 저항을 개선하는데 더 효과적이라고 알려지면서 인기를 끌고 있다. 보도블록에서 걷기 운동을 할 때, 특정 건물과 건물 사이는 빠르게 걷는 것으로 정해놓고 걸어본다. 자전거 타기를 할 때는 페달을 30~60초간 빠르게 밟다가, 몇 분 동안은 천천히 밟는 것을 되풀이한다.

고강도 유산소운동인 단거리 달리기와 고강도 인터벌 트레이닝 같은 운동은 인슐린 저항을 더 많이 개선하지만 오래 계속하기가 어렵다. 단순히 힘들기만 하다고 좋은 운동이 아니다. 어떤 분은 운동기구 위에서 제자리 뛰기 또는 줄넘기를 열심히 한다. 그렇지만 금방 숨이 차서 멈추어버린다. 본인은 힘이 드니 열심히 운동했다고 생각하지만, 정작 운동시간은 3분이 채 되지 않는다.

근력운동을 하면 에너지 소모는 유산소운동에 비해 적지만, 근육의 양이 증가하면서 포도당 사용량이 증가하게 된다. 우리 몸의 근육 중 가장 많은 부분을 차지하는 것이 허벅지 근육이다. 따라서 스쿼트나 런지운동을 통해 허벅지 근육을 늘려주면, 포도당 사용량이 많이 증가하여 혈당이 빨리 감소한다.

유산소운동은 체중 감량 정도(특히 복부지방)에 따라, 근력운동은 근육량(특히 허벅지) 증가에 따라 인슐린 저항이 개선되는 정도가 다르다.

유산소운동과 근력운동을 모두 할 때, 그 효과가 최대로 나타나게 된다. 일주일에 3일은 유산소운동, 3일은 근력운동을 하면 효과가 좋다. 이때 마르면서 인슐린 저항이 있는 사람들은 유산소운동보다는 오히려 근력운동을 통해 근육을 늘려주어야 한다.

인슐린 저항이 개선되고 민감성이 좋아지는 효과는 운동하는 도중에도 일어나지만, 운동을 마친 후에도 계속 일어나게 된다. 이 놀라운 현상은 무엇 때문일까? 그것은 운동하는 동안 고갈되었던 근육의 글리코겐을 쉬는 동안 다시 채우기 때문이다. 근육은 쉬는 동안에 혈당을 받아드려 글리코겐으로 만들어 다시 저장한다. 이렇게 되면 운동 후에도 혈당이 떨어지게 되어, 인슐린 분비가 줄어들면서 저항이 개선된다.

근육 글리코겐을 많이 쓰는 강한 운동(예 : 덤벨을 사용하는 근력운동)을 오래 하면(적어도 50~60분) 운동 후 1~2일간 계속 인슐린 민감성이 좋아진다. 그렇지만 강한 운동을 짧게 하면(예 : 정원의 잡초 뽑기, 계단 오르기 등) 근육 글리코겐을 별로 많이 쓰지 않아, 쉬는 동안 인슐린 저항 개선 효과가 떨어진다.

따로 시간을 내어 운동하는 것도 중요하지만 일상생활에서 활동량을 늘리는 것도 많은 도움이 된다. 오랜 시간 앉아있는 것은 인슐린 저항을 높이는 지름길이다. 따라서 50분 일하면 반드시 10분 정도는 일어나서 움직이고 화장실이라도 다녀온다. 만약 대중교통을 이용한다면 1~2정거장 먼저 내려서 걷는 것도 좋다. 걸을 때는 성큼성큼 걷는 기분으로 보폭을 10cm 정도 더 늘려서 걷는다.

호르몬 균형을 되찾는
스트레스 달래기

스트레스에 강한 사람으로
살아남기

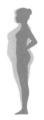

우리에게 잠재된 비만 유전인자를 수면 위로 훅 떠 올리는 가장 강력한 환경인자는 스트레스이다. 스트레스에 따른 식욕의 변화는 다양하게 나타난다. 스트레스가 강하고 짧게 올 때는 식욕이 떨어진다. 반면에 적당히 피곤하면서 스트레스가 만성적으로 계속될 때는, 코르티솔 호르몬의 증가로 오히려 식욕이 증가하게 된다. 스트레스로 인한 우울감과 낮은 자존감을 회복시키기 위해, 위로 음식으로 달고 기름진 것을 찾게 된다.

만성 스트레스가 해결되지 않으면, 코르티솔이 인슐린 작용을 방해하고 결국엔 음식을 위로의 수단으로 사용하게 된다. 이렇게 되면 인슐린 저항이 더 심해지고, 호르몬 균형을 잡기가 어려워져서 다이어트가 성공하기가 힘들다. 그러므로 스트레스 달래기는 반드시 다이어트와 함께 이루어져야 한다.

스트레스란 무엇일까? 스트레스는 원래 육체적, 감정적 혹은 심리적 긴장을 일으키는 모든 자극과 변화를 말한다. 이처럼 스트레스는 우리를 움직이는 외부나 내부의 자극이기 때문에, 우리는 이 세상을 살아가면서 어느 정도의 스트레스는 피할 수가 없다. 어떻게 보면 스트레스는 살기 위해 태어난 우리가, 숙명적으로 부딪혀야만 하는 것이다. 그래서 혹자는

"스트레스를 풀려고 하지 마라."라고 이야기한다.

스트레스는 푸는 것이 아니라 그저 적정한 선을 넘지 않도록 관리하는 것이다. 그러기 위해서는 자신을 스트레스에 강한 사람으로 만드는 것이다. 우리 자신이 스트레스에 예민하지 않고 잘 견디는 사람이 되기 위해서는 어떻게 해야 할까? 그것은 나 자신이 육체적으로, 정신적으로 건강하고 여유 있는 사람이 되는 것이다. 자존감을 높이는 것이다. 자존감이 높은 사람은 웬만한 외부의 자극에 흔들리지 않기 때문이다.

자존감 높이기

자존감이란 말이 요즘 이 시대의 화두이고 트렌드가 된 듯하다. 그만큼 현대인들은 자존감에 목말라한다. 자존감은 글자 그대로 '자신을 존중하는 마음'이다.

저명한 심리학자인 나다니엘 브랜든은 자존감의 본질을 '자기 정신에 대한 신뢰이며, 자신이 행복을 누릴만한 사람이라고 하는 생각'이라고 했다.[20]

과체중인 사람들은 외모에 대한 사람들의 시선과 계속되는 다이어트 실패로 인해 안타깝게도 자존감이 낮은 경우가 많다. 그런데 낮은 자존감을 내밀히 들여다보면 많은 부분에서 어릴 적 부모의 양육방식과도 연결되어 있다. 우리 부모님들은 칭찬보다는 자녀들의

단점을 사랑이라는 이름으로 지적하며 키웠다. 심지어 자녀의 외모를 비하하고 흉을 보기도 한다.

"넌 입이 커서 메기처럼 보여."

"뭘 먹고 그렇게 뚱뚱해?" 외모를 그렇게 물려주어 놓고, 그걸 놀리는 부모의 심보는 무엇일까? 자식이 조금이라도 완벽해지기를 바라는 부모의 마음이겠지만 자식들은 상처를 받는다.

자존감을 높이는 가장 첫 단계는, 자신의 마음속에 자리 잡은 상처를 달래고 치유하는 것이다. 부모와의 관계에서 깊은 상처가 남아 있다면 그 상처를 조용히 들여다보자. 자신의 아픔과 마주할 수 있는 용기를 내어보자. 그리고 자신을 위로해주자.

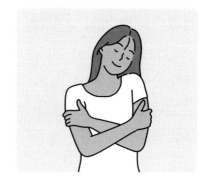

"너 그때 참 힘들었구나."

그런 후, 분노가 가라앉고 마음이 안정된 상태일 때, 부모님이 기분이 좋아 보일 때, 상처 이야기를 한 번 꺼내보자. 대화를 통해 부모님이

"미안하다."하고 이야기하면 많은 부분이 치유될 것이다. 그렇지만 "나도 너 키우느라 힘들었다."하고 오히려 서운하게 생각하면(이럴 확률이 더 높다) 어떻게 할까? 부모님도 인간이고 미성숙할 수 있다는 것을 인정하자. 부모는 단지 미성숙한 방식으로 자식에 대한 사랑을 표현했을 뿐이다. 이렇게 부모를 알아가고 이해를 하면 상처가 어느

정도 옅어지고 후에라도 상처를 덜 받는다.

부모님은 한없이 가까운 사이지만 부모와의 정서적 거리(아름다운 거리)를 유지해야 한다. 부모님을 사랑하지만 나 자신은 독립적이어야 한다. 부모님의 칭찬 한마디에 세상을 얻은 것처럼 기분이 좋다가, 야단 한마디에 세상이 무너지는 듯한 절망감을 느껴서도 안된다.

두 번째 단계는 현재의 나 자신을 있는 그대로 받아들이는 것이다. 나를 찬찬히 들여다보면 그동안 수많은 지적을 받아왔던 단점들이 보인다. 그럼 일단 인정하자.

"그래 이 단점도 나 자신의 일부야. 그것까지 포함해서 나 자신이야. 이 세상에 완벽한 사람은 없어."

그런데 그 단점에서 조금이라도 눈을 돌려 자신을 연민의 마음으로 바라본다면, 많은 장점과 감사한 일들이 조금씩 보이기 시작한다.

"와! 나에게도 이런 좋은 점이 있었네." 자신의 장점과 감사할 일들이 보이기 시작하면, 자신의 상처가 조금씩 치유되어 간다는 증거이다. 사람들을 만나면 먼저 자신의 단점을 내보이고 장점까지도 말할 수 있게 된다.

"전 살이 좀 쪘지만, 손으로 하는 건 뭐든 잘해요."

자신의 단점을 먼저 보여 주는 것이 쉽지는 않다. 단점을 말했을 때

"상대방이 나를 깔보면 어떡하지? 내가 창피스럽지 않을까?" 생각할 수도 있다. 그렇지만 자신의 단점을 깨버리고 드러내면 낼수록,

단점이 조금씩 작아지고 옅어지는 걸 느끼게 될 것이다.

자존감을 높이는 세 번째 단계로는 대등하고 친밀한 인간관계를 만들어 나가는 것이다. 인간관계를 쌓을 때는 자신을 제일 소중한 위치에 두어야 한다. 부모든, 형제이든, 선생님이든, 친한 친구이든 자신보다 높은 가치를 주면 안 된다. 다른 사람들은 나와 가치가 대등하거나 오히려 약간 낮아야 한다.[21]

나를 희생하면서까지 다른 사람에게 더 잘해주면 자신의 가치는 점점 떨어진다(물론 상대방이 장애가 있거나 질병이 있는 경우를 제외한 일반적인 인간관계를 의미한다).

인간관계에서 모든 사람에게 다 맞추어 줄 필요가 없다. 모든 사람이 자신을 좋아해 주길 기대해서도 안 된다. 주변 사람들의 50%만 나를 좋아해 주어도 상관없다고 생각해야 한다.

같이 있을 때 내가 하찮게 여겨지는 사람, 나의 수치심을 자극하는 사람, 나를 공격하는 사람과 계속 교류하게 되면, 나라는 존재는 한없이 작아지면서 자존감이 떨어진다. 이럴 때는 물리적으로라도 거리를 두어야 한다. 만약 물리적으로 거리를 두기가 어렵고 불가피하게 만나야만 하는 사이라면, 정서적 거리를 두어야 본인이 그러한 관계에서 빠져나올 수 있다.

대신 나의 결점을 이야기해도

"그렇구나."하고 그냥 자연스럽게 받아드려 주는 지인이나 친구들을 옆에다 두자. 애써 완벽하게 보이려고 애쓰지 않아도 되는 사람, 함께 있으면 기분이 좋은 사람, 나 자신의 가치가 높아지는 사람, 나의 성공을 진심으로 축하해주는 사람들을 가까이 두자.

자존감이 높아지면 웬만한 일에도 화내지 않고, 깊은 공감 능력으로 다른 사람의 이야기를 들어주게 된다. 진심을 담아 들어주고 상대를 칭찬해 주면, 주변에는 좋은 사람들이 생기게 마련이다. 걷기 동호회, 자전거 타기 동호회 등 같은 취미나 활동을 하면 더욱 더 좋다. 그렇게 되면 위로 음식을 찾지 않게 된다.

식습관 개선을 통한 자존감 높이기

자존감은 다이어트와는 어떤 관계가 있을까? 자존감이 바닥이면 다이어트 중 어쩌다 한번 초코파이 하나를 먹고 나면, 끝없는 자괴감에 빠져

"난 뭘 해도 안 돼. 난 실패자야." 하고 외친다. 다이어트 중 한 번의 행위가 다이어트 전체를 망쳤다고 생각한다. 심지어 인생 전체를 실패한 것처럼 생각하고, 자존감이 바닥을 친다.

자신에 대한 부정적 평가 대신, 긍정적인 마음을 가지려면 어떻게 해야 할까? 그것은 살면서 작은 성취감을 맛보는 것이다. 다이어트 중에 모든 식습관을 일시에 다 바꿀 수는 없다는 것을 인정하자. 대신 본인의 식습관을 파악해보고, 문제가 되면서 가장 고치기 쉬운 것부터 고쳐나가는 것이다.

다이어트를 할 때는 처음부터 적게 먹어야 한다거나, 굶어야 한다는 강박에서 벗어나야 한다. 실행하기 가장 쉬운 것 같은 식습관 문제부터 해결하는 것으로 목표를 잡아야 한다. 그런데 얼핏 보기에는 바꾸기가 쉬워 보이지만 실제로는 어려운 경우가 많다. 만약 목표를 달성하기가 어렵다면 그 목표를 다시 잘게 쪼개어서 세부 플랜을

잡는 것이 실행하기에 훨씬 편할 수도 있다. 예를 들어 아침을 거르는 이유를 생각해보면, 그에 따른 세부 플랜을 세울 수 있다.

소소한 식습관 고치기

1. 아침을 거른다. → 아침을 꼭 먹는다.
2. 불규칙적 식사 시간 → 하루 3끼를 일정한 시간에 한다.
3. 식사 때 방송을 본다. → 식사에만 집중한다.
4. 빠르게 먹는다. → 천천히 먹는다.
5. 종일 가당 음료수 마시는 습관 → 엷은 아메리카노 커피나 차로 바꾼다.
6. 밤에 야식하는 습관 → 일찍 잠자리에 든다.
7. 컴퓨터 하면서 스낵 먹는 습관 → 스낵을 껌으로 바꾼다.
8. TV 시청 시간이 너무 길다. → TV 시청 대신 산책을 한다.
9. 운동 후 사람들과 어울려 먹는다. → 다음 약속이 있다고 하면서 살짝 빠져나온다.
10. 과식을 자주 한다. → 채소, 단백질 반찬부터 먹는 '거꾸로 식사'를 한다.
11. 설탕이 든 간식을 끊는다. → 견과류나 단백질 음료로 바꾼다.
12. 밀가루 음식을 끊는다. → 두부 면으로 대체한다.

아침에 늦게 일어나서 식사할 시간이 없다면 30분이라도 일찍 일어나는 습관을 들여야 하고, 30분씩 일찍 일어나려면 30분 일찍 잠자리에 들어야 한다. 따라서 단순히 '아침을 먹는다'가 아니라 아침을 먹기 위해서는 하루 스케줄을 조정해야 한다. 만약 아침을 차리기가 귀찮다면, 간단하게 아침 대용으로 먹을 것을 미리 준비해야 한다.

아침을 잘 먹으려면 무엇보다 전날 저녁이 중요하다. 저녁을 가능한 6시경(혹은 잠들기 4시간 전)에 먹고, 야식은 먹지 말아야 다음 날 아침 식사를 맛있게 먹을 수 있다. 만약 밤에 배가 너무 고파 견디기가 힘들다면, 과일 1개(오렌지 계통의 과일이 GI가 낮다)와 아몬드를 반 주먹 정도 먹으면 허기를 달래는 데 도움이 된다. 한밤중까지 깨어있으면서 족발, 치킨, 피자 같은 것을 배달시켜 먹는다면, 다음 날 아침을 먹기가 힘들다. 아침을 먹지 않으면 계속 야식을 먹게 되는 악순환에 시달리게 된다.

이러한 방식으로 세부 플랜을 하나하나 실천해 갈 때마다 본인을 칭찬해 준다. 이때 아주 적은 것이라도 나에게 선물을 하는 것이 자존감을 높이는 데 도움이 된다.

자존감이 높아지면 자신을 '지금 이대로 가치가 있고 귀한 사람'으로 여기게 되어 몸을 함부로 다루지 않을 것이다. 자신의 몸을 정크푸드로 학대하지도 않을 것이다.

"귀한 내 몸은 내가 책임질 거야." 하고 자신에 대한 책임감이 생긴다.

식사할 때도 본인을 예우해 주자. 마음에 맞는 친구가 방문하는 것처럼, 혼자 먹는 밥상도 정성스럽게 차려보자. TV 앞에 앉아 아무렇게나 음식을 입에 욱여넣을 게 아니라, 식탁에 바른 자세로 앉아 먹어보자.

식구들이 많다면 집 한쪽 귀퉁이에 자신만의 공간을 위해 조그마한 탁자를 마련하는 것도 좋다. 잠깐이라도 차를 마시며 견과류나 요플레 등의 건강 간식을 먹어보자. 자신을 예우하고 사랑해주면 자기비하나 우울한 감정이 상당 부분 사라진다. 스트레스로 인해 생겼던 감정적 허기도 반감된다. 이전에는 감정적 허기를 달래기 위해 허겁지겁 먹었다면, 이제는 몸의 식욕조절 메커니즘이 정상적으로 작용하기 시작하는 것이다.

자존감이 높아지면 다이어트 중 한 번의 실수로 인해 옛날 습관으로 돌아가더라도 기꺼이 자신을 용서한다. 다이어트 중 과거 식습관으로 돌아갈 확률이 50~100%에 이른다고 한다. 감자칩처럼 금지음식을 먹었거나, 어쩌다 하루 운동을 건너뛰었을 때도

"인간은 원래 완벽한 존재는 아니야. 감자칩 한 봉지 먹었다고 해서 난 실패한 것은 아니야. 운동은 하루쯤 안 할 수도 있는 거지. 대신 다른 것을 잘 하고 있잖아."

하고 넘어가면 오히려 안 좋았던 식습관을 극복하는 계기가 된다.

자존감이 높은 사람은 실패해도 그것을 노력 부족으로 본다. 반면 자존감이 낮은 사람은 능력 부족 때문이라고 생각한다. 노력 부족이라고 하는 생각에는 열심히 노력하면 잘할 수 있다는 생각이 내포되어 있어 희망적이다. 반면에 능력 부족이라고 생각하면 자포자기하게 되어, 다이어트 전체를 포기하고 과거의 생활방식으로 완전히 돌아가게 된다.

자존감이 높아지면 웬만한 실패와 스트레스에 꿈쩍하지 않고, 잘 할 수 있다는 긍정적인 마음으로 극복해 나간다. '내 몸은 내가 지킨다'하는 마음으로 임하게 되면, 결국에는 인슐린 저항을 줄여 다이어트에 성공하게 된다. 이처럼 자존감은 요요현상을 일으키지 않고 체중을 계속 유지하는 데도 도움이 된다.

스트레스 완화를 위한 명상

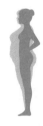

명상은 자신의 몸과 마음이 합쳐지는 과정이다. 차분한 상태에서 명상하는 동안에 주의집중을 하게 되면, 마음을 불안하게 하고 걱정을 유발하는 산만한 생각들이 제거된다. 결과적으로, 육체와 감정에 편안함을 가져오게 된다.

명상을 위해 마음 집중을 하려면 우선 심호흡을 통해 마음을 가라앉히는 것이 중요하다. 심호흡을 통해 몸과 마음을 충분히 이완시키기 위해 쓰는 호흡법이 7·4·7 호흡법이다. 7·4·7 호흡법은 7초를 세는 동안 복식호흡 방법으로 배를 앞으로 쑥 내밀면서 최대한 폐가 팽창되도록 숨을 깊이 들이쉰다. 이 상태에서 4초간 정지한 후 7초 동안 이번에는 반대로 잡아당기면서 깊게 숨을 내쉰다. 심호흡 동안에는 몸의 특정 부위에 감각을 느껴보는 것이 좋다.

"내 배가 솟아오르는구나, 내 배가 밀려들어오는구나."

"콧구멍이 크게 열리는구나." 등이다. 숨을 천천히 내쉬면서 이러한 주문을 속으로 외우면, 주의가 흐트러지지 않고 더욱 편안한 느낌을 얻게 된다. 호흡은 천천히 하면서, 더 많은 산소를 흡입할 수 있도록 깊은 호흡을 해야 한다.

명상하는 동안 마음을 한 가지에 계속 집중하기 위해서는 주문을 반복하는 것이 좋다. 주문은 입으로 소리 내어 혹은 마음속으로 하면 좋다. 명상을 통해 자신의 현재에 온전히 집중함으로써, 몸과 마음이 편안하게 쉬고 이완된다. 이러한 과정을 통해 부정적인 감정이 줄어들고, 인내와 관용은 늘어나게 되어 스트레스를 살 관리하게 된다.

스트레스가 잘 관리되면 폭식증뿐 아니라 긴장성 두통, 불면증, 과민성 장 증후군 등 각종 질병을 완화에도 도움이 된다. 스트레스로 인한 감정적 먹기나 폭식에 시달렸던 사람들은 명상을 통해 스트레스를 관리할 수 있게 된다. 명상으로 이러한 증상들이 상당히 호전되면 체중 감량으로 연결될 수 있다. 편안한 마음은 명상이 끝나도 없어지지 않는다. 명상은 우리가 종일 편안한 마음으로 지낼 수 있도록 도움을 준다.

명상적 식사

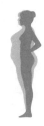

명상적 식사는 '식사를 명상하듯이 하는 것'을 말한다. 그렇다고 가부좌를 하고 식사할 필요는 없다. 될 수 있는 대로 조용한 환경에서 편안한 자세로 식사하면서, 먹고 있는 자신에게 명상하듯 집중하는 것이다.

식전에는 몸이 보내는 배고픔 신호를 충분히 느낀다. 생물학적인 공복감의 신호를 존중하는 것이다.

"아~ 내가 배가 고프구나. 그러니 이제 먹어도 되겠네."

다음은 모든 감각을 동원해서, 내가 먹고 있는 음식을 집중적으로 탐구해본다. 입으로 들어오는 음식의 알록달록한 색깔과 모양을 관찰하고, 씹힐 때 들리는 아삭거리는 소리에 귀를 기울여본다. 또 씹을 때 느껴지는 부드럽거나 딱딱한 질감, 혀를 감싸고도는 달콤하거나 시큼한 맛과 코로 느껴지는 향 등을 느끼고 인식하는 것이다.

다음엔 음식을 꿀꺽 삼키면서 목젖 뒤로 넘어가고 있는 음식을 따라가 본다. 배가 조금씩 불러오는 포만감의 신호에 귀를 기울인다. 식사 중간쯤 되었을 때는 심호흡을 5번 하고 배가 얼마나 불렀는지 느껴본다. 원하는 정도의 포만감에 도달하면 숟가락을 놓는다.

이와 같은 과정에서는 음식에 대해 평가하지 않고, 그냥 느끼는 것이 중요하다.

"이건 맛이 있네 혹은 없네, 이 음식은 몸에 좋은가, 나쁜가" 등으로 비판하지 않는 것이 좋다.

명상적 식사는 음식과 나의 관계를 새롭게 설정하는 것이다. 음식은 나를 갈등에 빠뜨리는 존재가 아니다. 식사에 온전히 집중하면서 오감으로 먹는 즐거움을 느끼는 과정을 통해, 식품과 나와의 건강한 관계를 쌓는 것이다. 식사하고 있는 나를 존중하는 것이다. 나를 달래기 위해서가 아니라, 배가 고프면 먹고 배가 부르면 숟가락을 놓는 본래 내 몸의 모습으로 돌아가는 것이다. 명상적 식사를 하게 되면 자연스럽게 식사 속도가 느려진다. 가짜가 아닌 진짜 포만감과 공복감에 귀를 기울이게 되어, 감정적 먹기 혹은 폭식을 줄일 수 있게 된다.

우리가 삶에 대해 혹은 자신에 대해 부정적인 감정을 갖게 되면, 우리의 미각에도 혼돈이 일어나, 맵고 짜고 단 음식을 찾게 된다. 심리적으로 불안하거나 기분이 우울하면, 떡볶이나 피자 등 맵거나 열량이 높은 음식을 찾게 되어 감정적 먹기를 하기 쉽다.

반면에 명상적 식사를 통해 식사를 느긋하게 감사하는 마음으로 하면, 음식의 맛과 질감을 잘 느끼게 된다. 또한 몸이 생리적으로 나타내는 공복감과 포만감 신호를 더 예민하게 느끼게 되면, 먹는 즐거움도 증가한다. 명상적 식사를 하면 특정 음식에 대한 집착이나 강박에서 벗어나고 자기 존중을 하면서 자존감도 점점 높아지게 된다.

처음부터 명상적 식사의 목적을 체중조절에 두면 좋지 않다. 다이어트라는 목적을 가지고 명상적 식사를 하면, 식사가 잘되지 않고 오히려 스트레스가 늘어난다. 명상적 식사는 다이어트라는 강박증에서 벗어나 몸이 보내는 진짜 공복감과 포만감에 따라 숟가락을 들고 또 멈추는 것이다.

이렇게 되면 음식은 나에게 먹는 즐거움과 편안함을 주고, 나는 음식에 감사하는 마음을 갖는 건강한 관계로 발전하는 것이다. 이러한 명상적 식사를 통해 감정적 먹기 혹은 폭식이 멈추면, 뜻밖에 체중 조절이라는 선물을 얻게 된다.

힐링 식품과 영양제

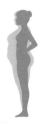

스트레스를 달래기 위해 명상을 하고 책도 읽고 마음 챙김을 해봐도 몸이 많이 쇠약하고 힘이 들면 별 도움이 안 될 때도 있다. 이럴 때는 따뜻한 차를 마시면, 몸과 마음이 위로를 받는다. 특히 캐모마일차는 도파민과 세로토닌 형성을 도와 스트레스를 줄이는 효과가 있다.

가끔 다크 초콜릿을 먹으면 행복감을 맛볼 수 있다. 카카오 함유량이 60% 이상인 다크 초콜릿은 항산화 물질이 풍부해, 스트레스 호르몬 분비를 낮춘다. 대상자 30명을 고불안군, 저불안군으로 나눈 다음, 하루에 약 40g의 다크 초콜릿을 2주 동안 먹게 했다. 그랬더니 고불안군의 스트레스 호르몬 분비가 낮아졌다고 한다.[22] 또한 초콜릿의 페닐에틸아민이란 물질은 '사랑의 묘약'처럼 작용하여 마치 사랑에 빠진듯한 황홀감을 주게 된다.

이밖에도 스트레스를 줄이거나 잘 대항하기 위해서 영양제 복용이 도움이 될 수 있다. 영양소 중에서도 스트레스와 관련 있는 것이 비타민 B군(특히 B_6), 비타민 C, 마그네슘 등이다.

비타민 B_6는 우리 몸의 세로토닌 같은 신경전달 물질과 수면 호르몬인 멜라토닌의 합성에 중요하다. 특히 가임기 여성에게 비타민 B$_6$가 부족하면 불안과 짜증, 우울을 동반하는 월경전증후군을 잘 일으킨다. 이때는 비타민 B 복합 영양제를, 마그네슘과 함께 복용하면 스트레스 완화에 도움이 된다.

비타민 C는 부신에 많이 존재하며 코르티솔을 만드는 데 필요하다. 특히 스트레스가 많을 때는 비타민 C의 배설량이 늘어나, 매일 일정량 채워주지 않으면 고갈이 되기 쉽다. 비타민 C는 귤이나 오렌지 등의 시큼한 과일이나, 비타민 보충제를 통해 섭취할 수 있다.

마그네슘은 평소에 결핍이 자주 일어나는 영양소는 아니지만, 스트레스 시에 급격하게 고갈되기 쉽다. 마그네슘 부족이 되면 피곤해지면서, 불안과 불면으로 인해 스트레스에 대한 예민도가 증가한다. 따라서 조그마한 스트레스에도 쉽게 화가 나고 혈압이 상승하기 쉽다. 마그네슘은 진한 녹색 잎채소나 과일류, 견과류에 풍부하다. 이러한 식품들은 충분히 먹지 못한다면 영양제를 통해 보충하면 좋다.

질 좋은 수면

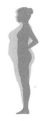

편안하게 잠을 잘 자면, 우리의 몸과 마음은 충분한 휴식을 취하게 되어 스트레스를 덜 느끼게 된다. 우리가 평소에 원하는 잠은 어떤 것일까? 잠이 쉽게 들면서 중간에 자꾸 깨지 않고 알맞은 시간 동안 푹 자는 것이다.

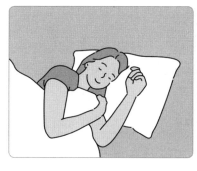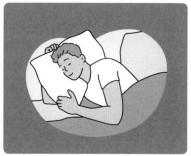

보통 성인의 경우 6~8시간 정도의 수면이 좋다고 하지만 개인마다 상당히 다르다. 6시간 이하로 잠을 자도 몸이 개운한 사람이 있는가 하면, 9시간 이상을 자야 하는 사람도 있다.

잠을 잘 자지 못한 날은 종일 피곤하면서 쉽게 짜증이 나고 정신이 멍해져서 일의 효율성이 떨어지는 것을 누구나 한 번쯤은 겪어 보았을 것이다. 수면은 정신 기능에만 영향을 미치는 것이 아니라 호르몬 체계에도 영향을 미치며 면역 기능에도 영향을 미치게 된다.

만성적으로 수면 부족이 되면 몸은 만성 스트레스 상태가 된다. 코르티솔 분비가 늘어나면서 혈당이 상승하고 식욕이 증가하여 다이어트가 매우 힘들어진다. 건강 체중을 유지하기 위해서는 그만큼 수면이 중요하다. 잠을 잘 잔다는 것은 단순히 오래 자는 것이 아니라, 비렘수면과 렘수면이 충분한 시간 유지되는 질 좋은 수면이어야 한다.

질 좋은 수면을 위해서는 육체적으로 건강해야 한다. 코가 막히거나 두통, 열이 있으면 잠들기 힘들다. 그 밖에도 호흡 관련 질환(수면 무호흡증), 자는 동안 일어나는 근육의 경축이나 저림, 관절염으로 인한 통증, 속 쓰림 등도 원인이 된다. 육체적인 질병 외에도 불안, 우울 등의 정신적인 건강 문제도 수면에 영향을 미치게 된다.

본인이 먹고 있는 약에 의해서도 불면이 올 수 있다. 식욕억제제인 다이어트용 약은 대부분 중추신경계를 자극하여 불면이 오기 쉽다. 살을 빼려고 먹는 식욕억제제 때문에 잠을 잘 자지 못하면 오히려 다이어트가 더 힘들 수도 있다. 이 밖에도 갑상샘 치료제, 항암제, 항경련성 약, 경구용 피임약, 항우울제 등이 불면을 일으킨다. 따라서 저녁에 가슴이 뛰고 흥분된 상태가 계속되어 잠들기가 어렵고 새벽에 자꾸 깬다면, 자신이 먹고 있는 약의 부작용부터 살펴보아야 한다. 의사와 상의하여 수면에 영향을 덜 미치는 약으로 다시 처방을 받는 것이 좋다.

잠을 자는 침실은 일상생활을 하는 공간과 분리하는 것이 좋다. 침대는 오로지 잠만 자는 곳으로 생각해야 한다. 주의를 산만하게 하는 TV 시청이나 스마트폰 게임 같은 것은 다른 장소에서 하는 것이 좋다.

각종 전자기기(TV, 컴퓨터, 스마트폰, 태블릿 등)에서 나오는 블루라이트는 수면에 필요한 멜라토닌 생성을 방해한다. 빛과 소리는 교감신경을 자극하여 각성 상태로 만든다. 따라서 저녁이 되면 이러한 기기의 밝기를 조정해서 어둡게 만들어 주고, 진동으로 하거나 음량을 낮추어 주는 것이 좋다. 적어도 수면 1시간 전에는 이런 기기의 사용은 피하는 것이 좋다.

침실은 어둡고 소음이 없어야 한다. 만약 불을 끄고 난 뒤에도 이웃에서 빛이 들어오거나 소음이 들린다면, 눈가리개나 귀마개를 하는 것도 도움이 된다.

침실 온도도 중요하다. 개인에 따라 다르겠지만 침실 온도는 20~25℃ 정도로 유지하며, 약간 서늘한 것이 잠들기에 좋다. 너무 추우면 대뇌를 흥분시키면서 몸을 웅크리게 되어 근육이 완전히 이완되지 못해 휴식을 취하기가 어렵다.

질 좋은 수면을 위해서는 잠을 대하는 태도가 중요하다. 몸과 마음이 긴장이 풀리면서 이완된 상태로 되면, 생체리듬에 의해 잠은 저절로 찾아온다. 잠을 자려고 너무 애를 쓰거나 억지로 노력하면, 근육의 긴장도가 증가하면서 오히려 잠이 잘 오지 않는다. 잠이 잘 오지 않을 때는 계속 침대에 누워서 억지로 잠을 청하기보다는 그냥 일어나서 할 일을 하면 된다.

평소에 읽고 싶었던 책을 읽거나 일기를 쓰면서 오히려 자지 않으려고 애를 쓰는 것이 좋다. '자야 할 텐데'라는 생각 자체를 잊어버리는 것이 좋다. 깨어있는 시간을 덤으로 받은 선물로 생각하고 활용하면 된다. 그러다 졸리다 싶으면 그때 침실로 들어가서 눕는다. 늦게 잠자리에 들었다고 해서 다음날 늦게 일어나면 안 된다. 늦게 자더라도 기상 시간은 똑같아야 한다.

잠이 잘 오지 않는다고 수면제를 사용하면 습관성이 되기 쉽다. 어쩌다 한번은 모르겠지만, 계속해서 일주일 이상 복용하게 되면 의존성이 생겨 약 없이 잠들기가 힘들어지고 용량이 높아지게 된다. 그러니 잠에 대해 편안한 마음을 가지고, '잠은 오면 자고, 안 오면 안 자면 되는 것'으로 걱정을 턱 놓아버리면 오히려 잠이 잘 오게 된다.

평소에 어떤 식생활 스타일을 하는지가 질 좋은 수면에 영향을 미친다. 밤에 소화가 쉬운 탄수화물 간식을 약간 섭취하면 혈당이 올라가면서, 잠을 유도하는 세로토닌이라는 신경전달 물질이 뇌에서 증가하게 된다. 쌀 튀밥, 뻥튀기, 크래커, 소량의 카스텔라나 과일도 괜찮다.

잠들기 전에 따뜻한 우유 한잔을 마시면 수면에 도움이 된다고 알려져 있다. 우유의 풍부한 아미노산인 트립토판으로부터 세로토닌이 많이 합성된다는 것이다. 우유는 트립토판 함량이 다른 식품에 비해 높지만, 곁가지 아미노산인 류신과 이소 류신도 풍부하다. 그런데 이러한 아미노산들은 트립토판이 뇌로 가는 것을 되려 방해한다.

따뜻한 우유를 먹으면 잠이 잘 오는 것은 아마 우유를 마셨을 때 오는 따뜻한 기운이 근육을 이완시키고, 우유의 유당이 혈당을 약간 상승시킨 결과가 아닐까!

유당불내증이 있는 사람은 자기 전 우유를 마시면 소화가 잘 안 되어 잠자는 동안 소화기를 계속 자극하게 된다. 이렇게 되면 오히려 잠을 자는 중간에 깨기 쉽고, 다음 날 아침 속이 더부룩할 수도 있다. 유당불내증이 있으면 따뜻한 우유를 크래커 2~3개와 같이 먹으면 좋다. 이때 유당을 제거한 우유를 마시게 되면, 유당불내증이 완화된다.

낮 동안 카페인이나 설탕이 많이 든 음식을 먹으면 밤에 잠들기가 힘들다. 예민한 사람들은 자는 동안에도 몸을 자꾸 뒤척이며 깊은 잠에 빠지기 어렵다. 따라서 차나 커피, 콜라, 박카스 같은 음료는 오후 2시 이전에 마시는 것이 좋다. 특히 저녁에는 먹지 않거나 적게 먹어야 한다.

카페인이 중추신경을 자극하는 정도는 개인에 따라 차이가 아주 크기 때문에, 본인에게 알맞은 적정량을 파악해야 한다. 카페인에 예민한 사람들은 커피를 오전에 한 잔만 마셨는데도 종일 심장이 두근거리고 저녁에 한숨도 자지 못 하는 날도 있다. 꼭 마시고 싶으면 보리차나 둥글레차 같은 카페인이 없는 음료를 마신다.

잠들기 전에 설탕이 너무 농축된 음료를 마시면, 인슐린이 과다하게 분비되어 잠을 자는 동안 오히려 저혈당에 빠지면서 잠을 깨게 된다.

잠이 잘 안 오는 사람들은 알코올을 마시는 경우가 많다. 알코올은 잠들기는 쉽게 해주지만, 알코올 효과가 가시면 오히려 잠에서 깨게 되어 잠의 질이 떨어진다. 알코올의 이뇨 효과로 인해 자다가 화장실도 자주 가게 되고, 탈수로 인해 갈증이 나면 물을 마시기 위해 자꾸 깨게 된다. 따라서 잠을 자기 위해 알코올에 의존하는 것은 좋지 않다.

SUPPLEMENT
부록

달걀 난황과 난백의 영양소 구성

식품명	무게 (g)	수분 (g)	단백질 (g)	지방 (g)	포화지방 (g)	콜레스테롤 (mg)
달걀 1개 (껍질 포함)	50	38	6	4.4	1.4	215
난황	15	7.5	2.4	4.4	1.4	214
난백	30	26.5	3.6	0	0	0.5

출처 : 식품영양소함량자료집 한국영양학회, 2009

식이섬유소가 많은 채소의 보기

식품	100g당 식이섬유소(g)*	1인분 분량** 당 식이섬유소(g)
양배추(생)	8.1	5.7
고추(생)	5.6	3.9
더덕(생)	5.2	3.6
도라지(생)	4.7	3.3
브로콜리(삶은 것)	3.7	2.6
당근(생)	2.5	1.8
오이(취청,생)	1.5	1.1

* 국가표준식품성분 DB 농촌진흥청 2019
** 1인분 분량 70g 기준

견과류 1주먹(28g)당 영양소 함량

	열량 (kcal)	탄수화물 (g)	식이섬유소 (g)	순 탄수화물 (g)	단백질 (g)
피칸	193	3.9	2.7	1.2	2.6
마카다미아	207	3.8	2.4	1.4	2.2
브라질너트	184	3.4	2.1	1.3	4.0
월넛(호두)	183	3.8	1.9	1.9	4.3
땅콩	160	5.9	2.5	3.4	7.0
아몬드	162	6.0	3.5	2.5	5.9
피스타치오	157	7.7	2.2	5.5	5.7
캐슈넛	155	8.5	0.9	7.6	5.1

	탄수화물 에너지비(%)	지방 (g)	포화지방산 (g)	단일불포화 지방산(g)	다가불포화 지방산(g)
피칸	8.0	20.2	1.7	11.4	6.0
마카다미아	7.4	21.2	3.4	16.5	0.4
브라질너트	7.5	18.6	4.2	6.9	5.8
월넛(호두)	8.3	18.3	1.7	2.5	13.2
땅콩	14.7	13.4	2.0	6.7	4.5
아몬드	14.9	14.0	1.1	8.8	11.8
피스타치오	19.6	12.7	1.6	6.7	3.8
캐슈넛	21.8	12.3	2.2	6.7	2.2

순 탄수화물 : 탄수화물-식이섬유소
출처 : 국가표준식품성분 DB, 농촌진흥청, 2020

시중 제과점에서 시판되고 있는 샐러드 1그릇 기준

식품명	열량 (kcal)	탄수화물 (g)	단백질 (g)	지방 (g)
닭가슴살 50g	63	0	10	2.5
드레싱 30g	135	0	0	15.0
채소 96g	27	4	2.7	0
콘 25g	83	19	1.7	0
아몬드 4g	23	0	0	2.5
방울토마토 20g	4	1	0	0
합계	335	24	14.4	20
에너지비(%)		(28.8)	(17.2)	(53.7)
달걀 1개 추가했을 때	410	24	22.4	25
에너지비(%)		(23.4)	(22.0)	(54.9)
달걀 1개 + 연두부 1/2모(150g) 추가했을 때	485	24	30.4	30
에너지비(%)		(19.8)	(25.1)	(55.7)

식품교환표에 근거하여 영양소 계산. 구재옥, 이연숙, 손숙미 등 식사요법, 교문사, 2021

고단백 식품의 1회분 분량(주식으로는 1끼에 2~3회분 이상 먹는다)

▶▶ 고기 종류
- 쇠고기(안심, 등심, 양지, 사태, 홍두깨) : 로스 용 1장(40g)
- 돼지고기(수육을 권장. 삼겹살은 기름기 떼 냄) : 로스용 1장(40g)
- 닭고기, 오리고기(껍질 벗겨냄) : 탁구공 크기 1개(40g)
- 양고기 : 탁구공 크기 1개(40g)
- 간 : 탁구공 크기 1개(40g)
- 햄 : 썰어서 1장(1장=8×6×0.3cm)
- 햄버거 패티 : 1개

▶▶ 생선류
- 가자미, 광어, 대구, 동태, 병어 : 1토막(50g)
- 연어, 조기, 참치, 코다리, 한치 : 1토막(50g)
- 갈치, 고등어, 꽁치, 삼치, 임연수 : 1토막(50g)
- 청어, 훈제연어, 장어 : 1토막(50g)
- 어묵, 뱅어포 : 1장 : 1장(50g)

▶▶ 해산물
- 굴 : 1/3컵(70g)
- 꽃게 : 소 1마리
- 낙지: 1/2컵
- 물오징어 : 몸통 1/3등분
- 중간 크기 새우 : 3마리
- 조갯살 : 1/3컵
- 어묵 : 1장

▶▶ 알류
- 달걀 : 중 1개(완숙, 구운 달걀, 스크램블드에그, 달걀 프라이 등)
- 메추리 알 : 5개(완숙 혹은 조림)

▶▶ 콩류 및 가공품
- 검은콩 : 2큰술
- 낫또 : 작은 포장 단위 1개(40g)
- 두부 : 1/5모(80g)
- 연두부 : 1/2개(150g)
- 순두부 : 1/2봉지(200g)

▶▶ 기타 가공품
- 단백질 바 : 1개
- 단백질 셰이크 : 1컵

출처 : 구재옥, 이연숙, 손숙미 등 식사요법, 교문사, 2021

쇠고기(100g) 부위와 조리에 따른 영양성분

식품명	열량 (kcal)	수분 (g)	단백질 (g)	지방 (g)	탄수화물 (g)
쇠고기 한우	190	67.0	19.3	11.3	0.6
쇠고기 한우 갈비	307	56.4	16.5	24.4	1.9
쇠고기 한우 등심	192	67.4	20.1	11.3	0.2
쇠고기 한우 안심	148	71.6	20.8	6.3	0.2
쇠고기 한우 채끝	126	76.2	17.1	5.6	0.2
쇠고기 수입육 갈비 생것	263	60.8	18.5	19.5	0.3
쇠고기 수입육 갈비 구운 것	358	47.5	22.5	29.0	0.0
쇠고기 수입육 등심	224	65.5	17.5	15.9	0.2
쇠고기 수입육 안심 날것	198	66.8	20.0	12.0	0.2
쇠고기 수입육 안심 브로일 한 것	267	56.0	26.5	17.1	0.0
쇠고기 수입육 채끝	214	66.9	17.4	14.9	0.0

출처 : 식품 영양소 함량 자료집, 한국영양학회, 2009

한우의 등급에 따른 영양소(100g당)

식품명	등급	열량 (Kcal)	수분 (g)	단백질 (g)	지방 (g)	탄수화물 (g)
등심	3등급	117	74.6	21.3	2.9	0
등심	1^{++}등급	286	59.2	16.9	22.8	0
채끝	3등급	113	74.4	22.4	2.0	0
채끝	1^{++}등급	272	59.4	17.8	21.0	0

출처 : 축산유통종합정보센터(2020)

고기 100g당 지방산(g)

식품명	총지방산	포화 지방산	단일불포화 지방산	다가불포화 지방산	w3/100g 지방산
돼지고기 살코기 생것	9.4	3.6	3.9	1.8	0.1
돼지고기 갈빗살 생것	12.7	4.9	5.2	2.5	0.1
돼지고기 삼겹살 날것	36.2	15.5	16.8	3.9	-
돼지고가 삽겹살 구운 것	37.8	15.0	17.5	5.1	0.5
돼지고기 등심 날것	23.3	10.0	10.8	2.5	0.9
쇠고기 수입 우 등심	15.9	6.8	8.2	0.9	-
쇠고기 수입 우 갈비 날것	14.9	6.4	8.1	0.4	-
쇠고기 수입 우 안심 날것	14.1	6.1	7.6	0.4	-
쇠고기 한우 등심	14.1	4.9	8.6	0.6	-
닭고기 치킨 너겟(맥도날드)	17.2	3.1	8.2	5.9	-
닭고기 가슴살 날것	0.9	0.4	0.4	0.2	-
오리고기 날것	25.9	8.0	14.0	3.9	-

※ 총 지방산 함량은 다른 표의 지방함량과 데이터 베이스가 다르기 때문에 반드시 일치하지 않음

출처 : 국가표준식품성분 DB, 농촌진흥청, 2020

표준식품성분표 제II편, 농촌진흥청, 2011

조리 방법에 따라 달라지는 돼지고기와 가공품의 영양소 함량

식품명(100g)	열량 (kcal)	수분 (g)	단백질 (g)	지방 (g)	탄수화물 (g)
돼지 삼겹살	331	53.3	17.2	28.4	0.3
돼지 삼겹살 구이	349	50.6	18.2	29.8	0.6
돼지갈비 (날것)	208	65.8	18.5	13.9	0.8
돼지갈비 (구운 것)	368	43.7	30.1	25.6	0.0
돼지 등심 (날것)	262	61.5	17.4	19.9	0.2
돼지 등심 (구운 것)	246	51.9	37.9	8.8	0.7
돼지 등심 (삶은 것)	219	56.3	36.4	7.0	0.0
돼지 안심 (날것)	223	70.8	14.1	13.2	0.5
돼지 안심 (구운 것)	220	53.4	40.3	5.3	0.0
베이컨 날것	308	53.4	17.1	25.5	1.4
베이컨 구운 것	541	12.3	37.0	41.8	1.4
소시지 프랑크푸르트	276	56.9	14.4	21.9	4.4
소시지 핫도그	276	56.5	12.5	22.2	5.9
돼지고기 햄, 등심	131	70.0	16.5	4.2	5.9

출처 : 식품 영양소 함량 자료집, 한국영양학회, 2009

닭고기와 오리고기(100g)의 부위별 조리에 따른 영양성분

식품명	열량 (kcal)	수분 (g)	단백질 (g)	지방 (g)	탄수화물 (g)
닭고기 살코기 날것	115	73.1	24.0	1.4	0.1
닭고기 살코기 삶은 것	142	68.2	27.8	2.6	0.1
달고기 가슴살 날것	102	75.1	23.3	0.4	0.0
닭고기 가슴살 구운 것	164	61.5	34.7	1.3	1.3
닭고기 가슴살 튀긴 것	187	60.2	33.4	4.7	0.5
닭고기 가슴살 KFC	261	45.7	18.9	15.7	10.4
닭고기구이 통닭	243	55.5	27.8	12.6	2.8
닭고기 프라이드	280	51.1	23.9	17.1	6.1
닭고기 hot&spicy 넓적다리, KFC	346	49.0	16.8	25.2	12.1
오리고기 집오리, 날것	318	55.3	16.0	27.6	0.1
오리고기 집오리, 구운 것	343	51.8	18.0	28.4	0.0
오리고기 집오리 살코기 날것	151	73.2	17.7	8.1	0.0
오리고기 집오리 살코기 구운 것	205	64.2	23.5	11.2	0.0

출처 : 식품 영양소 함량 자료집, 한국영양학회, 2009

흰살생선 100g(작은 것 2토막)당 영양소 함량

식품명	열량 (kcal)	수분 (g)	단백질 (g)	지방 (g)	탄수화물 (g)
갈치 (생것)	149	72.7	18.5	7.5	0.1
가자미 (생것)	129	72.3	22.1	3.7	0.3
가자미 (구이)	144	67.9	26.6	3.3	0.2
돔, 옥돔 (생것)	110	77.0	17.8	3.7	0.1
돔, 옥돔 (구이)	119	73.6	22.5	2.6	0.0
조기 (생것)	93	78.7	18.3	1.7	0.0
조기 (말린 것)	332	32.6	44.4	15.2	0.4
명태 (생것)	80	80.3	17.3	0.7	0.0
명태 (건 : 북어)	290	31.1	61.7	3.1	0.0
명태 (포)	372	11.3	82.7	2.4	0.0
명태 (코다리)	108	75.1	21.7	1.7	0.1
넙치 (광어, 생것)	103	78.3	20.4	1.7	0.3
대구 (생것)	80	80.5	17.6	0.5	0.2
어묵, 게맛살	112	70.6	10.8	0.8	13.2

출처 : 식품 영양소 함량 자료집, 한국영양학회, 2009

생선(100g) 종류별 지방산 함량

식품명	총 지방산 (g)	포화 지방산 (g)	단일불포화 지방산 (g)	다가불포화 지방산 (g)	오메가-3 지방산 (mg)	오메가 3/100g 지방산 (%)
갈치 (생것)	4.9	1.7	2.1	1.1	1,141	23.3
돔 (참돔, 생것)	2.7	0.9	1.1	0.7	608	22.5
가자미 (생것)	1.4	0.4	0.5	0.6	241	17.2
넙치 (광어, 생것)	0.8	0.2	0.2	0.4	296	37.0
고등어 (생것)	13.5	4.0	5.4	4.1	4,077	30.2
꽁치 (생것)	13.2	2.9	6.6	3.7	4,039	30.6
연어 (생것)	6.3	1.5	3.0	1.9	1,354	21.5
참다랑어 (유지 통조림)	17.4	4.0	3.5	9.8	470	2.7

출처 : 표준식품성분표 제II편, 농촌진흥청, 2011
국가표준식품성분 DB, 농촌진흥청, 2020

등푸른생선 100g당 영양소 함량

식품명	열량 (kcal)	수분 (g)	단백질 (g)	지방 (g)	탄수화물 (g)
고등어(생것)	183	68.1	20.2	10.4	0.0
고등어(구운 것)	271	55.2	25.8	17.1	0.4
고등어(염장)자반	172	54.2	26.9	6.2	0.1
고등어 통조림	160	71.7	16.3	9.9	0.0
꽁치(생것)	165	70.5	19.5	8.7	0.1
꽁치(구운 것)	299	53.2	24.9	20.0	0.1
꽁치(염장)	178	61.4	20.1	9.8	0.2
꽁치(통조림)	229	65.4	14.0	18.8	0.0
삼치(생것)	137	73.6	18.9	6.1	0.0
삼치(구운 것)	202	63.6	23.6	10.8	0.1
연어(생것)	106	75.8	20.6	1.9	0.2
연어 (소금 가미, 생것)	154	67.0	22.8	6.1	0.1
연어(완제품)	169	66.0	23.0	7.7	0.3
연어 (소금 가미, 구운 것)	198	59.5	29.3	7.9	0.1
참다랑어 (생것)	132	69.5	27.2	1.8	0.1
다랑어 (참치, 통조림)	151	65.6	17.9	4.7	9.3
장어, 뱀장어 (생것)	223	67.1	14.4	17.1	0.3
장어, 뱀장어 (구운 것)	236	59.3	23.7	15.0	0.0

출처 : 식품 영양소 함량 자료집, 한국영양학회, 2009

해산물(100g)의 영양성분

식품명	열량 (kcal)	수분 (g)	단백질 (g)	지방 (g)	탄수화물 (g)	콜레스테롤 (mg)
오징어(생것)	95	77.5	19.5	1.3	0.0	228
문어	71	82.3	14.6	0.8	0.3	128
낙지	53	87.0	11.1	0.5	0.2	104
주꾸미	52	86.8	10.8	0.5	0.5	241
멍게(양식)	77	82.7	8.7	2.1	4.9	87
조개 (홍합 생것)	69	82.8	9.7	1.2	4.0	49.0
굴 (석화, 생것)	64	84.6	8.9	1.2	3.7	95.0
새우 (가시배새우)	91	77.8	18.4	1.1	0.8	152
해삼	25	91.8	3.7	0.4	1.3	0
게 (꽃게, 생것)	74	81.4	13.7	0.8	2.0	105.0

출처 : 식품 영양소 함량 자료집, 한국영양학회, 2009

콩류의 영양소 함량(말린 것 100g 기준)

식품명	열량 (kcal)	수분 (g)	단백질 (g)	지방 (g)	탄수화물 (g)	섬유소
팥 (붉은팥)	337	8.9	19.3	0.1	68.4	17.6
완두콩	348	8.1	20.7	1.3	67.1	(24.6)
대두 (검은콩)	382	11.0	35.2	18.2	31.1	17.1
대두 (서리태)	378	11.7	34.3	18.1	30.5	17.1
대두 (노란콩)	400	9.7	36.2	17.8	30.7	17.1

출처 : 식품 영양소 함량 자료집, 한국영양학회, 2009

밥 종류에 따른 혈당지수(GI)와 혈당부하지수(GL)

음식명	1인분 주재료 중량(g)	탄수화물(g)	GI	GL
찰밥	찹쌀 90	73.7	86	63
영양밥(돌솥밥)	백미 60, 찹쌀 20, 밥 20	79.0	70	56
쌀밥	백미 90	70.7	76	54
보리밥	백미 80, 보리 10	70.6	73	52
팥밥	백미 80, 팥 10	69.6	72	50
완두 콩밥	백미80, 완두콩 20	67.7	74	50
강낭콩밥	백미 80, 강낭콩 말린 것 10	69.2	72	50
(검정) 콩밥	백미 80, 검정콩 10	65.9	74	49
오곡밥	백미 30, 찹쌀 20, 수수 10, 팥 10, 검정콩 7	64.0	72	46
현미 찹쌀밥	현미 찹쌀 90	68.1	66	45
(발아) 현미밥	현미 90	69.4	62	43
콩나물밥	백미 70, 콩나물 70	59.0	71	42
귀리밥	귀리 90	54.7	57	28
누룽지	백미 50	39.3	76	30

출처 : 1인분 주재료 중량과 탄수화물: CAN pro data base ver 5.0, 한국영양학회 2015
식품 GI : Korean J Nutr 45(1), 80–93, 2012. GL : 계산된 것임
GI : 70 이상 높음, 56~69 중간, 55 이하 낮음. GL : 20 이상 높음, 11~19 중간, 10 이하 낮음

초밥 종류에 따른 혈당지수(GI)와 혈당부하지수(GL)

음식명	1인분 주재료 중량(g)	탄수화물 양(g)	혈당지수(GI)	혈당부하지수(GL)
김초밥	백미 80 당근 20 설탕 5	75.6	68	51
유부초밥	백미 80 설탕 8 당근 5 물엿 4	77.3	72	55
(모듬) 생선 초밥	백미 80 설탕 5	71.5	71	51

출처 : 탄수화물 양 : CAN pro data base ver 5.0 한국영양학회, 2015
식품 GI : Korean J Nutr 45(1):80-93, 2012. GL : 계산된 것임
GI : 70 이상 높음, 56~69 중간, 55 이하 낮음. GL : 20 이상 높음, 11~19 중간, 10 이하 낮음

죽 종류에 따른 혈당지수(GI), 혈당부하지수(GL)

음식명	1인분 주재료 중량(g)	탄수화물(g)	GI	GL
호박죽	늙은 호박 말린 것 50 찹쌀가루 30 팥 5, 설탕 10	70.2	76	53
단팥죽	팥 50, 찹쌀가루 20 감자전분 5, 설탕 15	70.7	58	41
잣죽	백미 45, 잣 17	57.1	56	32
닭죽	백미 50, 닭고기 60	42.3	71	30
버섯죽	백미 50, 양송이 20 느타리 20	41.4	72	30
전복죽	백미 50, 전복 25	40.8	73	30
팥죽	백미 15, 팥 80	66.5	44	29

출처 : 1인분 주재료 중량과 탄수화물 : CAN pro data base ver 5.0, 한국영양학회, 2015
식품 GI : Korean J Nutr 45(1), 80-93, 2012. GL : 계산된 것임
GI : 70 이상 높음, 56~69 중간, 55 이하 낮음. GL : 20 이상 높음, 11~19 중간, 10 이하 낮음

떡 종류에 따른 혈당지수(GI), 혈당부하지수(GL)

음식명	1인분 주재료 중량(g)	탄수화물(g)	GI	GL
가래떡	130	68.3	82	56
백설기	130	67.5	82	55
찹쌀떡	130	65.5	82	54
시루떡, 붉은팥고물	130	56.7	48	27
떡국	가래떡 150	79.8	81	65

출처 : 1인분 주재료 중량과 탄수화물 : CAN pro data base ver 5.0, 한국영양학회, 2015
식품 GI : Korean J Nutr 45(1), 80-93, 2012, GL : 계산된 것임
GI : 70 이상 높음, 56~69 중간, 55 이하 낮음. GL : 20 이상 높음, 11~19 중간, 10 이하 낮음

채소 1회분 분량의 예

- 고사리(익힌 것), 근대, 돌미나리, 부추, 익혀서 : 1/3컵
- 숙주, 시금치, 쑥갓, 아욱 : 익혀서 1/3컵
- 적양배추, 브로콜리, 상추, 양배추, 배추 : 70g
- 양파, 양상추, 치커리, 풋고추, 단무지 : 70g
- 가지 : 중1/2개
- 오이 : 중1/2개
- 애호박 : 70g
- 파프리카 : 70g (큰 것 1개)
- 피망 : 70g (중간 크기 2개)
- 무 : 70g

- 콩나물 : 익혀서 2/5컵
- 고춧잎, 당근: 70g
- 깻잎 : 20장
- 더덕, 도라지 :40g
- 단호박, 연근, 우엉, 쑥 : 40g
- 곤약 : 70g
- 김 : 1장
- 미역(생것), 다시마(생것), 파래 : 70g
- 버섯류(생것) : 50g
- 깍두기 : 10조각
- 배추김치 : 작은 1접시
- 총각김치 : 2개
- 나박김치, 동치미 : 70g

출처 : 식품교환표, 구재옥, 이연숙, 손숙미 등 식사요법, 교문사, 2021

각종 빵과 케이크의 혈당지수(GI), 혈당부하지수(GL)

음식명	1회분 중량(g)	탄수화물(g)	GI	GL
옥수수빵	100	48.1	72	35
식빵	100	51.1	65	33
팥빵	100	52.5	62	33
크림빵	80	50.1	62	31
카스테라	100	55.1	46	25
머핀	80	41.4	60	25
피자	115(1조각)	31.1	80	25
와플	100	32.0	76	24
케이크, 롤케이크	85	45.2	50	23
파이, 피칸파이	88	38.0	56	21
케이크, 파운드 케이크	75	35.0	50	18
케이크, 치즈케이크	90	23.0	50	12

출처 : 탄수화물 양 : CAN pro data base ver 5.0 한국영양학회, 2015
식품 GI : Korean J Nutr 45(1):80-93, 2012. GL : 계산된 것임
GI : 70 이상 높음, 56~69 중간, 55 이하 낮음. GL : 20 이상 높음, 11~19 중간, 10 이하 낮음

각종 과일의 혈당지수(GI), 혈당부하지수(GL)

음식명	1인분 중량(g)	탄수화물(g)	GI	GL	GL*
바나나	100 (소 1개)	24	47	11	22(바나나 큰 것 1개)
수박	200 (중 1쪽)	11	80	9	
망고	100 (½개)	18	51	9	
감(연시)	100 (중 1개)	17	50	9	
키위	100 (1개)	13	58	7	
포도주스	100 (½컵)	15	48	7	14(포도주스 1잔)
포도	100 (소 1송이)	14	43	6	
참외	100 (중 ½개)	7	70	5	10(참외 1개)
오렌지 주스(캔)	100 (½컵)	10	50	5	10(오렌지 주스 1컵)
사과주스	100 (½컵)	12	41	5	10(사과 주스 1컵)
딸기	200 (중 12알)	12	40	5	
귤	100 (중 1개)	9	47	4	
오렌지	100 (중 ½개)	10	40	4	8(오렌지 1개)
배	100 (중 ⅓개)	10	38	4	
사과	100 (중 ½개)	12	36	4	8(사과 1개)
복숭아(황도)	100 (소 1개)	6	34	2	
토마토 주스 (무가당)	200 (1컵)	6	31	2	
자몽	100 (중 ⅓개)	8	25	2	
토마토	200 (소 2개)	6	15~31	0.9~2	

출처 : 탄수화물 양 : CAN pro data base ver 5.0 한국영양학회, 2015
식품 GI : Korean J Nutr 45(1):80−93, 2012.GL : 계산된 것임
GI : 70 이상 높음, 56~69 중간, 55 이하 낮음. GL : 20 이상 높음, 11~19 중간, 10 이하 낮음
GL* : 양의 변화에 따른 혈당부하지수

각종 면류의 혈당지수(GI)와 혈당부하지수(GL)

음식명	1인분 주재료 중량(g)	탄수화물(g)	GI	GL
회 냉면	냉면 100, 배 10, 물엿 5, 설탕 4	93.9	48	45
비빔냉면	냉면 100, 배 30, 고추장 10, 설탕 5	90.5	49	44
자장면	우동 생면 200, 애호박 20, 감자 20, 전분 5, 설탕 2	82.6	52	43
물냉면	냉면 100, 배 30, 설탕 2	83.9	51	43
칡냉면	메밀냉면 100, 배 10	85.1	48	40
비빔국수	국수(건면) 100, 당근 10, 설탕 5	95.1	42	40
쫄면	스파게티(건면) 100	87.8	44	39
콩국수	국수(건면) 100, 대두 80	89.1	43	38
칼국수	칼국수 생면 200, 애호박 30	63.8	60	38
국수	국수(건면) 100, 애호박 35	82.7	46	37
짬뽕	우동(생면) 200, 호박 30, 당근 10	74.9	49	36
라면	라면 117	73.9	49	36
유부국수	국수(건면) 100	82.1	44	36
메밀국수 (모밀국수)	메밀국수(건면) 100	69.8	51	35
우동	우동 생것 200	75.1	47	35
컵라면	1개 86	53.2	51	27
사발면	1개	44.6	50	22
스파게티	스파케티(생면) 250	38.0	42	16

출처 : 탄수화물 양 : CAN pro data base ver 5.0 한국영양학회, 2015
식품 GI : Korean J Nutr 45(1):80-93, 2012. GL : 계산된 것임
GI : 70 이상 높음, 56~69 중간, 55 이하 낮음. GL : 20 이상 높음, 11~19 중간, 10 이하 낮음

만두류의 혈당지수(GI)와 혈당부하지수(GL)

음식명	1인분 주재료 중량(g)	탄수화물 양(g)	GI	GL
김치만두	밀가루 60	48.1	66	32
물만두	밀가루 60	47.7	66	32
고기만두	밀가루 60, 숙주나물 40	46.2	68	32
만두국	고기만두 150	32.8	68	22
떡 만두국	흰떡 100, 만두 50	75.2	65	49

출처 : 탄수화물 양 : CAN pro data base ver 5.0 한국영양학회, 2015
식품 GI : Korean J Nutr 45(1):80-93, 2012 GL : 계산된 것임
GI : 70 이상 높음, 56~69 중간, 55 이하 낮음. GL : 20 이상 높음, 11~19 중간, 10 이하 낮음

주요 반찬류의 혈당지수(GI), 혈당부하지수(GL)

음식명	1인분 주재료 중량(g)	탄수화물 양(g)	GI	GL
떡볶이	가래떡 130, 설탕 4	79.9	74	59
잡채	당면(건) 25, 설탕 2, 당근 4	30.7	73	22
파전	밀가루 30	26.0	65	17
감자조림	감자 생것 60	12.7	61	16
감자전	감자 생것 75	18.9	67	13
감자채 볶음	감자 생것 65	12.4	52	6

출처 : 탄수화물 양 : CAN pro data base ver 5.0 한국영양학회, 2015
식품 GI : Korean J Nutr 45(1):80-93, 2012 GL : 계산된 것임
GI : 70 이상 높음, 56~69 중간, 55 이하 낮음. GL : 20 이상 높음, 11~19 중간, 10 이하 낮음

각종 밥 종류의 혈당지수(GI)와 혈당부하지수(GL)

음식명	1인분 주재료 중량(g)	탄수화물(g)	GI	GL
쇠고기덮밥	백미 80, 전분 10, 설탕 2, 당근 10	77.9	74	57
버섯덮밥	백미 80, 전분 10, 당근 10	77.5	72	56
오징어덮밥	백미 80, 전분 3, 설탕 3, 당근 5, 호박 30	77.8	69	54
카레라이스	백미 80, 당근 15, 완두콩 5, 감자 40	90.8	58	53
해물덮밥	백미 80, 전분 3, 당근 5	70.6	71	50
(참치) 회덮밥	백미 80, 설탕 3, 당근 10	78.8	64	50
(채소) 볶음밥	백미 80, 당근 30, 호박 20	71.0	70	50
비빔밥	백미 70, 당근 30	67.8	63	43
김치볶음밥	백미 70, 당근 10	62.0	68	42

출처 : 탄수화물 양 : CAN pro data base ver 5.0 한국영양학회, 2015
식품 GI : Korean J Nutr 45(1):80~93, 2012. GL : 계산된 것임
GI : 70 이상 높음, 56~69 중간, 55 이하 낮음. GL : 20 이상 높음, 11~19 중간, 10 이하 낮음

대표적인 양식, 일식, 중식의 혈당지수(GI), 혈당부하지수(GL)

음식명	1인분 주재료 중량(g)	탄수화물(g)	GI	GL
함박스테이크 정식	돼지고기 60, 감자 40, 옥수수 20, 당근 20	17.4	35	6
비프가스 정식	쇠고기 60, 밀가루 10, 빵가루 15, 옥수수 20, 당근 20, 감자 40	33.1	53	18
생선가스	생선 60, 밀가루 10	14.1	39	6
돈가스 정식	돼지고기 60, 밀가루 10, 전분 10, 빵가루 15, 옥수수 20, 당근 20	40.5	63	26
깐풍기	닭고기 60, 전분 10, 물엿 10, 땅콩 2	22.4	60	14
팔보채	오징어 40, 전분 5	9.5	41	4
해파리냉채	해파리 20, 설탕 3, 당근 20	10.5	25	3
짜장밥	백미 80, 전분 5, 설탕 5, 완두콩 5, 호박 20, 감자 30	86.3	68	59
잡채밥	백미 80, 당면 10, 당근 10	78.5	72	57
잡탕밥	백미 80, 전분 10, 당근 10	74.6	75	56

출처 : 탄수화물 양 : CAN pro data base ver 5.0 한국영양학회, 2015
식품 GI : Korean J Nutr 45(1):80−93, 2012 GL : 계산된 것임
GI : 70 이상 높음, 56~69 중간, 55 이하 낮음. GL : 20 이상 높음, 11~19 중간, 10 이하 낮음

참고문헌

1. Varnado PJ, Williamson DA, Bentz BG et al. Prevalence of binge eating disorder in obese adults seeking weight loss treatment. Eat Weight Disorder 2(3):117-124, 1997.

2. Zhang Y, Proenca R, Maffei M et al. Positional cloning of the mouse obese gene and its human homologue. Nature 372: 425-432, 1994.

3. Song SJ, Paik HY, Song YJ. The relationship between intake of nutrients and food groups and insulin resistance in Korean adults: Using the Fourth Korea National Health and Nutrition Examination Survey (KNHANES IV, 2007-2009). Korean J Nutr 46(1)61-71, 2013.

4. Peng S, Zhu Y, Xu F et al. FTO gene polymorphisms and obesity risk: a meta-analysis. BMC Med 9:71, 2011.

5. Challem J, Berkson B, SMith MD, Syndrome X, Bookline publishing co. 2006.

6. 보건복지부, 질병관리본부. 2012 국민건강통계: 국민건강영양조사 제5기 3차 년도(2012), 2013.

7. Son SH, Lee HJ, Park K, Ha TY, Seo JS, Nutritional. evaluation and its relation to the risk of metabolic syndrome according to the consumption of cooked rice and cooked rice with multi-grains in Korean adults based on 2007-2008 Korean National Health and Nutrition Examination Survey. Korean J Community Nutr(1):77-87, 2013.

8. Keys A, Grande F. Role of dietary fat in human nutrition III. Diet and the epidemiology of coronary heart disease. Am J Public Health Nations Health 47(12)1520-1530, 1957.

9. Vanderhout SM, Aglipay M, Torabi N et al. Whole milk compared with reduced-fat milk and childhood overweight: a systemic review and meta-analysis. Am J Clin Nutr 111(2)266-279, 2020.

10. Dehghan M, Mente A, Zhang X. et al. Association of fats and carbohydrate intake

with cardiovascular disease and mortality in 18 countries: from five continents (PURE): a prospective cohort study. Lancet 390(10107):2050–2062, 2017.

11. Palmisano GL, Innamorati M and Vanderlinden J. Life adverse experiences in relation with obesity and binge eating disorder: A systematic review. J Behav Addict 5(1)11–31, 2018.

12. Kim IY, Choi MK. Association between stress and nutritional status of high school students in ChungBuk Using nutrition Quotient for Korean adolescents. Korean J Community Nutr 25(5):361–373, 2020.

13. 보건복지부. 국민건강밥상조사. 2020.

14. Kiecolt-Glaser JK. Stress, food, and inflammation: Psychoneuro immunology and nutrition at the cutting edge. Psychosom Med 72(4):365–369, 2010.

15. Kwon YJ, Lee HS, Park JY, Lee JW. Associating Intake proportion of carbohydrate, fat and protein with all-cause mortality in Korean adults. Nutrients 2 (10):3208, 2020.

16. Vander Wal JS, Gupta A, Khosla P et al. Egg breakfast enhances weight loss. Int J obesity 32 : 1545–1551, 2008.

17. Gaskins AJ, Chavarro JE. Diet and fertility : a review. Am J Obstet Gynecol 218(4):379–389, 2018.

18. Yeon JY, Bae YJ. Association of instant noodle intake with metabolic factors in Korea : based on 2013–2014 Korean National Health and Examination Survey. J Nutr Health 49(4):247–257, 2016.

19. Jenkins NT, Hagberg JM. Aerobic training effects on glucose tolerance in prediabetic and normoglycemic humans. Med Sci Sports Exerc 43:2231–2240, 2011.

20. 나다니엘 브랜든. 자존감의 여섯기둥: 어떻게 나를 사랑할 것인가? 교양인, 2015.

21. 지나영. 마음이 흐르는 대로, 다산북스, 2020.

22. Martin FPI, Rezzi S, Peré-Trepat E et al. Metabolic effects of dark chocolate consumption on energy, gut microbiota, and stress-related metabolism in free-living subjects. J proteome Res 8(12):5568–5579, 2009.